D1665145

R. Dummer (Hrsg.) **Physikalische Therapiemaßnahmen in der Dermatologie**

Reinhard Dummer (Hrsg.)

Physikalische Therapiemaßnahmen in der Dermatologie

Zweite, bearbeitete und erweiterte Auflage,
mit 48 überwiegend farbigen Abbildungen und 62 Tabellen

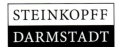

STEINKOPFF
DARMSTADT

Prof. Dr. med. Reinhard Dummer
Dermatologische Klinik
Universitätsspital Zürich
Gloriastraße 31
8091 Zürich, Schweiz

ISBN 3-7985-1625-1 Steinkopff Verlag Darmstadt

Bibliografische Information Der Deutschen Bibliothek
Die Deutsche Bibliothek verzeichnet diese Publikation in der Deutschen Nationalbibliografie;
detaillierte bibliografische Daten sind im Internet über <http://dnb.ddb.de> abrufbar.

Steinkopff Verlag Darmstadt
ein Unternehmen von Springer Science+Business Media GmbH

steinkopff.springer.de

© Steinkopff Verlag Darmstadt 2003, 2006
    Printed in Germany

Herstellung: K. Schwind
Umschlaggestaltung: Erich Kirchner, Heidelberg
Satz: K+V Fotosatz GmbH, Beerfelden
Druck und Bindung: Universitätsdruckerei Stürtz GmbH, Würzburg

SPIN 11761068   105/7231-5 4 3 2 1 0 – Gedruckt auf säurefreiem Papier

Vorwort zur 2. Auflage

Aufgrund der anatomischen Lokalisation ist die Haut als größtes Organ des Menschen hervorragend geeignet für lokale therapeutische Maßnahmen. Neben operativen Verfahren bieten therapeutische Optionen verschiedenste Möglichkeiten zur Lokalbehandlung von entzündlichen und malignen Hauterkrankungen. Durch den Einsatz von Kälte, Wärme, Licht- oder Laserstrahlen und Röntgenstrahlen kommt es neben physikalisch chemischen Reaktionen auch zu komplexen immunologischen Reaktionen. Die Photoimmunbiologie ist hier ein gutes Beispiel dafür. Gerade die UV-Strahlung zeigt, wie nahe ein therapeutisch relevanter Nutzen bei entzündlichen Hauterkrankungen mit negativen Auswirkungen, in diesem Fall der Photokarzinogenese, zusammenhängt. Deshalb ist ein Großteil des Buches auch den negativen Effekten von optischer Strahlung und Röntgenstrahlen an Augen und Haut gewidmet.

Nachdem der 2003 herausgegebene Band schnell vergriffen war, haben wir im Rahmen des 2006 durchgeführten Kurses „Physikalische Therapiemaßnahmen in der Dermatologie", der Voraussetzung für den Facharzttitel *Dermatologie und Venerologie*" in der Schweiz ist, eine neue Auflage erarbeitet. Sämtliche Kapitel wurden aktualisiert und dem ständig wachsenden medizinischen Wissen angepasst.

Neue Kapitel wurden hinzugefügt, die weitere therapeutische Maßnahmen wie neue Lasersysteme beschreiben oder zusätzliche Aspekte wie die Photochemoprävention oder die Lokaltherapie unter physikalischen Therapiemaßnahmen abdecken.

Der Leser wird umfassend zu verschiedensten Aspekten von physikalischen Therapieverfahren in der Dermatologie informiert. Für die tägliche Arbeit kann dieses Buch auch als Nachschlagewerk dienen.

Zürich, im Juni 2006   Reinhard Dummer

Vorwort zur 1. Auflage

Die Haut ist das größte Organ des Menschen und aufgrund seiner oberflächlichen Lage hervorragend geeignet für lokale therapeutische Interventionen. Mit Licht, Laser und Röntgenstrahlen sowie dem direkten Auftragen von flüssigem Stickstoff stehen dem erfahrenen Dermatologen hervorragende therapeutische Optionen zur lokalen Therapie von entzündlichen und malignen Hauterkrankungen offen. Neben direkt toxischen Effekten kommt es bei der lokalen Behandlung von Hauterkrankungen auch zu komplexen immunologischen Reaktionen, deren Bedeutung für den Erfolg der einzelnen Therapiemaßnahmen oft noch im Dunkeln liegt.

Insbesondere im Bereich der UV-Strahlung, aber auch bei der Radiotherapie, ist es wichtig, die Vorteile und positiven Auswirkungen einer Behandlungsoption den negativen Effekten, insbesondere der Photokarzinogenese gegenüberzustellen. Deshalb ist ein Teil dieses Buches auch den negativen Effekten von optischer Strahlung und Röntgenstrahlung an Haut und Augen gewidmet.

Das vorliegende Buch reflektiert den Inhalt des Kurses „Physikalische Therapiemaßnahmen in der Dermatologie". Die Teilnahme an dieser Veranstaltung ist Voraussetzung für den Facharzttitel *Dermatologie und Venerologie* in der Schweiz. Meines Erachtens sollte auf eine adäquate Ausbildung im Bereich physikalische Therapiemaßnahmen auch in Deutschland mehr Wert gelegt werden, denn insbesondere die Photo- und Lasertherapie, aber auch die Kryotherapie und die photodynamische Therapie spielen in der täglichen Praxis des Dermatologen eine große Rolle. Da die Dermatologen die klinischen Besonderheiten der Haut gut kennen, sind sie auch prädestiniert, die entsprechenden lokalen Therapieverfahren entsprechend dem Krankheitsbild auszuwählen und kontrolliert einzusetzen. Diese Fähigkeit der Dermatologen muss in der Diskussion in der Öffentlichkeit und mit Fachkollegen anderer Bereiche beim Einsatz physikalischer Therapieverfahren an der Haut stärker betont werden. Es ist auch in Deutschland zu überlegen, ob ein entsprechender Kurs eine Voraussetzung für den Erwerb des Facharzttitels *Dermatologie und Venerologie* sein müsste.

Vielleicht ist das Buch ein Schritt in diese Richtung. Auf jeden Fall soll der Leser umfassend zu den physikalischen Therapieverfahren in der Dermatologie informiert werden und das Buch auch zur schnellen Orientierung verwenden können.

Zürich, im April 2003   REINHARD DUMMER

Inhaltsverzeichnis

Autorenverzeichnis

Dr. med. Brigitta Baumert
MAASTRO Maastricht Radiation Oncology
University Hospital Maastricht
Dr. Tanslaan 12
6229 ET Maastricht, Holland

Dr. med. Mirjam Beyeler
Dermatologische Klinik
Universitätsspital Zürich
Gloriastrasse 31
8091 Zürich, Schweiz

Prof. Dr. med. Stanislaw Büchner
Dermatologische Klinik und Poliklinik
Kantonsspital Basel
Petersgraben 4
4031 Basel, Schweiz

Prof. Dr. med. Günter Burg
Dermatologie (emer.)
Universität Zürich
Anatomisches Institut
Bau H42, Zimmer J22
Winterthurerstrasse 190
8057 Zürich, Schweiz

Dr. Walter Burkard
Schule für Strahlenschutz
Paul Scherrer Institut (PSI)
5232 Villigen-PSI, Schweiz

PD Dr. Ilja Ciernik
Radio-Oncologia
Istituto Oncologico
della Svizzera Italiana (IOSI)
Ospedale San Giovanni
6500 Bellinzona, Schweiz

Prof. Dr. med. Reinhard Dummer
Dermatologische Klinik
Universitätsspital Zürich
Gloriastrasse 31
8091 Zürich, Schweiz

Prof. Dr. med. Alfred Eichmann
Spital Zollikerberg
Trichtenhauserstrasse 20
8125 Zollikerberg, Schweiz

Prof. Dr. med. Edgar Frenk
Rue du Pont 3
1820 Montreux, Schweiz

Petra Graf
Dermatologische Klinik
Universitätsspital Zürich
Gloriastrasse 31
8091 Zürich, Schweiz

PD Dr. Chrisitan Grimm
Augenklinik
Universitätsspital Zürich
Frauenklinikstrasse 24
8091 Zürich, Schweiz

Dr. med. Michael Gütling
Facharzt FMH für Haut-
und Haarkrankheiten und
Erkrankungen der Blutgefäße, spez. Venen
Marktgasse 46
8400 Winterthur, Schweiz

PD Dr. med. Farhad Hafezi
Institut für Refraktive
u. Ophthalmo-Chirurgie
Stockerstrasse 37
8002 Zürich, Schweiz

PD Dr. med. Jürg Hafner
Dermatologische Klinik
Universitätsspital Zürich
Gloriastrasse 31
8091 Zürich, Schweiz

Dr. med. Günter Hofbauer
Dermatologische Klinik
Universitätsspital Zürich
Gloriastrasse 31
8091 Zürich, Schweiz

Prof. Dr. med. Daniel Hohl
Service de Dermatologie et Vénérologie
Centre Hospitalier Universitaire Vaudois
29, av. Beaumont
1011 Lausanne, Schweiz

Prof. Dr. med. habil. ERHARD HÖLZLE
Klinik für Dermatologie und Allergologie
Klinikum Oldenburg
Dr. Eden-Straße 10
26133 Oldenburg, Deutschland

Dr. med. JIVKO A. KAMARACHEV
Dermatologische Klinik
Universitätsspital Zürich
Gloriastrasse 31
8091 Zürich, Schweiz

Dr. med. GERD KAUTZ
Haut- und Laserzentrum
Am Markt 3
54329 Konz, Deutschland

Dr. med. INGRID KAUTZ
Haut- und Laserzentrum
Am Markt 3
54329 Konz, Deutschland

Dr. med. WERNER KEMPF
Histologische Diagnostik
Schaffhauserplatz 3
8042 Zürich, Schweiz

Dr. rer. nat. GUNTRAM KUNZ
Klinik für Radio-Onkologie
Universitätsspital Zürich
Rämistrasse 100
8091 Zürich, Schweiz

PD Dr. med. STEPHAN LAUTENSCHLAGER
Dermatologisches Ambulatorium
des Stadtspitals Triemli
Herman Greulich-Strasse 70
8004 Zürich, Schweiz

Dr. med. TANJA MAIER
Städtisches Krankenhaus
Dermatologische Abteilung
Thalkirchner Strasse 48
80337 München, Deutschland

Med. pract. CHRISTIAN DANIEL MNICH
Dermatologische Klinik
Universitätsspital Zürich
Gloriastrasse 31
8091 Zürich, Schweiz

Prof. Dr. med. FRANK NESTLE
St. John's Institute of Dermatology
Division of Genetics
and Molecular Medicine
King's College London
8th Floor Guy's Tower, Guy's Hospital
London SE1 9RT, Great Britain

Prof. Dr. med. RENATO G. PANIZZON
Service de Dermatologie et Vénérologie
Centre Hospitalier Universitaire Vaudois
29, av. Beaumont
1011 Lausanne, Schweiz

Dr. med. B. MAREIKE PRINZ
Dermatologische Klinik
Universitätsspital Zürich
Gloriastrasse 31
8091 Zürich, Schweiz

Prof. Dr. med. CHARLOTTE REMÉ
Augenklinik
Universitätsspital Zürich
Frauenklinikstrasse 24
8091 Zürich, Schweiz

Dr. med. LEO SCHÄRER
Dermatologische Klinik
Universitätsspital Zürich
Gloriastrasse 31
8091 Zürich, Schweiz

Dr. sc. nat. SARAH SHEPHARD
Didaktikzentrum
ETH-Zentrum, SOW H 16
Sonneggstrasse 63
8092 Zürich, Schweiz

Dr. sc. nat. ANDREAS WENZEL
Augenklinik
Universitätsspital Zürich
Frauenklinikstrasse 24
8091 Zürich, Schweiz

Dr. med. MYRIAM WYSS
Laserzentrum Zürichsee
Dorfstrasse 94
8706 Meilen, Schweiz

■ **Photobiologie**
■ **Phototherapie**
■ **Lichtdermatosen**

Kapitel 1 Photobiologie

D. Hohl, E. Frenk

Einleitung

Die Photobiologie befasst sich mit den Wirkungen von Photonen, insbesondere von Sonnenlicht auf biologische Systeme. Photonen sind elektromagnetische Portionen von Lichtenergie, die auf Elektronen übertragen werden. Sonnenlicht ist die primäre Licht- und Energiequelle der auf der Erde lebenden Organismen; es beeinflusst vielfältig – direkt und indirekt – alle Lebewesen. Bei der Photosynthese entstehen aus anorganischen Verbindungen wie Kohlendioxid und Wasser unter Absorption von Lichtenergie für die Organismen assimilierbare organische Verbindungen, wie Zucker. Die Photosynthese steht damit am Anfang der für uns unentbehrlichen „Nahrungskette". Beim Menschen kommt es direkt zu Wirkungen in der Haut (Synthese von Vitamin D; Modifikation, teilweise Schädigung oberflächlich gelegener Zellen inklusive solcher des peripheren Nerven- und des Immunsystems) und in den Augen (Sehvorgang). Indirekt beeinflusst das Sonnenlicht den Tagesrhythmus verschiedener physiologischer Vorgänge und das psychische Verhalten.

Das Sonnenlicht, das die Erdoberfläche erreicht, besteht aus einem kontinuierlichen Spektrum elektromagnetischer Strahlen. Aus praktischen Gründen wird es in ultraviolettes (UV, 100/200–400 nm), sichtbares und infrarotes Licht aufgeteilt (Tabelle 1). UV kürzer als 280/290 nm (als UVC bezeichnet) wird vor dem Eintreffen auf der Erdoberfläche absorbiert und hat somit keine physiologische Bedeutung, obwohl gerade in früheren Jahren viele Experimente mit künstlichen Lichtquellen, die solches UVC-Licht emittieren, durchgeführt worden sind.

Die biologischen Wirkungen des Sonnenlichts hängen von verschiedenen Faktoren ab. Von besonderer Wichtigkeit ist der Energiegehalt eines Photons, der gemäß der Planckschen Formel

Tabelle 1. Sonnenlicht (auf der Oberfläche der Erde)

Spektralbereich	Wellenlänge nm	Energie pro Photon eV
■ UVB	280/290–320	~ 4,4–4,0
■ UVA2	320–340	
■ UVA1	340–400	3,4 (360 nm)
■ Sichtbar	400–760	2,9–1,8
■ Infrarot	<760	

$E = h\,c/\lambda$ ($h = 6{,}63 \cdot 10^{-34}$ J·s) umgekehrt proportional zur Wellenlänge ist. Das energiereichste Licht, das auf die Erde auftrifft, ist somit das kurzwellige UVB (280/290–320 nm. Vom totalen Energiegehalt des Sonnenlichts entfallen jedoch nur etwa 1,5% auf das UVB). und etwa 6–7% auf das UVA (320–400 nm). Die Energien der Photonen des UV-Bereichs liegen in Größenordnungen, die von biologisch wichtigen Molekülen absorbiert werden und so photochemische Reaktionen auslösen können, die oft biologisch relevant sind. Weiter muss beachtet werden, dass die Eindringtiefe in die Haut proportional zur Wellenlänge zunimmt; UVA-Licht dringt somit tiefer ein als UVB.

Unsere Kenntnisse über die Lichtwirkungen auf biologische Systeme beruhen weitgehend auf Studien, die in vitro oder in vivo mit gut dosierbaren künstlichen Lichtquellen durchgeführt wurden, wobei aber in der Regel mit begrenzten Spektralbändern vor allem im UV-Bereich bestrahlt wurde. Physiologischerweise ist unser Organismus jedoch Sonnenlicht ausgesetzt, dessen kontinuierliches Spektrum sich in Intensität und Qualität je nach Wetter, Tages- und Jahreszeit ändert. Mögliches Zusammenwirken von verschiedenen Wellenbereichen (z. B. UV und Infrarot) ist bis jetzt nur wenig untersucht worden, verschiedene Arbeiten weisen aber auf solche Interaktionen hin (Tabelle 2).

Tabelle 2. Durch UV-Strahlen induzierte Synthese von Proteinen in menschlichen Zellen

Proteasen
- Kollagenase
- Plasminogenaktivator

Stressproteine
- Hämoxygenasen
- Metallothionein

Wachstumsfaktoren
- basischer Fibroblastenwachstumsfaktor (bFGF)
- Tumorwachstumsfaktor β (TGF-β)

Faktoren, die die Aktivierung von Genen regulieren
- c-fos
- c-jun
- HIV-1-Promotor
- NFκB

Faktoren, die Signale übermitteln
- Phospholipase A$_2$
- Raf 1
- Src-Tyrosinkinase

Zytokine
- Interleukine (1α, 1β, 6, 10, 12)
- Tumornekrosefaktor α (TNF-α)
- Granulozyten-/Makrophagenkolonien stimulierender Faktor (GM-CSF)

Andere
- intrazelluläres Adhäsionsmolekül 1 (ICAM-1)
- Ornithindecarboxylase

Akute, direkte Wirkungen des Sonnenlichts auf die Haut

Die akute und klinisch auffälligste Wirkung von Sonnenlicht ist ein Erythem. Progressiv längere Exposition führt zusätzlich zu Schwellung, Blasenbildung und Schmerz. Diese Wirkungen werden normalerweise vor allem vom UVB-Bereich des Spektrums verursacht, wobei UVA adjuvant, aber nicht primär dazu beitragen kann. Das Erythem beginnt je nach Strahlenqualität und Dosis nach unterschiedlich langer Latenzzeit von einigen Stunden und erreicht ca. 24 Stunden nach der Exposition seinen Höhepunkt, um dann innerhalb weniger Tage abzuklingen. Die für die Erythembildung wirkungsvollsten Strahlen sind die kürzesten, d.h. die energiereichsten UVB-Strahlen, welche die Erdoberfläche erreichen, mit einer Wellenlänge von 280–300 nm.

Die Erythembildung ist ein klinisch und instrumentell leicht messbarer Vorgang. Sie wird daher sehr häufig zur Bewertung der Lichtempfindlichkeit der Haut benutzt, sowohl ohne als auch nach Applikation von Sonnenschutzpräparaten. Eine biologisch wichtige Größe ist die minimale Erythemdosis (MED), d.h. die Dosis einer bestimmten Strahlenqualität, die ein gerade sichtbares Erythem des bestrahlten Hautbezirks hervorruft. Ein weiterer relativ leicht messbarer Lichteffekt, der sich lichtmikroskopisch auf Hautschnitten beobachten lässt, ist das Vorkommen von „sunburn cells". Sie treten meist innerhalb 12–24 Stunden nach UVB-Bestrahlung auf. Es handelt sich um geschrumpfte Keratinozyten mit einem dicht eosinophilen Zytoplasma und einem pyknotischen Kern, die sich als Resultat einer nicht reparierbaren Lichtschädigung in Apoptose (programmiertem Zelltod) befinden. Die Ausbildung apoptotischer Keratinozyten wird von verschiedenen Faktoren wie z.B. p53, NFκB, Caspasen, CD95-Ligand oder TNF-α moduliert und darf als Schutz vor der Akkumulation genetisch veränderter Zellen betrachtet werden.

Die Pathogenese der akuten Lichtschädigung der Haut ist komplex; der erste Schritt ist die Absorption der Strahlen durch aufgrund ihrer Elektronenkonfiguration dafür geeignete Moleküle, sog. Chromophore. Eine grob schematische Übersicht ist in Abb. 1 enthalten, ergänzt durch Tabelle 1. Obwohl gerade die Erythemreaktion wesentliche pathogenetische Bedeutung hat, ist ihr primärer zellulärer Sensor auf molekularer Ebene jedoch immer noch nicht sicher identifiziert. Neben der wichtigen direkten Wirkung auf die DNA werden auch zytoplasmatische und insbesondere membranständige Chromophoren wie Oberflächenrezeptoren diskutiert. UVB-Strahlen können direkt von der DNA der Zellkerne absorbiert werden, wobei als Folge die Bildung von Pyrimidindimeren im Vordergrund steht. Die Ausbildung solcher Pyrimidindimeren ist nicht rein physikalisch, d.h. sie unterliegt enzymatischen Prozessen, die im Mausmodell die Grundlage einer genetischen Prädisposition bilden können. Die resultierenden DNA-Schäden führen in der Folge nicht nur zu enzymatischen Reparaturprozessen, sondern auch zur Induktion immunmodulatorischer Zytokine, insbesondere IL-10 und TNF-α. Die resultierende Photoimmunsuppression ist eine ganz wesentliche Wirkung der UV-Strahlen, insbesondere solcher im UVB-Bereich. Dabei kommt es nicht nur zu

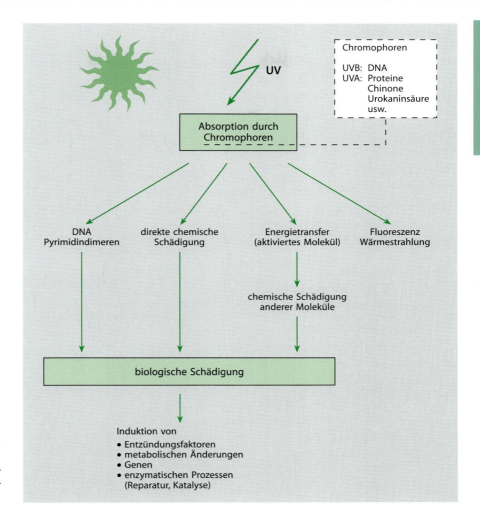

Abb. 1. Schematischer Überblick über akute Lichtschädigung.

einer Verringerung der Dichte der Langerhans-Zellen in der Epidermis, sondern ebenso zu einer Inhibition der Antigenpräsentierung, zur Sekretion immunsuppressiver Zytokine und zur Ausbildung von Suppressorlymphozyten. UVA-Strahlen üben ihre Wirkung indirekt aus. Durch Absorption der Photonen entstehen reaktive Sauerstoffmoleküle und freie Radikale. Dieser oxidative Stress kann ebenfalls zu DNA-Schädigung (Einzelstrangbrüche von DNA, DNA-Bindung an Proteine) führen, schädigt aber vor allem Zellmembranen durch Lipidperoxidation und verändert Stoffwechselvorgänge durch Modifikation oder Induktion von Proteinen, insbesondere Enzymen. Viele dieser zytoprotektiven Enzyme werden durch Transkriptionsfaktoren gesteuert (s. unten).

Nach einem Lichtinsult versucht die Haut sich gegen weitere Lichtschädigungen zu schützen, einerseits durch Gewebereaktionen, anderseits durch zelluläre und molekulare Schutzmechanismen. Nach einer einen gewissen Schwellenwert überschreitenden Lichtexposition erfolgt eine kurz dauernde Hemmung des Zellzyklus der Epidermis, die dann ab dem dritten Tag in eine ungefähr einwöchige Hyperproliferationsphase übergeht. Die epidermale Hyperplasie und insbesondere die der für die Schutzfunktion wichtigen Hornschicht bleibt ca. 1 Monat bestehen. Zusätzlich kommt es zu vermehrter Synthese von Melaninen. Deren Schutzwirkung wird oft überbewertet; sie hängt wesentlich von den chemischen Eigenschaften der produzierten Melanine ab, vor allem vom Verhältnis zwischen Eu- und Phäomelaninen. Die Melaninsynthese und ihre Zusammensetzung ist genetisch durch Polymorphismen des Melanocortinrezeptors fixiert. Die Eumelanine haben je nach chemischer Zusammensetzung eine mehr oder weniger gute Fähigkeit, freie Radikale zu neutra-

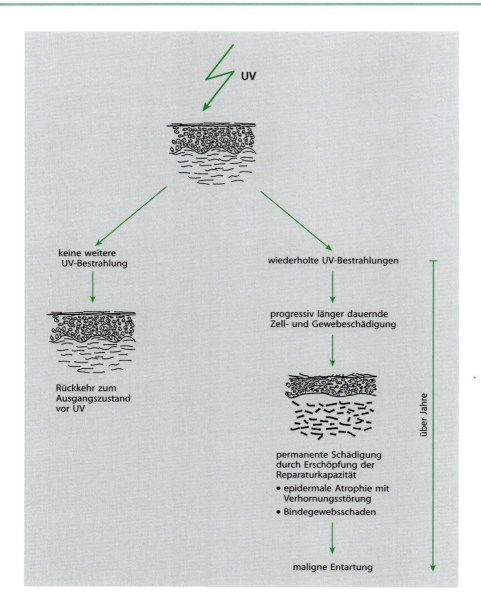

UV

keine weitere
UV-Bestrahlung

wiederholte UV-Bestrahlungen

progressiv länger dauernde
Zell- und Gewebeschädigung

Rückkehr zum
Ausgangszustand
vor UV

über Jahre

permanente Schädigung
durch Erschöpfung der
Reparaturkapazität
• epidermale Atrophie mit
  Verhornungsstörung
• Bindegewebsschaden

maligne Entartung

Abb. 2. Chronische Lichtschädigung der Haut.

lisieren und damit schützend zu wirken. Die Phäomelanine können unter Licht Sauerstoffradikale bilden und dadurch photosensibilisieren.

Die zellulären Schutzmechanismen befassen sich vor allem mit dem Unschädlichmachen von freien Radikalen, die durch aktivierten Sauerstoff entstehen als Folge der Absorption von UVA, aber auch durch chemische Noxen. Diese Schutzmechanismen werden auf nukleärer Ebene durch die Transkriptionsfaktoren Nrf-1, -2 und -3 koordiniert. Diese Faktoren werden durch den Hemmfaktor Keap-1 im Zytoplasma sequestriert und erst nach dessen Phosphorylierung durch die Proteinkinase C freigesetzt und in den Kern transloziert. Dort binden sie an

sog. ARE-Promotorsequenzen (antioxidant responsive elements) und induzieren damit die Transkription einer Batterie von Genen, die für die verschiedenen antioxidierenden Enzyme wie die Katalase, Glutathionperoxidase, Superoxiddismutase, Hämoxygenase und Peroxiredoxine kodieren. Zu den wichtigsten konstitutionell vorliegenden, in der Abwehr gegen oxidativen Stress eine Rolle spielenden Substanzen gehören ebenfalls Glutathion, Vitamin E und Ferritin. Das intrazelluläre Eisenspeicherprotein Ferritin hat an den Schutzfunktionen einen wesentlichen Anteil, da es den freien Eisengehalt der Zelle beeinflusst, der unter anderem die Lipidperoxidation katalysiert.

Ein letzter Schutzmechanismus ist die Reparatur der trotz aller Abwehrfunktionen der Gewebe und Zellen UV-geschädigten Moleküle. Ein solcher Mechanismus ist für Schäden an der DNA gut belegt und auch von kapitaler Wichtigkeit. Dies wird durch die schwere Hautschädigung durch Licht bei Patienten mit Xeroderma pigmentosum illustriert, wo diese Reparaturfunktion genetisch unvollständig ist. Andere geschädigte Moleküle werden durch katalytische Enzyme abgebaut und so unschädlich gemacht. Ist schließlich der molekuläre Schaden nicht mehr eliminierbar, so besteht die Möglichkeit, die Zelle als Ganzes durch Induktion des Apoptosevorgangs abzustoßen.

Chronische Lichtschädigung der Haut: Lichtalterung

Alterungsvorgänge der Haut sind einerseits genetisch programmiert und von der Lebensdauer abhängig, andererseits werden sie durch chronische Lichteinwirkung, hervorgerufen, was als Lichtalterung bezeichnet wird. Die drei heute wichtigsten Verursacher der Lichtalterung sind natürliches Sonnenlicht, künstlich erzeugte UVB- oder UVA-Strahlen, die zur Therapie von Hautkrankheiten verwendet werden, oft unter Beigabe eines photosensibilisierenden Medikaments, und schließlich UV-Licht, das zur Bräunung der Haut von kosmetischen Instituten vermarktet wird. Dabei ist in Betracht zu ziehen, dass heutzutage allein schon die natürliche Sonnenexposition, die durch vermehrte Freizeitbeschäftigungen mit immer weniger Körperbedeckung bei einer gegenüber früher verlängerten Lebenserwartung wesentlich vergrößert wird, zu verstärkter Lichtalterung der Haut führt.

Die chronische Lichtschädigung der Haut wurde schon vor mehr als 100 Jahren von Unna als solche erkannt und als Seemanns- oder Landmannshaut bezeichnet. Die wichtigsten klinischen Merkmale sind feine oder grobe Runzeln durch Elastizitätsverlust, scheckige Dyspigmentierung, Altersflecken (Lentigines), Teleangiektasien und Purpura bei allgemeiner Atrophie der Haut.

Die Bildung von Runzeln ist im Wesentlichen bedingt durch Kollagenschädigung: Ablagern von elastotischem Material, erhöhtem Kollagen-III-/Kollagen-I-Verhältnis und Veränderungen der Grundsubstanz des Bindegewebes durch erhöhte Glykosaminoglykan-Proteoglykan-Komplex-Bildung. Bei der Entstehung dieser Bindegewebsschädigung dürfte UVA-Licht wegen seiner gegenüber UVB vergrößerten Eindringtiefe eine besonders wichtige Rolle spielen. Bei den lichtinduzierten Spätschäden des Koriums scheinen vor allem zwei Enzyme wichtig zu sein, Kollagenase und Lysozym. In In-vitro-Untersuchungen konnte gezeigt werden, dass 3–6 Stunden nach UVA-Bestrahlung eine maximale Expression der Interleukine 1 und 6 erfolgt, die dann ihrerseits eine vermehrte Produktion von Kollagenase induzieren, welche zur Kollagenschädigung führt. In vivo konnte beim Menschen die Vermehrung der Kollagenase bestätigt werden. Lysozym, ein Polysaccharid spaltendes Enzym, wurde in lichtgeschädigter Haut ebenfalls in erhöhter Konzentration gefunden. Induktion des Lysozym-Gens konnte sowohl nach UVA- als auch nach Sonnenlicht simulierender Bestrahlung nachgewiesen werden. In unserem Labor wurde eine eindeutige Erhöhung dieses Enzyms schon nach Applikation einer minimalen Erythemdosis beobachtet. Die Funktion von Lysozym, das auch in normaler, nicht sonnenexponierter Haut in kleinen Mengen vorkommt, ist noch nicht genau bekannt.

Folgende Funktionen wurden vorgeschlagen:
- eine Schutzwirkung für elastische Fasern durch Hemmung der Kollagenase- und Elastaseaktivität;
- eine degenerativ wirkende Umbaufunktion elastischer Fasern.

Kürzlich wurde nachgewiesen, dass in elastotischer Haut durch UV-Oxidation induziertes, abnormales Elastin abgelagert wird.

Die epidermalen Veränderungen sind vorwiegend atrophischer Natur, gelegentlich findet man auch Herde mit einer Deregulierung des normalen Zell-Turnover, die zu umschriebener Epidermishyperplasie führt. Solche Veränderungen kommen aber auch im Rahmen der normalen Alterung vor. Von besonderer Bedeutung ist ein mehrstufiger lichtinduzierter Prozess, der schließlich zur Entstehung von solaren Keratosen und Hautkrebsen führt (Abb. 2). Vor allem beim Plattenepithelkarzinom konnte dieser Prozess recht gut abgeklärt werden. Mutationen des Gens p53 spielen dabei eine besonders wichtige Rolle. Das von diesem Gen gebildete Proteinprodukt stoppt nach Induktion durch Noxen wie UV-Licht den normalen Ablauf des Zellzyklus und gibt so der Zelle die nötige Zeit zum Reparieren möglicherweise vorhandener DNA-Schäden. Zudem induziert p53 in Zellen, deren Schaden nicht mehr reparierbar ist, den apoptotischen Zelltod. Nach wiederholten UV-Bestrahlungen kann es durch Mutation des p53-Gens und weiterer Gene, wie z.B. des Ras-Onkogens, zu klonalem Wachstum von UV-geschädigten Keratinozyten kommen. Dies führt klinisch zur Entstehung von solaren Keratosen und schließlich zu Plattenepithelkarzinomen.

Die Pathogenese der anderen malignen Hauttumoren ist ebenfalls Mittelpunkt intensiver Forschungen. Bei Basalzellkarzinomen einschließlich der familiären Form werden meist Mutationen des PATCHED-Gens gefunden, eines Tumorsuppressor-Gens das auf Chromosom 9q22 liegt. Bei der Fruchtfliege ist dieses Gen für die Flügelform entscheidend, was die häufigen Missbildungen beim Gorlin-Syndrom erklärt. Darüber hinaus finden sich in über 50% der Fälle auch Mutationen des p53-Gens. Beim malignen Melanom weisen neuere Untersuchungen auf Defekte des p16 auf Locus 9p21 und insbesondere von BRAF, einer kürzlich identifizierten Serinkinase in der RAS-MAPK-Signalkaskade hin; Mutationen von p53 werden nur selten gefunden. Dabei werden BRAF-Mutationen jedoch auch in Nävi gefunden, wo sie protektiv wirken und die Zellalterung fördern. Es scheint daher, dass diese Mutationen nur in einem anderen onkogenen zellulären Umfeld entscheidende melanomfördernde Eigenschaften erlangen.

Literatur

1. Applegate LA, Frenk E (1995) Cellular defense mechanisms of the skin against oxidant stress and in particular UVA radiation. Eur J Dermatol 5:97
2. Aubin F (2001) Rayonnement ultraviolet et peau. John Libbey Eurotext, Paris
3. Brash DE, Ziegler A, Jonason AS, Simon JA, Kunalas S, Leffell DJ (1996) Sunlight and sunburn in human skin cancer: p53, apoptosis and tumor promotion. J Invest Dermatol Symposium Proceedings 1:136
4. Hayes J, McMahon M (2001) Molecular basis for the contribution of the antioxidant responsive element to cancer prevention. Cancer Lett 174:103–113
5. Kulms D, Schwarz T (2002) 20 years after – milestones in molecular photobiology. J Invest Dermatol Symp Proc 7:46–50
6. Liardet S, Scaletta C, Panizzon R, Hohlfeld P, Laurent-Applegate L (2001) Protection against pyrimidine dimers, p53, and 8-hydroxy-2′-deoxyguanosine expression in ultraviolet-irradiated human skin by sunscreens: difference between UVB + UVA and UVB alone sunscreens. J Invest Dermatol 117:1437–1441
7. Prota G (1997) Pigment cell research: what directions? Pigment Cell Res 10:5
8. Schwarz T (2002) Photoimmunosuppression. Photodermatol Photoimmunol Photomed 18:141–145
9. Soter NA (1993) Acute effects of ultraviolet radiation on the skin. In: Lim HW, Soter NA (eds) Clinical Photomedicine. Dekker, New York
10. Taylor CR, Stern RS, Leyden JJ (1990) Photoaging, photodamage and photoprotection. J Am Acad Dermatol 22:1

KAPITEL 2

Phototherapie (UVB/Schmalspektrum UVB/UVA)

S. LAUTENSCHLAGER

Einleitung

Unter Phototherapie wird die Anwendung von UVB- oder UVA-Strahlung ohne zusätzliche Photosensibilisatoren zur Behandlung von Hautkrankheiten verstanden. Sie stellt als Alternative zu etablierten und zum Teil nebenwirkungsreichen, traditionellen Behandlungsformen eine wichtige Säule der modernen Therapie entzündlicher bzw. immunologisch begründeter Hautkrankheiten dar.

Ultraviolettes Licht lässt sich gemäß seiner spektralen Zusammensetzung unterteilen in UVC (200–280 nm), UVB (280–320 nm), UVA2 (320–340 nm) und UVA1 (340–400 nm). Die wichtigsten phototherapeutischen Verfahren sind die Bestrahlung mit UVB-Licht, einerseits in Form der selektierten UV-Phototherapie (SUP) und andererseits die zunehmend als Standard verwendete Schmalspektrum-UVB-Therapie (311 nm). Ebenfalls können Kombinationen aus UVB- und UVA-Strahlen angewendet werden (Tabelle 3) [18, 23].

Strahlungsquellen

Für die Therapie geeignete Spektren lassen sich insbesondere mit entsprechend beschichteten Leuchtstoffröhren (Niederdrucklampen) oder mit Metallhalogenid-Dampflampen (Hochdrucklampen) erzeugen. Leuchtstoffröhren werden insbesondere für die Erzeugung von Breitband-UVB, Breitband-UVA und Schmalspektrum-UVB verwendet, während die Hochdruckstrahler vor allem in Solarien und für die Erzeugung von UVA1 im Hochdruckbereich eingesetzt werden. Die verschiedenen Hersteller beschränken sich meist auf die Verwendung eines Systems. Die für die kontrollierte und effektive Durchführung der Therapie erforderliche Dosismessung erfolgt

Tabelle 3. Unterschiedliche phototherapeutische Verfahren

Strahlen	Phototherapie	Emissionsmaximum
■ **UVB**	Breitband-UVB	280–320 nm
	selektierte UV-Phototherapie (SUP)	300–320 nm
	Schmalspektrum-UVB	311 nm
■ **UVA**	Breitband-UVA	320–400 nm
	UVA1 hochdosiert	340-400 nm
■ **UVA/UVB (SUP)**	Kombination aus UVA und SUP (unterschiedliche Dosierung möglich)	320–400 nm *und* 300–320 nm
■ **UVAB**	Fluoreszenzröhren mit gemeinsamem Aktionsspektrum (keine unterschiedliche Dosierung möglich)	300–400 nm

in modernen Therapieanlagen mit Hilfe integrierter Dosimeter. Diese Dosimeter sollten jährlich kalibriert werden [38].

■ Niederdrucklampen

Die für therapeutische Zwecke am häufigsten verwendeten Niederdrucklampen weisen ein kontinuierliches Spektrum, eine unlimitierte Feldgröße und eine gleichmäßige Bestrahlung auf. Die Kosten sind bei hoher Lebensdauer im Vergleich zu anderen Röhren eher niedrig. Erfahrungsgemäß kann ein Lampensatz durchschnittlich 4 Jahre verwendet werden. Nach 1000 Betriebsstunden wird jedoch ein kompletter Ersatz empfohlen. Für die klinische Anwendung müssen folgende Punkte beachtet werden:
■ In den ersten 12 Betriebsstunden kann es zu einem unberechenbaren Leistungsabfall von bis zu 25% kommen (was sich jedoch nicht

auf den klinischen Alltag auswirkt, wenn integrierte Dosimeter vorhanden sind).

■ Die Leistung wird durch die Umgebungstemperatur beeinflusst, weshalb auf eine gute Ventilation im Raum geachtet werden muss.

■ Im Bereich der Röhrenenden (15–30 cm) wird eine geringere Leistung emittiert, was vor allem bei Läsionen an den Unterschenkeln bedeutsam ist. In diesen Fällen oder bei der Therapie von Kindern kann durch Stehen auf einem Schemel das Resultat verbessert werden.

■ Bei modernen Anlagen kann ein Röhrenausfall zu einer lokalen Strahlenreduktion von ungefähr 10% (in älteren Kabinen bis 30%) führen („cold spots"), während neue Röhren 3–6% höher emittieren („hot spots") [2].

■ Hochdrucklampen

Als Vorteil der Hochdrucklampen ist die hohe Emission (z.B. 3- bis 6-mal höher im UVA-Bereich) zu nennen, was kürzere Bestrahlungszeiten notwendig macht. Sie finden die größte Anwendung in Solarien. Das diskontinuierliche Spektrum erfordert die Verwendung von Filtern. Die Kosten der Röhren sind etwas höher.

UVB-Phototherapie

■ Indikationen

Langwellige UVB-Strahlen stellen den idealen Kompromiss zwischen therapeutischer Wirksamkeit und Erythemerzeugung dar und haben sich über Jahrzehnte zur Therapie diverser Hautkrankheiten bewährt. Tabelle 4 zeigt eine Übersicht der Indikationen nach Studienergebnissen gegliedert. Die Indikationsstellung zur Lichttherapie der Photodermatosen, die an anderer Stelle in diesem Buch abgehandelt werden, erfolgt in präventiver und nicht in kurativer Absicht.

■ Kontraindikationen

Vor Therapiebeginn sind die Patienten sorgfältig bezüglich möglicher Kontraindikationen abzuklären. Als absolute Kontraindikationen gelten Gendefekte mit einer erhöhten Lichtempfindlichkeit oder einem erhöhten Hautkrebsrisiko (z.B. Xeroderma pigmentosum, Cockayne- und

Tabelle 4. Indikationen für die UVB-Phototherapie (nach Morison)

Durch kontrollierte Studien belegt
- Psoriasis vulgaris
- polymorphe Lichtdermatose
- Pityriasis rosea
- atopische Dermatitis
- Pruritus bei Niereninsuffizienz
- Lichturtikaria
- Vitiligo
- Mycosis fungoides (Frühstadium)

Durch offene Studien belegt
- Pityriasis lichenoides chronica/acuta
- seborrhoische Dermatitis

partielles Ansprechen
- cholinerge Urtikaria
- Pruritus bei HIV
- Parapsoriasis
- eosinophile pustulöse Follikulitis
- Acne vulgaris

Einzelfallberichte
- physikalisch bedingte Urtikaria
- subkorneale Pustulose
- Langerhans-Zell-Histiozytose
- Lichen planus
- Prurigo nodularis
- erythropoietische Protoporphyrie
- generalisierte pustulöse Psoriasis der Schwangerschaft

partielles Ansprechen
- papulöse Dermatitis bei HIV
- Pruritus bei
  - primär biliärer Zirrhose
  - lokalisierter Amyloidose
  - Diabetes mellitus
  - idiopathisch

Bloom-Syndrom), der Lupus erythematodes oder der alleinige Nachweis von Anti-Ro-(SSA-)Antikörpern sowie Dermatosen, die eine Photoaggravation aufweisen (z.B. Morbus Darier). Als relative Kontraindikation ist eine stark erhöhte UVB-Empfindlichkeit zu nennen, die zu lang anhaltenden und starken Erythemen führt, sodass keine therapeutisch wirksame Dosis erreicht werden kann. Ebenfalls sind ein Status nach Exzision melanozytärer oder nicht melanozytärer Hauttumoren, eine erfolgte Röntgentherapie, ein Pemphigus vulgaris oder ein bullöses Pemphigoid, eine Porphyria cutanea tarda und atypische (dysplastische) Nävi als relative Kontraindikationen zu werten.

Phototherapie

■ Vorsichtsmaßnahmen

Die Verwendung von Lichtschutzbrillen ist absolut erforderlich. Lediglich die Augen zu schließen ist eine unsichere und unzureichende Vorkehrung. Falls Gesicht und Hände erscheinungsfrei sind, sollte ein Schutz entweder mit einem Sonnenblocker oder einer Abdeckung (z. B. Kissenüberzug) erfolgen. Dies gilt nicht bei der Behandlung einer Mycosis fungoides, bei der auch an klinisch erscheinungsfreier Haut einer Manifestation vorgebeugt werden soll [18]. Ebenfalls muss analog zur PUVA-Therapie das männliche Genitale zur Tumorprophylaxe abgedeckt werden, da bei Langzeittherapie ein 4- bis 5fach erhöhtes Risiko für genitale Spindelzellkarzinome besteht [36]. Es muss jedoch darauf geachtet werden, dass dieser Schutz immer exakt an der gleichen Stelle angebracht wird, da es sonst zu Verbrennungen kommen kann. Zusätzliche Sonnenexposition sollte vermieden werden. Obwohl phototoxische und -allergische Reaktionen überwiegend durch UVA und sichtbares Licht ausgelöst werden, gehört eine sorgfältige Medikamentenanamnese zu den Vorabklärungen. Spezielle Vorsicht ist bei Tetracyclinen, Sulfonamiden, Thiaziden und Antidiabetika geboten. Auch müssen Phytotherapeutika (z. B. Johanniskraut) und Teekonsum erfragt werden. Während der Therapie sind die Patienten in regelmäßigen Abständen (vorzugsweise wöchentlich) ärztlich zu kontrollieren.

■ UVB-Therapie bei Psoriasis

■ **Patientenevaluation.** Die Psoriasis ist die Hauterkrankung, die am häufigsten einer Lichttherapie zugeführt wird. Da diese Therapieform zeitaufwändig und relativ teuer ist, müssen folgende Punkte bei der Indikationsstellung beachtet werden:

■ Typ und Ausdehnung der Psoriasis: Am besten spricht eine Psoriasis guttata und eine disseminierte plaqueförmige Variante an. Bei stark verdickten Plaques ist eine PUVA-Therapie eventuell zu bevorzugen. Lokalisationen intertriginös und im Skalpbereich sind ungeeignet.

■ Frühere Therapieformen: Wenn bereits früher eine PUVA-Therapie lege artis erfolglos durchgeführt wurde, ist es wenig wahrscheinlich, mit einer UVB-Therapie eine Besserung zu erzielen.

■ Beachten der Kontraindikationen: Bei geringstem klinischen Verdacht muss ein Lupus erythematodes durch Bestimmung der Antikörper ausgeschlossen werden.

■ Sozioökonomische Faktoren: Wohnort, Beruf und Motivation müssen berücksichtigt werden. Unregelmäßiges Erscheinen und längere Abwesenheiten machen ein gutes Ansprechen unmöglich. Bereits zu Beginn muss darauf hingewiesen werden, dass etwa 3 Sitzungen pro Woche bis insgesamt durchschnittlich 25–30 Sitzungen notwendig sind.

■ **Vorteile und Nachteile der UVB-Therapie.** Tabelle 5 listet die Vor- und Nachteile der UVB-Therapie gegenüber anderen Therapiemöglichkeiten auf.

■ **Praktische Durchführung.** Zur Festlegung der Anfangsdosis ist die Bestimmung der minimalen Erythemdosis (MED = niedrigste Dosis, die noch zu einem Erythem führt) von Vorteil, jedoch nicht zwingend notwendig. Sie wird am Rücken oder Abdomen in acht Quadranten durchgeführt und nach 24 Stunden abgelesen. Für Hauttyp I–III werden 0,02–0,09 J/cm^2 und für Hauttyp IV–V 0,05–0,12 J/cm^2 ausgetestet. Die Lichttestung erweist sich dann als entbehrlich, wenn die Anfangsdosis vorsichtig gewählt wird und eine pathologische Lichtempfindlichkeit durch eine sorgfältige Anamnese ausgeschlossen wurde. Notwendig ist aber eine ge-

Tabelle 5. Vor- und Nachteile der UVB-Therapie

Vorteile	Nachteile
Gegenüber PUVA	
■ möglich während Schwangerschaft und Stillzeit	■ ungeeignet für schwere Psoriasisformen (Erythrodermie, pustulöse Psoriasis und palmoplantare Formen)
■ auch für Kinder geeignet	
■ keine Medikamenteneinnahme notwendig	
■ ophthalmologische Abklärung nicht notwendig	■ weniger wirksam bei dicken Plaques
■ kürzere Bestrahlungszeiten	■ weniger wirksame Erhaltungstherapie
■ Leber- und Nierenerkrankungen stellen keine Kontraindikation dar	■ häufigere Sitzungen notwendig
■ geringeres Langzeitrisiko	
■ einfachere Durchführung	
Gegenüber Lokaltherapie	
■ vollständige Erscheinungsfreiheit möglich	■ zeitaufwändig
■ unabhängig von der Ausdehnung	■ mögliche gravierende Langzeitschäden
■ längere Remission möglich	

naue Kenntnis der verwendeten Geräte und entsprechende Erfahrung in der Durchführung der Bestrahlung. Bei Beginn mit einem standardisierten Schema lassen sich unnötige zeitliche Belastungen der Patienten und Therapeuten durch eine zusätzliche Lichttestung vermeiden.

Generell kann zwischen einer hoch dosierten und einer niedrig dosierten sowie einer Schmalspektrum-UVB-Therapie unterschieden werden. Bei der hoch dosierten Bestrahlung wird eine erythemogene Strahlendosis meist nach Applikation einer fettenden Grundlage (in der Regel Vaseline) verabreicht. Dabei wird bei 90% der Patienten eine über 95%ige Reduktion der Psoriasisherde nach 20–25 Sitzungen erreicht. Dieses Schema hat sich im Vergleich zum Goeckermann-Schema (Kombination mit Teer) als gleich wirksam erwiesen. Da die Durchführung jedoch viel einfacher und angenehmer ist, kann sie ambulant erfolgen und ist somit relativ kostengünstig. Das Erythem muss den Patienten jedoch als Teil der Therapie erklärt werden. Für Hauttyp I–II sind mindestens 3 Sitzungen und für Hauttyp III–IV 4–5 Sitzungen pro Woche vorzusehen.

Wegen der großen individuellen Unterschiede kann kein allgemein gültiges Therapieschema abgegeben werden. Von den zahlreichen Schemata, die publiziert wurden, gilt folgendes als eher sanft: Beginn mit 70% der MED, steigern für 15–20 Sitzungen um 17%, danach nur noch jeweils 10% steigern.

Ein eher aggressives Schema stellt die Bestrahlung mit anfänglich der MED für den ganzen Körper mit zusätzlich 10% für die Beine dar, gesteigert wird mit 50, 40, 30, 20 und anschließend 10–15% bis zur 20. Sitzung.

Die niedrig dosierte UVB-Therapie erreicht mit suberythemogener Bestrahlung bei etwa 3/4 der Patienten nach 20–30 Sitzungen Symptomfreiheit bei 3 Bestrahlungen wöchentlich. Vergleichsstudien gegenüber der hoch dosierten Bestrahlung fehlen, es kann als Erfahrungswert davon ausgegangen werden, dass bei milder Psoriasis ebenbürtige Resultate erreicht werden. Ein gebräuchliches Therapieschema stellt der Beginn mit 30% der MED, steigern mit 50, 40, 20, 19, 18, 17... 0% dar.

Als Empfehlung für eine SUP-Therapie in der Praxis kann bei den meisten Patienten mit folgendem Schema eine Remission erreicht werden:

- Hauttyp I–III: Beginn mit 0,03 J/cm^2, steigern um 0,03 J/cm^2 pro Sitzung.
- Hauttyp IV: Beginn mit 0,05 J/cm^2, steigern um 0,05 J/cm^2 pro Sitzung.

Es ist jedoch zu berücksichtigen, dass anfangs empfindliche Patienten unter Umständen höhere Enddosen tolerieren als zu Beginn unempfindliche, die erst verhältnismäßig spät auf die Bestrahlung reagieren. Die Bestrahlungen müssen auf die individuellen Reaktionen der Patienten abgestimmt werden. Vor jeder neuen Bestrahlung muss die Verträglichkeit der letzten erfragt bzw. überprüft werden. Tabelle 6 beinhaltet Richtlinien zur Bestimmung der neuen Dosis. Zur Überprüfung der Therapiewirkung gilt als Faustregel, dass nach 10 Sitzungen eine Ausdünnung der Plaque sichtbar sein sollte. Eine Abheilung wird in der Regel nach 25–30 Sitzungen erreicht. Die Wirksamkeit einer Erhaltungstherapie ist im Gegensatz zur PUVA-Therapie nicht schlüssig bewiesen, jedoch steigt das kanzerogene Risiko mit zunehmender kumulativer Dosis. In der Praxis kann zur Konsolidierung die Bestrahlung über kurze Zeit auf 2-mal wöchentlich und danach auf 1-mal wöchentlich ohne weitere Dosissteigerung vorgenommen werden. Nach Abschluss einer Bestrahlungsserie sind die kumulativen UV-Dosen und die Anzahl der Bestrahlungssitzungen festzuhalten.

■ **Nebenwirkungen.** Bei den kurzfristigen Nebenwirkungen ist vor allem das Erythem zu nennen, das nach 2–6 Stunden auftritt und das Maximum nach 12 Stunden erreicht. Im Gegensatz zum PUVA-Erythem, das sich nach 48–72

Tabelle 6. Festlegen der neuen UVB-Dosis

Ausprägung	Dosis
■ Kein Erythem (nach 24/48-Stunden)	Verordnung gemäß Schema
■ Asymptomatisches Erythem	Verordnung gemäß Schema
■ Symptomatisches Erythem (nicht mehr objektivierbar)	gleiche Dosis oder 10% Reduktion
■ Persistierendes symptomatisches Erythem	keine Bestrahlung
■ Festlegen der neuen UVB-Dosis nach Unterbrechung	
■ Unterbrechung von 1 Woche 2 Wochen 3 Wochen 4 Wochen	gleiche Dosis 25% Reduktion 50% Reduktion Neustart

Stunden entwickelt, verschwindet das UVB-Erythem normalerweise nach 24 Stunden. Prolongierte Erytheme können nach hohen Dosen vorkommen. Eine Therapie mit Prostaglandin-Synthesehemmern oder Corticosteroiden hat nur eine limitierte Wirkung, dennoch ist bei einer akzidentellen Überdosierung eine sofortige Applikation von hoch potenten lokalen Steroiden sowie die Gabe eines nichtsteroidalen Entzündungshemmers per os zu empfehlen. Juckreiz ist im Gegensatz zur PUVA-Therapie lediglich durch die Xerodermie bedingt und durch regelmäßige Rückfettung zu beheben. Zusätzlich kann es zu Eruptionen von Herpes-simplex-Manifestationen und selten Blasenbildungen als Zeichen einer hohen Phototoxizität kommen. Das kürzlich publizierte Auftreten von multiplen Keratoakanthomen nach UVB-Therapie muss als Einzelfallbeobachtung gewertet werden [8].

■ **Therapiekombinationen.** Die hervorragende Rolle der Phototherapie bei der Behandlung der Psoriasis beruht zusätzlich auf der Möglichkeit, Kombinationsmodalitäten anzuwenden. Dies wird generell dann empfohlen, wenn eine UVB-Monotherapie nicht ausreicht oder wenn sich die Nebenwirkungen beider Therapieformen reduzieren lassen. Goeckermann benutzte bereits 1925 Teer als Adjuvans. Dieses Schema, das mehrmals modifiziert wurde, wird aktuell praktisch nur noch in den USA angewendet. Teer scheint nur mit suberythemogener Bestrahlung synergistisch zu wirken. Durchgesetzt hat sich hingegen die von Ingram 1953 beschriebene Cignolin-UVB-Behandlung, die heute vorwiegend als Kurzzeittherapie Anwendung findet. Hierbei wird das Cignolin nur für wenige Minuten nach der Bestrahlung in steigender Konzentration auf die Haut appliziert, sodass die Verfärbung der Wäsche vermieden wird und die Therapie deutlich bessere Akzeptanz findet. Die Remission kann unter dieser Kombination länger dauern. Bei schwerer Psoriasis kann eine schnellere Abheilung mit zusätzlich Methotrexat (z. B. 15 mg wöchentlich während 3 Wochen, danach Kombination mit UVB bis zur Abheilung) erzielt werden. Eine Abheilung unter Reduktion der kumulativen Strahlendosis kann in Kombination mit Retinoiden (Re-SUP) erreicht werden (z. B. Acitretin 0,5 mg pro kg Körpergewicht während 2 Wochen, danach Kombination mit UVB bis zur Abheilung). Synergistisch scheint auch die lokale Anwendung von Vitamin-D-Derivaten zu wirken, wobei die Applikation nach

oder mindestens 2 Stunden vor der Bestrahlung erfolgen sollte [10]. Neben Vaseline und salicylhaltigen Externa können ebenfalls Clobetasol-17-propionat und Tretinoin speziell bei reichlicher Applikation vor der Bestrahlung die Wirkung beeinträchtigen [13]. Bei schwerer, therapierefraktärer Psoriasis kann zur Steigerung der Wirkung eine PUVA-UVB-Therapie versucht werden, die vor allem bei dunkleren Hauttypen eine erfolgreiche synergistische Wirkung zeigen kann. Keine zusätzliche Wirkung haben UVA-Strahlen oder lokale Corticosteroide in Kombination mit UVB. Eine gleichzeitige Therapie mit Ciclosporin ist wegen möglicher Verstärkung der Langzeitschäden zu vermeiden [28].

Erfolgreich wird die UVB-Therapie mit einer Fettung der Haut (z. B. mit Öl oder einer sehr dünnen Schicht von Vaseline) unmittelbar vor der Bestrahlung kombiniert. Weißliche Externa und ein dickes Auftragen von Salben sind infolge einer möglichen Reflexion und verminderter Penetration zu vermeiden.

■ **Schmalspektrum-UVB-Therapie (nb-UVB).** Als wesentlicher Fortschritt in der Therapie der generalisierten mittelschweren bis schweren Psoriasis ist 1988 die Einführung eines neuen Schmalspektrum-UVB-Strahlers anzusehen, der fast monochromatisches Licht um 311 nm emittiert. Dabei handelt es sich um die TL01-Röhre von Philips. Durch die selektive Bestrahlung wird ein besseres antipsoriatisches Spektrum bei gleichzeitig geringerer erythematogener Potenz erreicht. Dies erlaubt eine deutlich aggressivere Therapiesteuerung im wirksamen Wellenlängenbereich und somit eine bessere therapeutische Effizienz. Die bisher – teilweise an kleinen Patientenkollektiven – durchgeführten Studien konnten diese theoretischen Überlegungen bestätigen und zeigten im Vergleich zur konventionellen UVB-Therapie eine verbesserte antipsoriatische Wirkung mit längerer Remissionszeit bei reduzierten akuten Nebenwirkungen [14]. Eine signifikante Verbesserung der Lebensqualität durch nb-UVB konnte kürzlich für Psoriasispatienten dokumentiert werden [26]. Eine weitere Steigerung der Wirksamkeit lässt sich durch Therapiekombinationen mit Dithranol [7], Tazaroten [3] und den Vitamin-D-Derivaten [21] erreichen. Eine kontrollierte Studie von Brands et al. [6] konnte jedoch für Schmalspektrum-UVB im Gegensatz zur Breitspektrumtherapie keinen zusätzlichen Nutzen durch Kombination mit Calcipotriol dokumentieren.

Erste Untersuchungen mit Psoralen und UVB 311 nm berichten über gute Erfolge, was sicherlich auch im Hinblick auf Langzeitresultate und -nebenwirkungen weiter untersucht werden muss. Synergistisch wirkt auch speziell bei chronischen Plaques die Kombination mit einer Creme-PUVA, was jedoch bezüglich Langzeitnebenwirkungen vorsichtig beurteilt werden muss. Aufgrund des guten Ansprechens der Psoriasis wurden in den letzten Jahren weitere Indikationen geprüft, die ebenfalls viel versprechende Resultate aufwiesen, jedoch weiterer Studien bedürfen [4, 14]. Kürzliche Untersuchungen zeigten, dass eine alleinige Therapie mit UVB 311 nm ebenfalls gute Resultate bei der atopischen Dermatitis erbrachte [4, 35]. Neben der Besserung des Hautbefunds konnte eine signifikante Reduktion des Verbrauchs an topischen Corticosteroiden registriert werden. Aufgrund dieser Untersuchungen könnte künftig die nb-UVB-Phototherapie das phototherapeutische Verfahren der Wahl zur Langzeitbehandlung der atopischen Dermatitis darstellen. Einschränkend wurde die Verträglichkeit bei der atopischen Dermatitis als nicht ganz so gut wie bei der Psoriasis beurteilt. Neben der atopischen Dermatitis mit oder ohne zusätzlicher UVA-Phototherapie wurden bei folgenden Erkrankungen erfolgreiche Anwendungen von nb-UVB beschrieben: Photodermatosen, seborrhoische Dermatitis [33], Pruritus unterschiedlicher Genese [11], Pityriasis rosea und Pityriasis lichenoides, Parapsoriasis und Frühformen von Mycosis fungoides [5, 17]. Sehr gute therapeutische Ergebnisse konnten bei Patienten mit Graft-versus-Host-Erkrankungen 2. oder 3. Grades erzielt werden, die ungenügend auf Immunsuppressiva angesprochen hatten [15]. Aufgrund zahlreicher Publikationen mit gutem Ansprechen bei Vitiligo gilt nb-UVB als Therapie der Wahl [20, 29]. Die Repigmentierung scheint im Vergleich zu PUVA stabiler zu sein [29]. Der positive Effekt einer gleichzeitigen Behandlung mit Calcipotriol kann noch nicht abschließend beurteilt werden [16, 24], ein Nutzen bei gleichzeitiger Gabe von Psoralen konnte nicht nachgewiesen werden.

Praktische Durchführung. Ein allgemein gültiges Dosierungsschema existiert auch für diese Strahlungsquelle nicht. Die Wahl des Therapieprotokolls richtet sich nach dem Hauttyp des Patienten und der zu behandelnden Dermatose. Bei der Psoriasis kann nach Bestimmung der MED mit 70% begonnen und dann um 10% gesteigert werden. Da häufig eine Bestimmung der

Tabelle 7. Schmalspektrum-UVB – Dosierung bei Psoriasis ohne Bestimmung der MED (nach Picot et al.) [26]

Sitzung	Hauttyp	
	I und II (J/cm^2)	III und IV (J/cm^2)
1	0,200	0,200
2	0,280	0,280
3	0,400	0,400
4	0,550	0,550
5	0,650	0,800
6	0,800	1,1
7	0,950	1,4
8	1,1	1,8
9	1,25	1,8
10	1,5	1,8
11	1,5	1,8

MED nicht durchgeführt wird, kann als Richtlinie auch das Schema von Picot et al. verwendet werden [32] (Tabelle 7). Eine Vielzahl von Therapieprotokollen existiert für unterschiedliche Indikationen; als Faustregel gilt für die Praxis, dass im Vergleich zum Breitspektrum die Dosis für Schmalspektrum-UVB etwa 10-mal höher gewählt werden kann [18]. Meist genügt eine Therapie mit 3 Sitzungen pro Woche [9], wobei durchschnittlich 25–30 Sitzungen zur Abheilung notwendig sind. Bei einer Therapie mit 2 Sitzungen pro Woche ist die Schmalband-UVB-Therapie einer PUVA-Therapie unterlegen. Der Stellenwert einer Erhaltungstherapie ist im Gegensatz zur PUVA-Therapie nicht schlüssig zu beurteilen.

■ **Risiko der UVB-Therapie.** Obwohl UVB eine bedeutende Komponente bei der Hautkrebsentstehung darstellt, zeigten mehrere Langzeitstudien in den frühen achtziger Jahren keine erhöhte Inzidenz an Hauttumoren nach UVB-Therapie [34, 37]. Stern konnte 1990 ein 4,6fach erhöhtes Risiko für genitale Spindelzellkarzinome beim Mann nach hohen UVB-Dosen nachweisen [36]. Das Risiko besteht vor allem bei mehr als 300 UVB-Behandlungen und/oder lang dauernder Therapie mit Teer. Eine 1999 durchgeführte Metaanalyse konnte das Risiko für die Entstehung von nicht melanozytären Hauttumoren unter UVB-Therapie nicht schlüssig beurteilen, jedoch ist es kleiner als bei einer PUVA-Therapie [31].

Während das Erythem bei der UVB-311-nm-Therapie zu vernachlässigen ist, muss das kanzerogene Langzeitrisiko wie bei jeder UV-Therapie in Betracht gezogen werden. Eine tumorinduzierende Potenz von Schmalspektrum-UVB konnte im Tierexperiment gezeigt werden, jedoch ist unklar, ob Breit- oder Schmalspektrum-UVB-Strahler die größere kanzerogene Potenz aufweisen. Kurzzeitdaten zeigten bei Nachuntersuchungen eine leichte Erhöhung der Inzidenz von Basalzellkarzinomen [27]. Die Ursache der Erhöhung scheint heterogen bedingt zu sein, weshalb Langzeitdaten gefordert werden müssen.

Phototherapie bei Kindern

Bei ausgedehnten Hautkrankheiten wie z.B. einer Psoriasis, einem atopischen Ekzem, einer Vitiligo oder einer Pityriasis lichenoides acuta kann bei Kindern die Indikation zur Phototherapie gestellt werden, wenn andere Therapieverfahren keine Besserung herbeiführen konnten. Um die Langzeitrisiken möglichst gering zu halten, sollten nur kurze Therapiezyklen durchgeführt werden. Von prolongierten Erhaltungstherapien muss abgeraten werden. Das Risiko paradoxer Verschlechterung z.B. bei einer Psoriasis guttata unter UVB-Therapie scheint bei Kindern etwas größer zu sein. Der Sicherheit der Bestrahlung muss besondere Beachtung geschenkt werden. Immer überwacht das Personal oder ein Elternteil die Bestrahlung vor der nicht ganz geschlossenen Türe oder ist bei Kindern unter 4 Jahren in der Kabine anwesend. Ein genaues Monitoring des Bestrahlungsvorgangs und der Hautbefunde ist bei jeder Sitzung empfehlenswert [12].

Phototherapie bei HIV

HIV-infizierte Patienten leiden häufig an Lichttherapie-sensitiven Hautkrankheiten wie Psoriasis, Pruritus, eosinophiler Follikulitis und Ekzemen. Andererseits konnte tierexperimentell und in vitro eine Suppression der T-Zell-vermittelten Immunantwort und eine Induktion der Replikation und Aktivierung von HIV nachgewiesen werden. Klinische Untersuchungen an bisher wenigen Patienten konnten nach bis zu 42 Bestrahlungen keine signifikanten Laborveränderungen und keine Zunahme opportunistischer

Infektionen oder von Malignomen feststellen. Eine moderat dosierte UVB-Therapie scheint somit den Verlauf der Grundkrankheit nicht negativ zu beeinflussen. In Anbetracht der In-vitro-Untersuchungen muss allerdings die Indikation streng und individuell gestellt werden. Zusätzlich ist das Risiko einer u.U. erhöhten Phototoxizität bzw. -sensitivität zu beachten [1].

Indikationen für eine UVA-Therapie

Wirksamkeitsstudien für eine reine UVA-Bestrahlung sind selten und häufig schon älteren Datums. Berichte über eine erfolgreiche Therapie existieren beispielsweise für die Acne papulopustulosa, den urämischen Pruritus, Photodermatosen und die chronische Urtikaria. Als Hauptindikation ist die UVA-Therapie aber in Kombination mit UVB bei der atopischen Dermatitis anzusehen.

Die UVA-UVB-Therapie ist insbesondere in chronischen Stadien wirksamer als PUVA oder eine konventionelle UVB-Therapie allein und hat geringere Kurz- und Langzeitnebenwirkungen [25]. Es muss jedoch betont werden, dass nur eine teilweise Besserung erzielt werden kann und der Bestrahlung die Bedeutung einer adjuvanten Therapie zukommt. Sie wird zumeist in Kombination mit lokalen Corticosteroiden eingesetzt, die dann jedoch in geringeren Mengen benötigt werden. Bei der Durchführung der UVA-UVB-Therapie wird eine UVA-Anfangsdosis von 3 J/cm^2 und eine UVB-Anfangsdosis von 0,02 J/cm^2 empfohlen. Die Dosissteigerung erfolgt für beide Strahlenqualitäten um die jeweilige Anfangsdosis bis zur Maximaldosis von 6 J/cm^2 im UVA-Bereich und von 0,18 J/cm^2 im UVB-Bereich [22]. Die Kombination von nb-UVB mit UVA führte in einer neuen Studie bei Kindern zu einer Reduktion des SCORAD-Index von über 90% in knapp der Hälfte der Patienten [30]. Die hoch dosierte UVA1-Therapie, die unter anderem vor allem zur Therapie der akuten exazerbierten atopischen Dermatitis Verwendung findet, wird an anderer Stelle in diesem Buch besprochen. Eine von Patienten mit Psoriasis häufig selbstständig durchgeführte Bestrahlung mit UVA in Solarien führt nur zu einer geringfügigen Besserung [39]. Die möglichen Risiken einer UVA-Therapie sind in Tabelle 8 aufgelistet.

Tabelle 8. Risiko der UVA-Therapie (nach Hönigsmann)

- Photoaging
- Photoaugmentation
- Schädigung der zellulären DNA
- Photokarzinogenese
- Melanominduktion
- Immunsuppression

Literatur

1. Akaraphanth R, Lim HW (1999) HIV, UV and immunosuppression. Photodermatol Photoimmunol Photomed 15:28–31
2. Amatiello H, Martin CJ (2006) Ultraviolet phototherapy: review of options for cabin dosimetry and operation. Phys Med Biol 51:299–309
3. Behrens S, Grundmann-Kollmann M, Schiener R, Peter RU, Kerscher M (2000) Combination phototherapy of psoriasis with narrow-band UVB irradiation and topical tazarotene gel. J Am Acad Dermatol 42:493–495
4. Berneburg M, Rocken M, Benedix F (2005) Phototherapy with narrowband vs broadband UVB. Acta Derm Venereol 85:98–108
5. Boztepe G, Sahin S, Ayhan M, Erkin G, Kilemen F (2005) Narrowband ultraviolet B phototherapy to clear and maintain clearance in patients with mycosis fungoides. J Am Acad Dermatol 53:242–246
6. Brands S, Brakman M, Bos JD, de Rie MA (1999) No additional effect of calcipotriol ointment on low-dose narrow-band UVB phototherapy in psoriasis. J Am Acad Dermatol 41:991–995
7. Carrozza P, Häusermann P, Nestle FO, Burg G, Böni R (2000) Clinical efficacy of narrow-band UVB (311 nm) combined with dithranol in psoriasis. An open pilot study. Dermatology 200:35–39
8. Craddock KJ, Rao J, Lauzon GJ, Tron VA (2004) Multiple keratoacanthomas arising post-UVB therapy. J Cutan Med Surg 8:239–243
9. Dawe RS, Wainwright NJ, Cameron H, Ferguson J (1998) Narrow-band (TL-01) ultraviolet B phototherapy for chronic plaque psoriasis: three times or five times weekly treatment? Br J Dermatol 138:833–839
10. de Rie MA, Di Nuzzo S, Brands S, Hansen AB, Bos JD (2000) Calcipotriol ointment and cream or their vehicles applied immediately before irradiation inhibit ultraviolet B-induced erythema. Br J Dermatol 142:1160–1165
11. Degitz K, Messer G, Plewig G, Rocken M (1998) Schmalspektrum-UVB 311 nm versus Breitspektrum-UVB. Neue Entwicklungen in der Phototherapie. Hautarzt 49:795–806
12. Esterly NB (1996) Phototherapy for children. Pediatr Dermatol 13:415–426
13. Fetil E, Ilknur T, Altiner D, Ozkan S, Gunes AT (2005) Effects of calcipotriol cream and ointment, clobetasol cream and ointment and tretinoin cream on the erythemogenicity of UVB. J Dermatol 32:868–874
14. Gambichler T, Breuckmann F, Boms S, Altmeyer P, Kreuter A (2005) Narrowband UVB phototherapy in skin conditions beyond psoriasis. J Am Acad Dermatol 52:660–670
15. Grundmann-Kollmann M, Behrens S, Podda M, Peter RU, Kaufmann R, Kerscher M (1999) Phototherapy for atopic eczema with narrow-band UVB. J Am Acad Dermatol 40:995–997
16. Hartmann A, Lurz C, Hamm H, Brocker EB, Hofmann UB (2005) Narrow-band UVB311 nm vs. broad-band UVB therapy in combination with topical calcipotriol vs. placebo in vitiligo. Int J Dermatol 44:736–742
17. Herzinger T, Degitz K, Plewig G, Rocken M (2005) Treatment of small plaque parapsoriasis with narrow-band (311 nm) ultraviolet B: a retrospective study. Clin Exp Dermatol 30:379–381
18. Hölzle E, Hönigsmann H, Rocken M, Ghoreschi K, Lehmann P (2003) Empfehlungen zur Phototherapie und Photochemotherapie. J Dtsch Dermatol Ges 1:985–997
19. Hönigsmann H (1996) UVA and the skin. Eur J Derm 6:219–238
20. Kanwar AJ, Dogra S, Parsad D, Kumar B (2005) Narrow-band UVB for the treatment of vitiligo: an emerging effective and well-tolerated therapy. Int J Dermatol 44:57–60
21. Kerscher M, Volkenandt M, Plewig G, Lehmann P (1993) Combination phototherapy of psoriasis with calcipotriol and narrow-band UVB. Lancet 342:923
22. Krutmann J (1991) Dermatologische Phototherapie. Hautarzt 42:407–414
23. Krutmann J, Hönigsmann H, Elmets CA, Bergstresser PR (2001) Dermatological Phototherapy and Photodiagnostic Methods. Springer, Berlin
24. Kullavanijaya P, Lim HW (2004) Topical calcipotriene and narrowband ultraviolet B in the treatment of vitiligo. Photodermatol Photoimmunol Photomed 20:248–251
25. Larkö O (1996) Phototherapy of eczema. Photodermatol Photoimmunol Photomed 12:91–94
26. Lim C, Brown P (2006) Quality of life in psoriasis improves after standardized administration of narrowband UVB phototherapy. Australas J Dermatol 47:37–40
27. Man I, Crombie IK, Dawe RS, Ibbotson SH, Ferguson J (2005) The photocarcinogenic risk of narrowband UVB (TL-01) phototherapy: early follow-up data. Br J Dermatol 152:755–757
28. Menter MA, See JA, Amend WJ, Ellis CN, Krueger GG, Lebwohl M, Morison WL, Prystowsky JH

(1996) Proceedings of the Psoriasis Combination and Rotation Therapy Conference. Deer Valley, Utah, Oct. 7–9, 1994. J Am Acad Dermatol 34: 315–321

29. Parsad D, Kanwar AJ, Kumar B (2006) Psoralen-ultraviolet A vs. narrow-band ultraviolet B phototherapy for the treatment of vitiligo. J Eur Acad Dermatol Venereol 20:175–177

30. Pasic A, Ceovic R, Lipozencic J, Husar K, Susic SM, Skerlev M, Hrsan D (2003) Phototherapy in pediatric patients. Pediatr Dermatol 20:71–77

31. Pasker-de Jong PC, Wielink G, van der Valk PG, van der Wilt GJ (1999) Treatment with UV-B for psoriasis and nonmelanoma skin cancer: a systematic review of the literature. Arch Dermatol 135:834–840

32. Picot E, Picot-Debeze MC, Meunier L, Peyron JL, Meynadier J (1992) La photothérapie UVB à spectre étroit (lampes Philips TL01) dans le psoriasis. Ann Dermatol Venereol 119:639–642

33. Pirkhammer D, Seeber A, Hönigsmann H, Tanew A (2000) Narrow-band ultraviolet B (ATL-01) phototherapy is an effective and safe treatment option for patients with severe seborrhoeic dermatitis. Br J Dermatol 143:964–968

34. Pittelkow MR, Perry HO, Muller SA, Maughan WZ, O'Brien PC (1981) Skin cancer in patients with psoriasis treated with coal tar. A 25-year follow-up study. Arch Dermatol 117:465–468

35. Reynolds NJ, Franklin V, Gray JC, Diffey BL, Farr PM (2001) Narrow-band ultraviolet B and broad-band ultraviolet A phototherapy in adult atopic eczema: a randomised controlled trial. Lancet 357:2012–2016

36. Stern RS (1990) Genital tumors among men with psoriasis exposed to psoralens and ultraviolet A radiation (PUVA) and ultraviolet B radiation. The Photochemotherapy Follow-up Study. N Engl J Med 322:1093–1097

37. Stern RS, Zierler S, Parrish JA (1980) Skin carcinoma in patients with psoriasis treated with topical tar and artificial ultraviolet radiation. Lancet 1:732–735

38. Taylor DK, Anstey AV, Coleman AJ, Diffey BL, Farr PM, Ferguson J, Ibbotson S, Langmack K, Lloyd JJ, McCann P, Martin CJ, Menage HP, Moseley H, Murphy G, Pye SD, Rhodes LE, Rogers S (2002) Guidelines for dosimetry and calibration in ultraviolet radiation therapy: a report of a British Photodermatology Group workshop. Br J Dermatol 146:755–763

39. Turner RJ, Walshaw D, Diffey BL, Farr PM (2000) A controlled study of ultraviolet A sunbed treatment of psoriasis. Br J Dermatol 143:957–963

Phototherapie

KAPITEL 3

UVA1-Phototherapie

G. HOFBAUER, R. DUMMER

Einleitung

Ein erster Bericht beschrieb 1981 die Entwicklung einer Lampe mit einer Strahlung hauptsächlich im Ultraviolett-A-Bereich von 340 bis 400 nm [20]. Der erfolgreiche Einsatz zur Photopatchtestung und Photoprovokation wie auch wenig hilfreiche erste therapeutische Versuche bei Vitiligo und entzündlicher Akne wurden beschrieben. Im Jahr 1990 erschienen eine Pilotstudie mit Hochdosisbehandlung [13, 14] und eine unkontrollierte Studie mit Niedrigdosisbehandlung [4], die Behandlungspotenzial bei atopischer Dermatitis aufzeigten.

Der fehlende erythematogene UVB- und kurzweilige UVA-Bereich erlauben bei der Behandlung mit UVA1 Dosierungen in mehrfacher Höhe der konventionellen UVA-UVB-Therapie. Verschiedene Lichtquellen stehen zur Verfügung: Fluoreszenzlampen mit niedriger ($10–30$ J/cm^2) bis mittlerer Fluenz ($40–70$ J/cm^2) und Metallhalogenstrahler mit hoher Fluenz (bis 130 J/cm^2), die aufwändige Kühlsysteme zur Ganzkörperbehandlung benötigen.

Einige Beobachtungen zur Wirkung von UVA1 sind bekannt, ohne den Wirkungsmechanismus abschließend zu klären. Die Apoptose von T-Zellen spielt wohl eine Rolle bei atopischen Ekzemen und Mycosis fungoides [4]. Die Zahl von Langerhans-Zellen und Mastzellen in der Dermis bei atopischer Dermatitis wird durch UVA1 reduziert [4], was bei atopischer Dermatitis und Mastozytose nützlich sein kann. Breitband-UVA, jedoch nicht Breitband-UVB erhöhte die Kollagenaseproduktion durch kultivierte Fibroblasten [21], während erhöhte Kollagenaseexpression bei bestrahlten Morpheaplaques begleitend zur Verbesserung durch UVA1-Behandlung nachgewiesen werden konnte [28]. Diese Effekte tragen möglicherweise zum Nutzen von UVA1 bei sklerosierenden Erkrankungen bei. Durch Bräunung und andere Mechanismen wird die natürliche Photoprotektion erhöht [4], was die Lichthärtung bei polymorpher Lichtdermatose fördern kann.

Die Behandlung mit UVA1 wurde in kontrollierten Studien beschrieben für atopische Dermatitis, systemischen Lupus erythematodes, zirkumskripte Sklerodermie und polymorphe Lichtdermatose. Offene Studien, Fallserien und Fallberichte liegen für kutanes T-Zell-Lymphom, follikuläre Muzinose, lymphomatoide Papulose, Pityriasis lichenoides, Psoriasis, Pityriasis rubra pilaris, Akne, Alopecia areata, Cheiropompholyx, kutane Mastozytose, hypereosinophiles Syndrom, systemische Sklerose, akute und chronische sklerodermiforme Graft-versus-Host-Krankheit, medikamentös induzierte Sklerodermie, Scleroedema adultorum Buschke, extragenitalen Lichen sclerosus, Granuloma anulare, Sarkoidose, POEMS-Syndrom, Keloide und Vitiligo vor (Tabelle 9). Auch wenn inzwischen viele Beispiele guter Therapieerfolge dokumentiert wurden, sind doch die Langzeitwirkungen von UVA1-Behandlung nicht bekannt. Die möglichen Spätfolgen insbesondere der kutanen Karzinogenese sollten daher bei der Indikationsstellung entsprechend berücksichtigt werden.

Kontrollierte klinische Studien

■ Atopische Dermatitis

Eine kleinere kontrollierte Studie verglich UVA1-Hochdosisbehandlung mit Breitband-UVA- und UVB-Phototherapie, dosiert nach der minimalen Erythemdosis [13]. Die stärkere Abnahme des klinischen Schweregrads unter UVA1 wurde begleitet durch eine Konzentrationsabnahme von eosinophilem kationischen Protein. Eine weitere frühe kontrollierte Studie verglich UVA1 bei atopischer Dermatitis mit UVAB. Hier war UVAB wirksamer als Niedrigdosis-

Tabelle 9. Übersicht über mögliche Indikationen der UVA1-Phototherapie

Indikation	Krankheitsbild	Studien
Gesichert	atopische Dermatitis systemischer Lupus erythematodes zirkumskripte Sklerodermie polymorphe Lichtdermatose	kontrollierte Studien
Möglich	kutanes T-Zell-Lymphom lymphomatoide Papulose kutane Mastozytose hypereosinophiles Syndrom Cheiropompholyx akute und chronische Graft-versus-Host-Erkrankung Psoriasis Pityriasis lichenoides Granuloma anulare systemische Sklerose extragenitaler Lichen sclerosus et atrophicans	offene Studien
Experimentell	follikuläre Muzinose Pityriasis rubra pilaris Scleroedema adultorum Keloid kutane Sarkoidose	Fallberichte

UVA1 [8]. Eine multizentrische randomisierte kontrollierte Studie zeigte später eine bessere Wirkung von UVA1-Monotherapie für akute Exazerbationen atopischer Dermatitis im Vergleich zu UVAB und einem mittelpotenten topischen Steroid [15]. Mitteldosis-UVA1 wirkt ebenfalls und ist UVAB bei schwerer atopischer Dermatitis [10] und Niedrigdosis-UVA1 überlegen [11], wobei jedoch offene Studien eine kurze Remissionsdauer nahe legen [11]. Eine randomisierte Studie verglich Hochdosis-, Mitteldosis- und Niedrigdosis-UVA1 täglich mit signifikantem Nutzen für die Hochdosis- und Mitteldosisbehandlung [5], jedoch nicht die einzelnen Behandlungsarme. Eine weitere kontrollierte Studie fand bei der Hochdosisbehandlung (5 Tage während 3 Wochen) gegenüber Mitteldosis-UVA1 keinen Wirkungsunterschied [31]. Beide Behandlungen wurden im Halbseitenversuch angewendet. Um eine systemische Wirkung auszuschließen, wurde bei neun Patienten ein kleines Hautareal abgedeckt und zeigte keine Besserung. Diese Beobachtung legt nahe, dass UVA1 bei atopischer Dermatitis durch lokale, nicht systemische Effekte wirkt. Zusammengefasst ist Hochdosis-UVA1- der UVAB-Be-

handlung zumindest für schwere Exazerbationen atopischer Dermatitis überlegen. UVA1-Mitteldosis- und Hochdosisbehandlung übertreffen die UVA1-Niedrigdosisbehandlung als Monotherapie. Hochdosis-UVA1 wird am ehesten für akute, schwere atopische Dermatitis empfohlen, während Schmalband-UVB die Behandlung der Wahl für langfristige Besserung bei weniger schwer ausgeprägter, chronischer atopischer Dermatitis darstellt [4].

Systemischer Lupus erythematodes

Die auslösenden Wellenlängen dieser photosensitiven Erkrankung werden im Bereich von UVB (290–315 nm) und UVA2 (315–340 nm), nicht jedoch im Bereich von UVA1 vermutet [4]. Breitband-UVA kann im Tiermodell Anti-dsDNA-Spiegel reduzieren und das Überleben verlängern [16]. Eine offene Studie von Niedrigdosis-UVA1 bei 10 Patienten mit stabilem systemischem Lupus erythematodes zeigte eine verminderte Krankheitsaktivität, während Autoantikörper generell sowie vereinzelt Hautveränderungen und Lichtempfindlichkeit abnahmen [17]. Seither zeigten zwei randomisierte patienten- und beobachterverblindete kontrollierte Crossoverstudien bei systemischem Lupus erythematodes einerseits einen wahrscheinlichen Nutzen [18], andererseits eine grenzwertig signifikante Wirksamkeit für UVA1 gegenüber sichtbarem Licht [24]. In einer offenen Studie wurden 9 Patienten für insgesamt 9 Wochen 5-mal wöchentlich 3 Wochen, 3-mal wöchentlich 3 Wochen und 2-mal wöchentlich 3 Wochen mit 60 J/cm^2 UVA1 behandelt [30]. Es zeigte sich ein Abfall des Krankheitsaktivitätsindex SLEDAI ($7,2\pm5,6$ auf $0,9\pm1,8$), begleitet von einer Abnahme von IFN-γ-produzierenden Helfer-T-Zellen und zytotoxischen T-Zellen. Berichte über den Einsatz von UVA1 bei diskoidem oder subakut kutanem Lupus erythematodes liegen nicht vor, doch könnte hier in Analogie zum systemischen Lupus erythematodes ein Heilversuch Erfolg versprechen.

■ Zirkumskripte Sklerodermie

Hochdosis-UVA1 zeigte Wirksamkeit bei 30 Behandlungen 4-mal wöchentlich mit Reduktion auf 2-mal wöchentlich [28]. Hier erbrachte die Hochdosisbehandlung eine bessere klinische

Wirkung und Abnahme der Hautdicke – gemessen mit Ultraschall – gegenüber der Niedrigdosisbehandlung. Die Wirksamkeit war auf behandelte Haut beschränkt, während abgedeckte Areale keine Besserung zeigten. Einige Fallserien, Einzelfallberichte und eine unkontrollierte Studie mit Niedrigdosis-UVA1 und begleitender Calcipotriol-Anwendung unterstützen die Wirksamkeit von Niedrigdosisbehandlung mit UVA1. Vergleiche von UVA1 mit PUVA oder Breitband-UVA liegen noch nicht vor.

■ Polymorphe Lichtdermatose

Obwohl UVA1 erfolgreich zur Photoprovokation der polymorphen Lichtdermatose verwendet wird [4], hilft UVA1 doch bei der Lichthärtung dieser Erkrankung. Eine kleine kontrollierte Studie zeigte keinen Unterschied in der Wirksamkeit zwischen UVA1 und Breitband-UVAB [25]. Jedoch lässt sich nicht bestimmen, ob UVA1 besser abschneidet als herkömmliche Lichthärtungen. Vergleiche mit PUVA, die Breitband-UVB überlegen ist, oder mit Schmalband-UVB [6], welches PUVA ebenbürtig ist, liegen nicht vor.

Offene Studien und Fallberichte

■ Kutanes T-Zell-Lymphom

Ein 68-jähriger Patient mit fortgeschrittenem kutanem T-Zell-Lymphom nach vorheriger PUVA-Behandlung und Progression unter extrakorporaler Photopherese wurde 5-mal wöchentlich während 3 Wochen mit Mitteldosis-UVA1 behandelt [9]. Bei Behandlungsende war sein Hautzustand beinahe normalisiert, und es fand sich keine weitere Progression der systemischen Erkrankung (Lymphadenopathie, Lymphozytenzahl). Zwei Patienten unter UVA1-Hochdosisbehandlung und ein Patient mit UVA1-Mitteldosisbehandlung zeigten nach 20 bzw. 15 Sitzungen eine vollständige Abheilung ihrer Patches und Plaques, die bei zwei Patienten mehr als 10% der Hautoberfläche umfassten [23]. Eine größere Fallserie von vier Patienten im Tumorstadium, einem erythrodermatischen Patienten und acht Patienten mit ausgedehntem Plaquestadium zeigte ansprechende Resultate. Elf von 13 Patienten zeigten vollständige Abheilung (klinisch und histologisch) behandelter Lä-

sionen. Bei sieben Patienten dauerte die Remission mindestens 5 Monate. Obwohl diese Studie ohne Kontrollpatienten geführt wurde, deutete das fehlende Ansprechen von abgedeckten, unbehandelten Flächen auf eine tatsächliche Wirkung von UVA1 hin, die demzufolge als lokal und nicht als systemisch zu verstehen ist. Eine kleine Vergleichsstudie von UVA1 gegenüber PUVA ohne signifikanten Behandlungsunterschied liegt als Abstract vor [4].

■ Lymphomatoide Papulose

Eine Fallserie erfasste sieben Patienten (fünf mit Typ A, zwei mit Typ B) unter Behandlung mit Mitteldosis-UVA1 60 J/cm^2 5-mal wöchentlich bis zur vollständigen Abheilung oder 50%igen Reduktion des Hautbefalls [3]. Bei einer durchschnittlichen kumulativen Dosis von 1072 J/cm^2 hatten fünf Patienten eine komplette Remission. Unbelichtete Areale in den Intertrigines zeigten keine Besserung, was für einen lokalen und gegen einen systemischen Effekt spricht. Bei drei Patienten entwickelten sich nach 1 Monat, 14 und 20 Monaten Rezidive, die erfolgreich auf einen zweiten Behandlungszyklus ansprachen.

■ Folliküläre Muzinose

Eine junge Frau mit idiopathischer follikulärer Muzinose in Form juckender, follikulärer Papeln an Stamm und Extremitäten wurde mit Mitteldosis-UVA1 5-mal wöchentlich über 3 Wochen behandelt. Ihre Erkrankung war während 7 Monaten progredient und hatte nicht auf vorhergehende potente topische Steroide oder kombinierte UVAB-Behandlung angesprochen. Nach 3 Wochen UVA1 zeigte sich vollständige Abheilung, die mindestens 3 Monate anhielt [4].

■ Kutane Mastozytose

Hochdosis-UVA1 wurde 5-mal wöchentlich während 2 Wochen bei vier Patienten mit Urticaria pigmentosa angewandt [27]. Der Juckreiz besserte sich bei allen Patienten nach drei Behandlungen. Zwei Patienten mit Diarrhö und Migräne wurden nach 10 Behandlungen beschwerdefrei. Bei einem Patienten mit Knochenmarkinfiltration wurde ebenfalls eine Verbesserung dieses Befunds beschrieben. Alle Patienten wurden mindestens 10 Monate nachkontrolliert und zeigten in dieser Zeit kein Rezidiv. Diese vorläufigen Befunde wurden unterstützt durch eine offene Studie bei 20 Patienten aus demselben Zentrum [29].

■ Hypereosinophiles Syndrom

Drei Patienten mit ausgedehnter Hautbeteiligung und therapierefraktärem Verlauf, die nur auf hoch dosierte systemische Steroide ansprachen, wurden mit Mitteldosis-UVA1 15-mal während 3 Wochen behandelt [4]. Periphere Eosinophilie und Eosinophilenzahlen in Hautbiopsien nahmen ab, es trat eine Besserung bei Haut – und extrakutanen Symptomen ein.

■ Cheiropompholyx

Der Wirkungsnachweis von UVA1 bei der Behandlung der atopischen Dermatitis führte zu einer Pilotstudie mit 15 Behandlungen mit Mitteldosis-UVA1 über 3 Wochen bei Pompholyx im Rahmen einer Atopie oder als Manifestation einer allergischen Kontaktdermatitis [4]. Diese offene Studie ermutigt zum Einsatz von UVA1 als wirksamer Behandlung für diese Hautveränderung.

■ Akute und chronische Graft-versus-Host-Erkrankung

Ein Patient mit sklerodermiformer kutaner GVHD nach allogener Knochenmarktransplantation wurde mit einer Kombination von UVA1 in niedriger Dosis 4-mal wöchentlich für 6 Wochen und Mycophenolat-Mofetil 2 g täglich behandelt [4]. Bei zuvor therapierefraktärem Zustand auf Prednison in Kombination mit Ciclosporin oder mit Mycophenolat-Mofetil trat nun eine deutliche Besserung ein. Daran anschließend behandelte eine andere Gruppe sechs Patienten mit sklerodermiformer GVHD, die schlechter als lichenoide kutane GVHD auf PUVA anzusprechen scheint. Diese Patienten hatten ebenfalls nicht auf systemische Immunsuppression reagiert. Fünf erhielten Mitteldosis-UVA1, anfangs 5-mal wöchentlich, nach 2 Monaten 3-mal wöchentlich. Die systemische Immunsuppression wurde fortgeführt. Der sechste Patient wurde zusätzlich mit extrakorporaler Photopherese behandelt und erhielt niedrigere Dosen UVA1 (20 J/cm^2). Bei allen Patienten trat eine bemerkenswerte Besserung mit Abnahme der sklerotischen Verhärtung, verbesserter Gelenkbeweglichkeit und Abheilung von Erosionen ein [4]. Eine weitere Fallserie beschrieb UVA1-Behandlung von 10 Patienten mit chronischer kutaner Graft-versus-Host-Erkrankung nach Stammzelltransplantation mit sieben Fällen lichenoider und drei Fällen sklerodermiformer Ausprägung [32]. Komplettes Ansprechen auf UVA1 wurde bei sechs Patienten, partielles Ansprechen bei drei Patienten beobachtet. Nach 14 Monaten durchschnittlicher Nachbetreuung hatten zwei Patienten mit lichenoider Ausprägung ein Rezidiv, das auf einen erneuten Behandlungszyklus ansprach. Zusätzlich wurden sieben Patienten mit UVA1 bei akuter kutaner Graft-versus-Host-Erkrankung Grad II und III in einem Pilotversuch erstbehandelt [32]. Fünf Patienten zeigten vollständiges Ansprechen ohne Rezidiv nach durchschnittlicher Nachbeobachtung von 9 Monaten. Zwei Patienten sprachen nicht auf UVA1-Behandlung an und mussten mit systemischen Steroiden behandelt werden. Zwei Kinder mit sowohl lichenoider wie auch sklerodermiformer chronischer Graft-versus-Host-Erkrankung sprachen gut an auf Niedrigdosis- und Mitteldosis-UVA1 [33].

■ Systemische Sklerose

Acht Patienten mit systemischer Sklerose bei akraler Beteiligung wurden im Bereich der Hände mit 50 Sitzungen Niedrigdosis-UVA1 therapiert [4]. Bei sieben von acht Patienten zeigte sich eine deutliche Besserung mit Erweichung der beteiligten Haut und verbesserter Fingerbeweglichkeit. Zusätzlich erhielten von derselben Gruppe weitere 12 Patienten Niedrigdosis-UVA1 [12]. Hier zeigte sich ebenfalls eine deutliche Abnahme des Aktivitätsindex, eine Zunahme der Dehnbarkeit der Haut und eine Abnahme der Hautdicke. Begleitend wurde histologisch eine Erhöhung von dermaler Kollagenaseexpression beobachtet. Eine weitere Fallserie beschrieb Mitteldosis-UVA1 5-mal wöchentlich an Händen und Unterarmen, jedoch mit weniger Sitzungen [19]. Passive Gelenkbeweglichkeit, Haut und Hautelastizität besserten sich allesamt während der Behandlungsperiode.

■ Extragenitaler Lichen sclerosus

Dieselbe Arbeitsgruppe berichtete über zwei Fälle von fast vollständiger Abheilung sklerotischer Hautveränderungen bei zuvor therapierefraktärem extragenitalem Lichen sclerosus sowie eine Fallserie von 10 Patienten mit Niedrigdosis-UVA1 4-mal wöchentlich während 10 Wochen [4]. Hier erweichte sich extragenitale Haut und repigmentierte, während Ultraschallmessungen eine Abnahme der dermalen Dicke auf normale Werte, begleitet von einer Zunahme der dermalen Dichte zeigten. Ebenso verbesserte sich das histologische Bild auf normale oder fast normale Befunde.

■ Scleroedema adultorum

Ein Patient mit Scleroedema adultorum wurde mit UVA1-Mitteldosis in 35 Sitzungen zu 50 J/cm^2 behandelt [7]. Nach einer kumulativen Dosis von 1750 J/cm^2 zeigte sich eine verringerte Hautdicke, ein Weicherwerden der Haut und eine verbesserte Gelenkbeweglichkeit zusammen mit einer signifikanten Reduktion der Hautdicke und -dichte in der Ultraschallbestimmung.

■ Keloide

Ein 37-jähriger Patient mit einem Keloid des Sternums, stabil und therapierefraktär auf intraläsionale Steroidapplikation während 17 Jahren, wurde mit Hochdosis-UVA1 4-mal wöchentlich während 6 Wochen behandelt [4]. Es zeigte sich eine Erweichung und Abflachung des direkt belichteten Keloids mit einer geringer ausgeprägten Besserung eines während der Behandlung abgedeckten Drittels. Diese klinische Verbesserung wurde durch das Wiederauftreten von histologisch unauffälligen elastischen und Kollagenfasern im Vergleich zum Ausgangsbefund begleitet. Ergebnisse einer Fallserie von drei Patienten in einem anderen Zentrum waren weniger ermutigend: Zwei Patienten bemerkten ein subjektives Weicherwerden ihres Keloids, jedoch ohne sichtbare Größenänderung. Ebenfalls zeigte sich keine Dickenänderung in der Ultraschallmessung [4].

■ Psoriasis

Eine nicht randomisierte Studie beschrieb Mitteldosis-UVA1 5-mal wöchentlich während 3 Wochen gegenüber Breitband-UVB bei drei Patienten im Halbseitenvergleich. Die Psoriasis besserte sich bei allen Patienten beidseits [4]. In einer Übersichtsarbeit findet sich eine unveröffentlichte Fallserie dreier Patienten mit Psoriasis und HIV-Infektion, die auf Hochdosis-UVA1 ansprachen [4].

■ Pityriasis lichenoides

Mitteldosis-UVA1-Behandlung wurde 5-mal wöchentlich bis zur vollständigen Abheilung oder bis zur Stagnation während fünf Behandlungen nach anfänglicher Besserung bei drei Patienten mit Pityriasis lichenoides et varioliformis acuta und fünf Patienten mit Pityriasis lichenoides chronica durchgeführt [22]. Nach 10–30 Behandlungen wurde eine vollständige Abheilung bei den drei PLEVA-Patienten und bei drei der fünf Patienten mit Pityriasis lichenoides chronica erreicht. Bei je zwei Patienten waren physiologisch nicht lichtexponierte Areale mitbetroffen und zeigten keine Besserung während der Behandlung im Gegensatz zur lichtexponierten Haut.

■ Pityriasis rubra pilaris

Eine Patientin mit Pityriasis rubra pilaris, therapierefraktär auf topische und systemische Steroide, wurde mit Mitteldosis-UVA1 5-mal wöchentlich in 15 Sitzungen zusammen mit 25 mg Acitretin täglich behandelt [4]. Ihr Hautzustand verbesserte sich rasch nach Beginn dieser Kombinationsbehandlung.

■ Vitiligo

Die anfangs erwähnte Publikation aus dem Jahr 1981 berichtete über die Behandlung von acht Patienten mit Vitiligo mit Niedrigdosis- bis Mitteldosis-UVA1 3- bis 4-mal wöchentlich [20]. Nur ein Patient zeigte Pigmentation am behandelten, nicht jedoch am unbehandelten Arm. Allerdings wurde durch zusätzliche Pigmentierung der normalen Haut der Kontrast zwischen Vitiligoarealen und normaler Haut verstärkt, sodass UVA1 für diese Indikation derzeit wenig geeignet erscheint.

■ Akne

Acht Patienten wurden in einer offenen Pilotstudie mit Niedrigdosis- bis Mitteldosis-UVA1 3- bis 4-mal wöchentlich in vier bis 33 Sitzungen behandelt [20]. Die durch die Behandlung erzeugte Pigmentation half entzündliche Läsionen abzudecken, während sechs Patienten unverändert, ein Patient gebessert und ein Patient verschlechtert waren.

Granuloma anulare

Vier Patienten mit disseminiertem Granuloma anulare zeigten in zwei Fällen eine partielle, in einem Fall vollständige und im vierten Fall eine fast vollständige Abheilung nach 15 Anwendungen von Hochdosis-UVA1 [4]. Im Vorfeld war das disseminierte Granuloma anulare dieser Patienten während Monaten therapierefraktär auf topische Steroide bei drei Patienten, orale Steroide bei zwei Patienten und PUVA bei einem Patienten gewesen. Eine offene 2-Center-Studie umfasste 20 Patienten mit disseminiertem Granuloma anulare bei einer durchschnittlichen Krankheitsdauer von 42 Monaten [26]. 16 Patienten wurden mit einem UVA1-Hochdosisregime (110 J/cm^2) und vier Patienten mit einem Mitteldosisregime (50 J/cm^2) behandelt. Fünf Patienten jeder Gruppe stellten am Ende der Behandlung eine deutliche Verbesserung oder fast vollständige Abheilung fest. Weitere fünf Patienten sprachen mäßig an, drei Patienten zeigten nur geringe Wirkung. Zwei Patienten wurden als Therapieversager eingestuft. Von den 10 Patienten mit gutem oder sehr gutem Ergebnis erlitten sieben Patienten ein Rezidiv nach 3 Monaten. Zusammenfassend fand sich ein Ansprechen bei der Hälfte der Patienten mit einer raschen Rezidivneigung.

Sarkoidose

Eine seit 30 Jahren bestehende frontale Sarkoidoseplaque bei einer 63-jährigen Patientin zeigte eine deutliche Verbesserung nach einer hohen kumulativen Dosis UVA1 [4]. Eine 82-jährige Patientin mit seit 2 Jahren bestehender disseminierter kutaner Sarkoidose an 70% der Haut, die nicht auf topische Steroide oder Tacrolimus ansprach, wurde in insgesamt 50 Sitzungen mit UVA1-Mitteldosis und einer totalen Dosis von 2640 J/cm^2 behandelt [4]. Dabei kam es zu einer fast vollständigen Abheilung und einem Abfall des Angiotensin-Konversionsenzyms im Serum für mindestens 5 Monate.

Anwendung und Sicherheit

Nebenwirkungen bestehen aus Erythem, Bräunung, polymorpher Lichtdermatose, Juckreiz und Herpes-simplex-Reaktivation. Vor Therapiebeginn bestimmen wir an unserem Zentrum die UVA- und UVB-Lichtschwellen. Bei normaler Lichtschwelle beginnen wir mit 20 J/cm^2, bei einer erniedrigten Lichtschwelle mit 5 J/cm^2 UVA1. Bei 3-mal wöchentlicher Behandlung steigern wir unter Berücksichtigung einer Erythembildung in Schritten von 5 J/cm^2 von Sitzung zu Sitzung. Meist führen wir eine Mitteldosisbehandlung mit 50 J/cm^2 pro Sitzung durch. Vorsicht ist geboten bei gleichzeitiger Einnahme photosensibilisierender Medikamente.

Lichtalterung und Hautkrebsentstehung sind in Analogie zu anderen Lichtbehandlungen erwartete langfristige Nebenwirkungen, bisher jedoch noch wenig dokumentiert. Experimentell wurde nicht nur für UVB, sondern inzwischen auch für UVA1 ein Schaden an der DNA von Fibroblasten mit Bildung von Zyklobutanpyrimidindimeren und oxidativem Schaden z. B. am Tumorsuppressor-Gen p53 beschrieben [2]. Ein Melanom wurde nach 18 Monaten intensiver Behandlung mit UVA1 und PUVA für Urticaria pigmentosa diagnostiziert, was jedoch keinen Rückschluss auf die Kausalität zulässt [4]. An unserem Zentrum beachten wir daher eine kumulative Jahresdosis von 1500 J/cm^2 UVA1, um Nutzen und Risiko dieser Behandlungsform Rechnung zu tragen.

Literatur

1. Abeck D, Schmidt T, Fesq H et al (2000) Long-term efficacy of medium-dose UVA1 phototherapy in atopic dermatitis. J Am Acad Dermatol 42:254–257
2. Besaratinia A, Synold TW, Chen HH et al (2005) DNA lesions induced by UV A1 and B radiation in human cells: comparative analyses in the overall genome and in the p53 tumor suppressor gene. Proc Natl Acad Sci USA 102:10058–10063
3. Calzavara-Pinton P, Venturini M, Sala R (2005) Medium-dose UVA1 therapy of lymphomatoid papulosis. J Am Acad Dermatol 52: 530–532
4. Dawe RS (2003) Ultraviolet A1 phototherapy. Br J Dermatol 148:626–637
5. Dittmar HC, Pflieger D, Schöpf E et al (2001) UVA1-Phototherapie. Pilotstudie zur Dosisfindung bei der akut exazerbierten atopischen Dermatitis. Hautarzt 52:423–427

6. Dummer R, Ivanova K, Scheidegger EP et al (2003) Clinical and therapeutic aspects of polymorphous light eruption. Dermatology 207:93–95

7. Eberlein-König B, Vogel M, Katzer K et al (2005) Successful UVA1 phototherapy in a patient with scleroedema adultorum. J Eur Acad Dermatol Venereol 19:203–204

8. Jekler J, Larko O (1991) Phototherapy for atopic dermatitis with ultraviolet A (UVA), low-dose UVB and combined UVA and UVB: two paired-comparison studies. Photodermatol Photoimmunol Photomed 8:151–156

9. Kobyletzki von G, Dirschka T, Freitag M et al (1999) Ultraviolet-A1 phototherapy improves the status of the skin in cutaneous T-cell lymphoma. Br J Dermatol 140:768–769

10. von Kobyletzki G, Pieck C, Hoffmann K et al (1999) Medium-dose UVA1 cold-light phototherapy in the treatment of severe atopic dermatitis. J Am Acad Dermatol 41:931–937

11. Kowalzick L, Kleinheinz A, Weichenthal M et al (1995) Low dose versus medium dose UV-A1 treatment in severe atopic eczema. Acta Derm Venereol 75:43–45

12. Kreuter A, Breuckmann F, Uhle A et al (2004) Low-dose UVA1 phototherapy in systemic sclerosis: effects on acrosclerosis. J Am Acad Dermatol 50:740–747

13. Krutmann J, Czech W, Diepgen T et al (1992) High-dose UVA1 therapy in the treatment of patients with atopic dermatitis. J Am Acad Dermatol 26: 225–230

14. Krutmann J, Schöpf E (1992) High-dose-UVA1 phototherapy: a novel and highly effective approach for the treatment of acute exacerbation of atopic dermatitis. Acta Derm Venereol Suppl (Stockh) 176: 120–122

15 Krutmann J, Diepgen TL, Luger TA et al (1998) High-dose UVA1 therapy for atopic dermatitis: results of a multicenter trial. J Am Acad Dermatol 38:589–593

16. McGrath Jr H, Bak E, Michalski JP (1987) Ultraviolet-A light prolongs survival and improves immune function in (New Zealand black × New Zealand white) F1 hybrid mice. Arthritis Rheum 30:557–561

17. McGrath Jr H (1994) Ultraviolet-A1 irradiation decreases clinical disease activity and autoantibodies in patients with systemic lupus erythematosus. Clin Exp Rheumatol 12:129–135

18. McGrath H, Martinez-Osuna P, Lee FA (1996) Ultraviolet-A1 (340–400 nm) irradiation therapy in systemic lupus erythematosus. Lupus 5:269–274

19. Morita A, Kobayashi K, Isomura I et al (2000) Ultraviolet A1 (340–400 nm) phototherapy for scleroderma in systemic sclerosis. J Am Acad Dermatol 43:670–674

20. Mutzhas MF, Hölzle E, Hofmann C et al (1981) A new apparatus with high radiation energy between 320–460 nm: physical description and dermatological applications. J Invest Dermatol 76:42–47

21. Petersen MJ, Hansen C, Craig S (1992) Ultraviolet A irradiation stimulates collagenase production in cultured human fibroblasts. J Invest Dermatol 99: 440–444

22. Pinton PC, Capezzera R, Zane C et al (2002) Medium-dose ultraviolet A1 therapy for pityriasis lichenoides et varioliformis acuta and pityriasis lichenoides chronica. J Am Acad Dermatol 47: 410–414

23. Plettenberg H, Stege H, Megahed M et al (1999) Ultraviolet A1 (340–400 nm) phototherapy for cutaneous T-cell lymphoma. J Am Acad Dermatol 41:47–50

24. Polderman MC, Huizinga TW, Le Cessie S et al (2001) UVA-1 cold light treatment of SLE: a double blind, placebo controlled crossover trial. Ann Rheum Dis 60:112–115

25. Rücker BU, Häberle M, Koch HU et al (1991) Ultraviolet light hardening in polymorphous light eruption – a controlled study comparing different emission spectra. Photodermatol Photoimmunol Photomed 8:73–78

26. Schnopp C, Tzaneva S, Mempel M et al (2005) UVA1 phototherapy for disseminated granuloma annulare. Photodermatol Photoimmunol Photomed 21:68–71

27. Stege H, Schöpf E, Ruzicka T et al (1996) High-dose UVA1 for urticaria pigmentosa. Lancet 347: 64

28. Stege H, Berneburg M, Humke S et al (1997) High-dose UVA1 radiation therapy for localized scleroderma. J Am Acad Dermatol 36:938–944

29. Stege H, Budde M, Kürten V (1999) Induction of apoptosis in skin-infiltrating mast cells by high-dose ultraviolet-A-1 (UVA-1) radiation phototherapy in patients with urticaria pigmentosa. J Invest Dermatol 112:561

30. Szegedi A, Simics E, Aleksza M et al (2005) Ultraviolet-A1 phototherapy modulates Th1/Th2 and Tc1/Tc2 balance in patients with systemic lupus erythematosus. Rheumatology (Oxford) 44:925–931

31. Tzaneva S, Seeber A, Schwaiger M et al (2001) High-dose versus medium-dose UVA1 phototherapy for patients with severe generalized atopic dermatitis. J Am Acad Dermatol 45:503–507

32. Wetzig T, Sticherling M, Simon JC et al (2005) Medium dose long-wavelength ultraviolet A (UVA1) phototherapy for the treatment of acute and chronic graft-versus-host disease of the skin. Bone Marrow Transplant 35:515–519

33. Ziemer M, Thiele JJ, Gruhn B et al (2004) Chronic cutaneous graft-versus-host disease in two children responds to UVA1 therapy: improvement of skin lesions, joint mobility, and quality of life. J Am Acad Dermatol 51:318–319

Kapitel 4 Praxis der PUVA-Therapie

S. Shephard, F. Nestle, R. Dummer, R. G. Panizzon

Einleitung

Die PUVA-Therapie besteht aus dem kombinierten Einsatz von Psoralenen und UVA-Licht. Zur Zeit stehen Psoralenpräparate mit verschiedenen Eigenschaften zur Verfügung. Auch der Einsatz des UVA-Lichts kann sehr unterschiedlich gehandhabt werden [1, 2, 7, 8, 13]. Da der Therapieerfolg vom praktischen Einsatz dieser Parameter abhängt, fanden wir es sinnvoll, PUVA-Richtlinien zusammenzustellen, die auf unserer 20-jährigen Erfahrung mit der PUVA-Therapie basieren. Diese Richtlinien sind als Empfehlungen bei der Aufstellung eines PUVA-Programms und als Orientierungshilfe bei der Sammlung eigener Erfahrungen mit der PUVA-Therapie zu verstehen. Sie liefern praktisches Grundlagenwissen, das es ermöglicht, jedem Patienten eine „maßgeschneiderte" PUVA-Therapie anzubieten.

Einen Überblick über die verschiedenen Schritte und Faktoren bei der Planung und Durchführung einer erfolgreichen PUVA-Therapie gibt Abb. 3. Bei uns werden die Parameter bei jedem Schritt individuell für jeden Patienten eingestellt, damit die Therapie optimal ablaufen kann. In den folgenden Abschnitten wird im Detail auf die hier aufgeführten Schritte eingegangen.

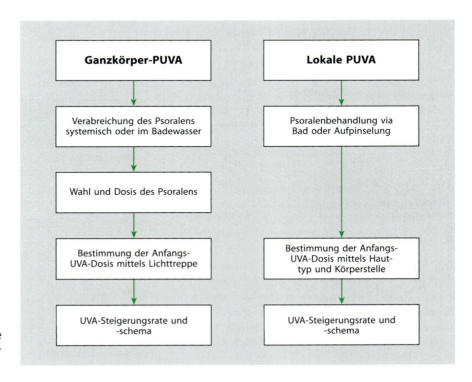

Abb. 3. Entscheidungsschritte bei der Festlegung einer PUVA-Therapie.

Therapeutische Möglichkeiten

■ Systemische PUVA

Dies ist die klassische und am längsten bekannte Therapieform. Die Indikationen für die systemische PUVA-Therapie sind bekannt [9]. Den Hauptnachteil stellen die systemischen Nebenwirkungen dar (am häufigsten treten Übelkeit, Erbrechen, Kopfweh und Schwindel auf).

■ Bade-PUVA (Ganzkörper)

Diese Therapievariante ist zeit- und personalintensiver als die klassische Tablettentherapie, hat aber den Vorteil, dass systemische Nebenwirkungen nicht auftreten [6]. Die Badetherapie eignet sich nicht für Patienten mit Herzinsuffizienz.

■ Lokale PUVA

Palmoplantare Behandlung: Hier gibt es zwei Therapievarianten, die lokale Bade-PUVA oder Pinselung mit einer Meladininelösung. Die zwei Möglichkeiten zeigen unterschiedlichen Erfolg, je nach Indikation und Hautzustand [10]. Aus diesem Grund vergleichen wir zunächst bei jedem neuen Patienten die beiden Alternativen: Während der ersten 3–4 Wochen wird die rechte Hand oder der rechte Fuß bepinselt und die linke Seite gebadet. Nach diesem Zeitraum vergleichen wir den Fortschritt und machen beiderseits weiter mit der besseren Therapie.

Andere Körperstellen: Bei Vitiligo oder Alopecia areata werden die betroffenen Körperstellen mit Meladininelösung bepinselt.

Dosierung und praktischer Einsatz des Psoralenpräparats

■ Systemische PUVA

Die drei gängigen Psoralenprodukte für die PUVA-Therapie unterscheiden sich in deren Wirkungs- und Nebenwirkungsstärken sowie in ihren pharmakokinetischen Eigenschaften [15]. Die richtige Dosierung hängt sowohl von der Wahl des Psoralenpräparats als auch vom Gewicht des Patienten ab (Tabellen 10 und 11). Das optimale Zeitintervall zwischen Medikamenteinnahme und UVA-Bestrahlung variiert je nach gewähltem Präparat.

■ **Psoraderm 5.** (5-Methoxypsoralen [5-MOP], Tabletten à 20 mg; Hersteller Laboratoires Pharmascience, Courbevoie/F) Dieses Produkt ist das schwächste, sowohl bezüglich Wirkung als auch Nebenwirkung. Es ist vor allem für erstmalige PUVA-Patienten, jüngere PUVA-Patienten, Patienten mit empfindlichem Magen, helle Hauttypen und nicht fettleibige Patienten geeignet.

Dosierung: ≥1,2 mg/kg Körpergewicht (Tabelle 10). Im Zweifelsfall sollte man die Tablettenanzahl aufrunden. Die Tabletten werden vorzugsweise nüchtern (keine feste Nahrung), jedoch mit viel Flüssigkeit eingenommen. Damit werden eine bessere Absorption und ein höherer Blutspiegel gewährleistet.

Optimaler Zeitpunkt der UVA-Bestrahlung: Die maximale Wirkung in der Haut tritt durchschnittlich nach 3 Stunden ein [12].

■ **Meladinine.** (8-Methoxypsoralen [8-MOP], Tabletten à 10 mg, Hersteller Basotherm, Deutschland) Dieses Produkt wirkt stärker und schneller als Psoraderm 5 (bezogen auf die applizierte Dosis ist die Wirkung von Meladinine etwa 4-mal stärker), verursacht aber auch mehr Nebenwirkungen. Geeignet ist es vor allem für Patienten, die schon mehrere PUVA-Therapien gehabt haben, auch für dunklere Hauttypen,

Tabelle 10. Psoralendosierung nach Körpergewicht des Patienten

Körpergewicht (kg)	Anzahl Psoralentabletten		
	MEL 8	PSOR 5	OXSO 8
45	2,5	3	2
50	3	3	2
55	3	3,5	2
60	3,5	4	2
65	3,5	4	3
70	4	4,5	3
75	4,5	4,5	4
80	4,5	5	4
85	5	5	4
90	5	5,5	4
95	5,5	6	5
100	6	6	5
105	6	6,5	5
110	6,5	6,5	5

MEL 8 = Meladinine (8-Methoxypsoralen); PSOR 5 = Psoraderm 5 (5-Methoxypsoralen); OXSO 8 = Oxsoralen (8-Methoxypsoralen)

Tabelle 11. Psoralenprodukte und Dosierungen für die PUVA-Therapie

Psoralen	Produktname	Dosis	Bestrahlung nach
Systemische PUVA			
■ 5-MOP	Psoraderm 5	≥1,2 mg/kg KG	3 Std.
■ 8-MOP	Meladinine	≤0,6 mg/kg KG	2 Std.
	Oxsoralen	0,4–0,6 mg/kg KG	1 Std.
Bade-PUVA			
■ 8-MOP	0,5%ige 8-MOP-Lösung in Ethanol (selber hergestellt)*	1 mg 8-MOP/l Wasser (30 ml in 150 l Badewasser)	sofort nach Bad
Lokale PUVA			
■ 8-MOP	Meladininelösung (0,15% in Ethanol)	Pinselung	20 min
■ 8-MOP	0,5%ige 8-MOP-Lösung in Ethanol (selber hergestellt)	Baden 1 mg 8-MOP/l Wasser (3 ml in 15 l Badewasser)	sofort

KG = Körpergewicht
* 0,5 g 8-MOP in 100 ml Ethanol

fettleibige Patienten sowie für diejenigen, bei denen 5-MOP nicht wirksam ist.

Dosierung: ≤0,6 mg/kg Körpergewicht (Tabelle 10). Im Zweifelsfall sollte man die Tablettenanzahl abrunden. Die Tabletten werden wie 5-MOP nüchtern eingenommen. Falls Nebenwirkungen auftreten, können entweder die Tabletten mit etwas Nahrung eingenommen oder die Dosierung um ½–1 Tablette reduziert werden. Optimaler Zeitpunkt der UVA-Bestrahlung: Die maximale Wirkung tritt durchschnittlich nach 2 Stunden ein [4].

■ **Oxsoralen.** (8-Methoxypsoralen [8-MOP] in gelöster Form, Kapseln à 10 mg, Hersteller Gerot, Österreich; in der Schweiz nicht im Handel; ein ähnliches Präparat wird unter dem Handelsnamen Oxsoralen-Plus in den USA eingesetzt.) Dies ist eine stark wirkende Formulierung von 8-MOP als Meladinine. Oxsoralen wirkt sehr zuverlässig, verursacht aber auch regelmäßig Nebenwirkungen (meistens Übelkeit). Es ist vorwiegend für anspruchsvolle und „Problempatienten" geeignet sowie für fettleibige Patienten oder diejenigen mit Nieren- oder Leberproblemen (da die erforderliche Dosis kleiner ist). Es ist ebenfalls gut für schwer therapierbare Psoriasislokalisationen (Ellenbogen, Unterschenkel) und dicke Plaques.

Dosierung: ≈ 0,4–0,5 mg/kg Körpergewicht; es muss individuell eingestellt werden. In der Praxis dosieren wir anfänglich ≈ 10 mg weniger als bei Meladinine (Tabelle 10). Falls Nebenwirkungen auftreten, werden die Tabletten mit etwas Nahrung eingenommen oder die Dosis nochmals um ½–1 Tablette gesenkt.

Es muss jedoch betont werden, dass gelegentlich auftretende Nebenwirkungen ein positives Zeichen für den Therapieerfolg sind, da sie meistens Zeichen eines hohen 8-MOP-Serumspiegels sind und proportional zur Wirkung auftreten.

Optimaler Zeitpunkt der UVA-Bestrahlung: Die maximale Wirkung tritt durchschnittlich nach 1 Stunde ein [13].

■ **Bade-PUVA (Ganzkörper)**

Eine 0,5%ige Lösung von 8-MOP in Ethanol wird im möglichst warmen Badewasser verdünnt (30 ml auf 150 l Badewasser). Die 8-MOP-Lösung ist einfach und preiswert herzustellen, ausgehend von 8-MOP in Pulverform (z. B. bei Sigma Chemicals, Buchs SG, Switzerland erhältlich). Die Lösung sollte in dunklen Flaschen aufbewahrt werden. Andernfalls können 100 ml Meladininelösung 0,15% (von Basotherm) eingesetzt werden. In beiden Fällen beträgt die Endkonzentration von 8-MOP 1 mg/l (oder 0,0001%). Der Patient badet 20 Minuten darin.

Optimaler Zeitpunkt der UVA-Bestrahlung: Die Lichtempfindlichkeit der Haut nimmt nach dem Baden rasch ab [3]. Deswegen muss sofort nach dem Baden (innerhalb 20 Minuten) bestrahlt werden.

Praxis der PUVA-Therapie

■ Lokale PUVA

■ **Pinselung mit Meladininelösung.** Meladininelösung ist eine 0,15%ige Lösung von 8-MOP in Ethanol (Basotherm). Das Produkt wird auf die betroffenen Stellen gepinselt. Nach 20 Minuten werden die bepinselten Flächen mit UVA bestrahlt. Diese Therapie ist die stärkere Variante; sie ist besonders für hyperkeratotische Läsionen geeignet.

■ **Lokale Bade-PUVA.** Eine ethanolische Lösung von 8-MOP 0,5% wird im möglichst warmen Badewasser verdünnt (3 ml auf 15 l Badewasser). Als Alternative können 10 ml Meladininelösung 0,15% eingesetzt werden. Die Endkonzentration von 8-MOP beträgt 1 mg/l (oder 0,0001%). Der Patient badet Hände bzw. Füße 20 Minuten darin. Die UVA-Bestrahlung erfolgt sofort nach dem Bad. Diese Therapievariante ist sanfter; sie ist besonders bei Patienten mit Rhagaden zu empfehlen.

Lichttreppe – MPD – PPI

Bei systemischer und Bade-PUVA überprüfen wir vor Therapieanfang die Lichtempfindlichkeit der psoralenbehandelten Haut. Dies geschieht mittels einer sog. Lichttreppe, in der sechs kleine Hautareale im Gesäßbereich mit verschiedenen Dosen UVA bestrahlt werden [15]. Dieser Test gibt eine detailliertere Auskunft über die individuelle Erythem- bzw. Pigmentierungsneigung des Patienten als mittels Festlegung des Hauttyps allein. Die Resultate erlauben uns, die optimale Anfangs-UVA-Dosis sowie die UVA-Steigerungsrate für jeden Patienten individuell einzustellen.

Zwei Lichttreppentests verschiedener Intensitäten stehen zur Verfügung, Lichttreppetest 1 ($1-5$ J/cm^2) und Lichttreppetest 2 ($1,5-9$ J/cm^2). In der Regel wird Test 1 bei 8-MOP-Patienten (auch Ganzkörper-Bade-PUVA) und Test 2 bei 5-MOP-Patienten eingesetzt. Bei Kindern sowie bei sehr hellen Hauttypen wird Lichttreppetest 1 generell verwendet, unabhängig vom Psoralenpräparat. Lichttreppetest 2 wird ausnahmsweise in einer 8-MOP-Therapie bei sehr dunklen Hauttypen benutzt. Die Hautareale werden nach 3 sowie 5 Tagen bezüglich Erythembildung und Pigmentierung ausgewertet [14]. Kriterien und Skala zum Ablesen sind in Tabelle 12 dargestellt.

Aus den Resultaten der Lichttreppe werden die folgenden zwei Größen bestimmt:

■ **Minimale phototoxische Dosis (MPD).** Diese ist die kleinste UVA-Dosis, die nach 3 Tagen zu einem knapp erkennbaren Erythem führt. Anhand der MPD wird die Anfangs-UVA-Dosis festgelegt.

■ **Phototoxizitäts-Photopigmentations-Index (PPI).** Dieser ist ein Maß für die relative Neigung der durch Psoralen sensibilisierten Haut, mit Rötung oder Pigmentierung auf die Einwirkung von UV-

Tabelle 12. Kriterien und Skala zum Ablesen der Lichttreppe für die PUVA-Therapie (nach Stern et al.)

Beurteilung		Beschreibung
Erythemskala		
	0	kein Erythem
	1	gerade noch erkennbare erythematöse Verfärbung
	2	hellrosa Erythem
	3	deutliches Erythem, rote Farbe, kein Ödem
	4	feuerrotes Erythem mit Ödem und Schmerzhaftigkeit
	5	violettrotes Erythem mit starkem Ödem, eventuell Blasen und starke Empfindlichkeit
Pigmentierungsskala		
	0	keine Veränderung der Hautfarbe
	1	gerade noch sichtbare Pigmentierung
	2	hellbraune Pigmentierung
	3	mittelbraune Pigmentierung
	4	dunkelbraune Pigmentierung
	5	intensiv braune bis braunschwarze Pigmentierung

Strahlen zu reagieren. Der PPI wird definiert als die Summe aller Erythemreaktionen (nach 3 und 5 Tagen $= E_{72h} + E_{120h}$) dividiert durch die Summe aller Pigmentierungsreaktionen (ebenfalls nach 3 und 5 Tagen $= P_{72h} + P_{120h}$):

$$PPI = \frac{\sum E_{72h} + \sum E_{120h}}{\sum P_{72h} + \sum P_{120h}}$$

Ein kleiner PPI bedeutet wenig Erythem-, viel Pigmentbildung. Ein großer PPI hingegen bedeutet große Erythemgefahr, wenig Pigmentierung. Anhand des PPI-Werts kann die optimale Steigerungsrate der UVA-Dosis abgeleitet werden.

Bei lokaler PUVA wird die Lichttreppe nicht durchgeführt. Wegen der dicken Hornschicht und der unterschiedlichen Lichtempfindlichkeit der Haut der Hände bzw. Füße gegenüber der Gesäßhaut gäbe eine Lichttreppe kein aussagekräftiges Resultat. Aus diesem Grund wird die Anfangsdosis UVA nach Körperstelle und Hauttyp bestimmt.

Anfangsdosis UVA

■ Systemische und Bade-PUVA

Unser Ziel ist es, die PUVA-Therapie bei einer möglichst wirkungsvollen, jedoch nicht phototoxischen Lichtdosis durchzuführen. Es wird postuliert, dass bei Psoriasis die PUVA-Therapie am effizientesten durchgeführt wird bei einer Lichtdosis knapp unter der MPD. Für die anderen Indikationen ist noch unklar, bei welcher Intensität die optimale Lichtbelastung liegt. Nach unserem Therapieschema werden die Patienten 3-mal pro Woche behandelt. Bei diesem Behandlungsrhythmus kumulieren sich teilweise die Effekte des Lichts. Um Verbrennungen zu vermeiden und doch relativ rasch an die MPD zu kommen, schlagen wir bei der Wahl der Anfangsdosis UVA einen Mittelweg ein. Als Richtlinie für die Anfangsdosis UVA nehmen wir die Hälfte der oben bestimmten MPD, z.B. wird bei einer MPD von $3\,J/cm^2$ eine Anfangsdosis von $1,5\,J/cm^2$ gewählt.

Anfangsdosis UVA $= MPD/2$

Tabelle 13. Empfohlene Anfangsdosis UVA für die lokale palmare PUVA-Therapie, aufgeschlüsselt nach Hauttyp und Vorpigmentierungsgrad

Hauttyp	Anfangsdosis UVA (J/cm^2)	
	ohne Vorpigmentierung (z.B. im Winter)	mit Vorpigmentierung (z.B. im Sommer)
I	0,1	0,1
II	0,1	0,2
III	0,2	0,3
IV	0,2	0,5

■ Lokale PUVA

Die richtige Anfangsdosis UVA wird nach Körperstelle und Hauttyp ermittelt:
- ■ Kopf, Füße: Da Kopfhaut und Fußsohlen gewöhnlich kein Sonnentraining haben, ist die Haut an diesen Stellen in der Regel sehr empfindlich gegenüber UVA. Daher wird mit einer sehr kleinen Dosis ($0,1\,J/cm^2$) begonnen.
- ■ Hände: Hier werden bei der Festlegung der Anfangsdosis sowohl der Hauttyp als auch eine evtl. vorhandene Pigmentierung (z.B. im Sommer!) berücksichtigt (Tabelle 13). Es ist bei der Festlegung der Anfangsdosis nicht notwendig, zwischen lokaler Bade-PUVA und Pinselung zu unterscheiden. Nach unserer Erfahrung reagieren Patienten mit beiden Behandlungsvarianten rasch und ohne Verbrennungen auf die Therapie.

UVA-Steigerungsschritte und -raten

Während der PUVA-Therapie pigmentiert die Haut der Patienten, je nach Hauttyp, unterschiedlich schnell. Das Melanin filtert das UV-Licht an der Hautoberfläche und reduziert damit die Ausbeute an UVA-Strahlung am Wirkungsort. Um diesem „Filtereffekt" des Melanins entgegenzuwirken, muss die Lichtdosis während der PUVA-Therapie allmählich erhöht werden. Vor allem bei tieferen Dosen müssen die Steigerungsschritte jedoch sorgfältig gewählt werden, damit kein Erythem entsteht. Am besten sind prozentuale Steigerungsraten. Unser übliches Steigerungsschema enthält Steigerungsschritte von ungefähr 20% mit den folgenden Rahmenbedingungen: Minimumschrittgröße $0,1\,J/cm^2$, Maximumschrittgröße $0,5\,J/cm^2$ (Abb. 4). Wir

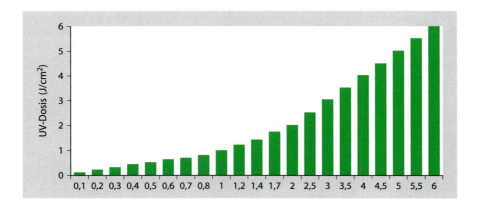

Abb. 4. PUVA-Steigerungs-schema.

Tabelle 14. Empfohlene Steigerungsrate der UVA-Dosis bei der PUVA-Therapie aufgrund des Phototoxizitäts-Photopigmentierungs-Index (PPI)

PPI	Hauttyp	Steigerungsrate
< 1	schnell pigmentierend	2-mal gleiche UVA-Dosis, dann steigern
1 bis 5	mittlere Pigmentierungsneigung	3-mal gleiche UVA-Dosis, dann steigern
> 5	schwach pigmentierend	4-mal gleiche UVA-Dosis, dann steigern

verwenden das gleiche Schema für alle Arten der PUVA-Therapie.

Obwohl die Schrittgröße immer gleich bleibt (die oben erwähnten 20%), ist die erforderliche Steigerungsgeschwindigkeit individuell an der Pigmentierungsneigung (d.h. an Hauttyp und PPI) des Patienten auszurichten.

Die Maximaldosis hängt ebenfalls vom Patienten ab. Die Dosis wird gesteigert, bis der Patient eine Reaktion in der Haut spürt (meist als „Kribbeln" oder „Brennen" beschrieben) oder bis 6,0 J/cm² pro Behandlung.

■ Systemische und Bade-PUVA

Unsere Empfehlungen für eine sinnvolle Erhöhung der UVA-Dosis sind in Tabelle 14 zusammengefasst. Anhand des PPI-Werts ist es möglich, eine geeignete Steigerungsrate für jeden Patienten weitgehend vorherzusagen. Patienten mit sehr kleinem PPI können von einem aggressiveren Steigerungsschema profitieren; Patienten mit hohem PPI werden vor Verbrennungen geschützt. Dieses flexible Schema bildet also den Rahmen, die PUVA-Therapie möglichst effizient und sicher durchzuführen. Eine kontinuierliche Feinanpassung erfolgt durch regelmäßige klinische Beobachtungen des Hautzustands (Rötung, Ansprechen auf die Therapie) sowie regelmäßige Befragung des Patienten nach dem subjektiven Befinden.

■ Lokale PUVA

Da hierfür kein PPI bestimmt wird, wird im Allgemeinen nach jeder zweiten Behandlung die UVA-Dosis gesteigert. Auch hier ist die individuelle Adaptierung der Steigerungsrate durch klinische Beobachtung und Befragung des Patienten äußerst wichtig.

Behandlungsrhythmus

Aus der Literatur sind Behandlungsschemen mit zwei, drei oder vier PUVA-Behandlungen pro Woche bekannt. Alle diese Schemen haben ihre Anhänger und besitzen Vor- und Nachteile. Bei einem Rhythmus von 2-mal pro Woche müssen die einzelnen UVA-Dosen näher an der Erythemgrenze liegen, damit die Therapie effizient fortschreitet. Da die Patienten jedoch pharmakokinetisch bedingte Schwankungen ihrer Lichtempfindlichkeit aufweisen, birgt dieses Schema eine gewisse Erythemgefahr in sich. Andererseits ist die Compliance vielleicht besser, da die zeitliche Belastung für die Patienten geringer ist.

Bei Behandlungen an zwei aufeinander folgenden Tagen (bei einem Behandlungsrhythmus von 4-mal pro Woche) kumulieren sich die Lichtdosen. Dies führt einerseits zu einer effizienteren Therapie, birgt aber andererseits wiederum ein höheres Erythemrisiko. Zudem ist die zeitliche Belastung für die Patienten relativ hoch.

Wir bevorzugen eine Behandlungsfrequenz von 3-mal wöchentlich. Bei drei Behandlungen pro Woche kann die Wirkung der einzelnen Lichtdosen einfach überwacht werden. Unserer Ansicht nach bietet dieses Schema die günstigste Kombination zwischen Schnelligkeit und Sicherheit. Das Erythemrisiko ist minimal. Die zeitliche Belastung wird von den meisten Patienten akzeptiert.0

Clearing, Therapieende

Das klinische Ziel einer PUVA-Therapie ist natürlich die vollständige Abheilung der Läsionen, d.h. „100% Clearing". Nach unserer Erfahrung gibt es aber oft – besonders bei Psoriasispatienten – nach einem ersten schnellen Erfolg einige wenige hartnäckige Läsionen, die die Therapie in die Länge ziehen und einer zusätzlichen Behandlung mit Externa bedürfen. Bei wissenschaftlichen Berichten über klinische Studien wird daher meistens der Zeitpunkt des „90% Clearing" als Maßstab für den Erfolg der Behandlung gewählt. Nachdem das Clearing erreicht ist, wird meistens auch eine kurze oder längere „Erhaltungstherapie" bei gleich bleibender Lichtdosis und oft reduzierter Häufigkeit durchgeführt, um Rezidive zu vermeiden bzw. zu verzögern.

Nachkontrolle

Eine erfolgreiche PUVA-Therapie sollte auch Patienten mit einer chronischen Hautkrankheit ein beständiges symptomfreies Intervall ermöglichen. Um die Langzeitwirkung der PUVA-Therapie zu erfassen, ist es sinnvoll, bei jedem Patienten eine Nachkontrolle 3 Monate nach Abschluss der Therapie durchzuführen [5, 10].

Literatur

1. Abel EA (1992) Administration of PUVA therapy: protocols, indications, and cautions. In: Abel EA (ed) Photochemotherapy in Dermatology. Igaku-Shoin, Tokyo, pp 75–98
2. Berg M, Ros AM (1994) Treatment of psoriasis with psoralens and ultraviolet A. A double-blind comparison of 8-methoxypsoralen and 5-methoxypsoralen. Photodermatol Photoimmunol Photomed 10:217–220
3. Degitz K, Plewig G, Rocken M (1996) Rapid decline in photosensitivity after 8-methoxypsoralen bathwater delivery. Arch Dermatol, pp 1394–1395
4. Herfst MJ, de Wolff FA (1983) Intraindividual and interindividual variability in 8-methoxypsoralen kinetics and effect in psoriatic patients. Clin Pharmacol Ther 34:117–124
5. Laube S, George SA (2001) Adverse effects with PUVA and UVB phototherapy. J Dermatol Treatm 12:101–105
6. Lowe N (1992) Topical PUVA therapy using water delivery of 8-methoxypsoralen. In: Abel EQ (ed) Photochemotherapy in Dermatology. Igaku-Shoin, Tokyo, pp 101–107
7. Makki S, Quencez E, Humbert P, Taillard C, Agache P, Guinchard C (1989) 5-methoxypsoralen pharmacokinetics in psoriatic patients. In Psoralens: Fitzpatrick TB, Foriot P, Pathak MA, Urbach F (eds) Past, Present and Future of Photochemoprotection and other biological activities. Libbey Eurotext, Paris, pp 167–174
8. Menne T, Andersen K, Larsen E, P. Solgaard P (1981) Pharmacokinetic comparison of seven 8-methoxypsoralen brands. Acta Derm Venereol 61:137–140
9. Roelandts R (1994) Review on PUVA therapy in 1994. Nouv Dermatol 13:158–170
10. Shephard SE, Schregenberger N, Dummer R, Panizzon RG (1998) Comparison of 8-MOP aqueous bath and 8-MOP ethanolic lotion (Meladinine®) in local PUVA therapy. Dermatology 197:25–30
11. Stern RS, Bagheri S, Nichols K (2002) The persistent risk of genital tumors among men treated with psoralen plus ultraviolet A (PUVA) for psoriasis. J Am Acad Dermatol 47:33–39
12. Stolk LML, Siddiqui AH, Westerhof W, Cormane RH (1985) Comparison of bioavailability and phototoxicity of two oral preparations of 5-methoxypsoralen. Br J Dermatol 112:469–473
13. Sullivan TJ, Walter JL, Kouba RF, Maiwald DC (1986) Bioavailability of a new oral methoxsalen formulation. Arch Dermatol Res 122:768–771
14. Tegeder I, Brautigam L, Podda M, Meier S, Kaufmann R, Geisslinger G, Grundmann-Kollmann M (2002) Time course of 8-methoxypsoralen concentrations in skin and plasma after topical (bath and cream) and oral administration of 8-methoxypsoralen. Clin Pharmacol Ther 71:153–161
15. Wolff K, Gschnait F, Hönigsmann H, Konrad K, Parrish JA, Fitzpatrick TB (1977) Phototesting and dosimetry for photochemotherapy. Br J Dermatol 96:1–10

KAPITEL 5 Extrakorporale Photopherese

J. A. KAMARACHEV

Einleitung

Die extrakorporale Photopherese (ECP) ist ein Therapieverfahren, bei dem Leukozyten aus dem peripheren Blut in Gegenwart des Photosensibilisators 8-Methoxypsoralen (8-MOP) außerhalb des Körpers mit ultraviolettem Licht A (UVA) bestrahlt werden. Dieses Verfahren wurde ursprünglich für die Behandlung von kutanen T-Zell-Lymphomen entwickelt als eine konsequente Weiterführung der systemischen PUVA-Therapie.

Die extrakorporale Photopherese ist durch die Amerikanische Food and Drug Administration sowie durch das Schweizerische Bundesamt für Sozialversicherungen zur Behandlung des kutanen T-Zell-Lymphoms zugelassen. ECP wird derzeit weltweit in über 160 Photopheresezentren durchgeführt. In der Schweiz wird dieses Therapieverfahren an der Dermatologischen Klinik, Universitätsspital Zürich, angeboten. Ermutigende erste Behandlungsergebnisse und positive Resultate klinischer Studien führen zum Einsatz bei anderen Erkrankungen, z. B. der progressiven systemischen Sklerose, dem Pemphigus vulgaris, der schweren erythrodermatischen atopischen Dermatitis, dem therapieresistenten erosiven oralen Lichen planus, dem Morbus Crohn, der akuten und chronischen Graft-versus-Host-Reaktion und der Herz- und Lungentransplantat-Abstoßungsreaktion.

Die ECP beinhaltet die systemische Anwendung des Prinzips der PUVA-Therapie: Bestrahlung von Blutlymphozyten außerhalb des Körpers mittels UVA in Gegenwart von Photosensibilisator 8-Methoxypsoralen, danach Reinfusion der bestrahlten Zellen.

Im Folgenden soll kurz auf Wirkungsmechanismen der ECP, das Behandlungsprotokoll und die Durchführung sowie Indikationen und Nebenwirkungen eingegangen werden.

Wirkungsweise

Der genaue Wirkungsmechanismus im menschlichen Körper ist trotz intensiver Forschung noch nicht hinreichend geklärt. Die bis jetzt akkumulierten Daten deuten auf eine Immunantwort gegen expandierende Klone von pathogenen T-Zellen autoreaktiver oder maligner Art hin [11]. Verschiedenste Theorien versuchen zu erklären, wie die ECP imstande ist, spezifische T-Zellen zu expandieren und zu aktivieren.

8-MOP gelangt rasch in den Zellkern. Unter UVA-Exposition treten kovalente Kreuzvernetzungen in der DNA auf, die schließlich in einen Zyklusarrest in den Zellen münden. Die meisten dieser Zellen gehen binnen 48 Stunden in die Apoptose [9]. Da aktivierte T-Zellen besonders sensitiv gegenüber diesen Effekten zu sein scheinen, stellen die T-Zellen bei Patienten mit kutanen T-Zell-Lymphomen, Graft-versus-Host-Erkrankung oder Autoimmunerkrankungen empfindliche Ziele dar. Da während der Behandlung und Reinfusion der Zellen allerdings nur ungefähr 10% der malignen oder autoreaktiven T-Zellen tatsächlich extrakorporal bestrahlt werden, kann der Effekt nicht mit einer einfachen Depletion des malignen bzw. des autoreaktiven Klons erklärt werden. Vermutet wird eine auf immunologischer Basis ablaufende Vakzinierung gegen Oberflächenbestandteile pathogener T-Zell-Klone. Es wird postuliert, dass eine verstärkte Aufnahme, Verarbeitung und Präsentation der apoptotischen T-Zellen durch aktivierte Makrophagen zur Induktion einer tumorspezifischen Immunantwort gegenüber dem neoplastischen Zell-Klon führt. Die resultierende Immunsuppression muss allerdings sehr spezifisch sein, da eine generelle Immunsuppression mit all ihren Nebenwirkungen, wie man sie von den herkömmlichen Immunsuppressiva kennt, unter dieser Therapie nicht beobachtet wird. Ein Hinweis für eine Rolle von zytotoxischen CD8-T-Zellen im Effektormechanismus der Photopherese ist die positive Korrelation zwischen der Anzahl von CD8-T-Zellen im peripheren Blut von Patienten mit kutanem T-Zell-Lymphom und dem Behandlungserfolg. Zusätzlich führt Photopheresebehandlung zu einer Produktion von Tumornekrosefaktor-α (TNF-α), der die verschiedensten antitumoralen Effekte ausüben kann [27]. Weiter zeigt sich nach einjähriger ECP-Therapie im Blut von Patienten in frühen Stadien des kutanen T-Zell-Lymphoms eine Modulation im Zytokinmuster und ein Shift von der Th2- zur Th1-Zellen-Antwort. Es ist ein deutlicher Abfall der Produktion an IL-4 und ein Anstieg der Produktion von INF-γ durch PBMC zu beobachten [5]. In den letzten Jahren wurde festgestellt, dass die antigenspezifische Unterdrückung des Immunsystems durch ultraviolette Strahlung über UV-induzierte regulatorische T-Zellen vermittelt wird. Diese Zellen exprimieren CD4 und CD25 und setzen nach Aktivierung das immunsuppressive Zytokin Interleukin-10 frei. Kürzlich konnte in einem experimentellen Modell gezeigt werden, dass ECP ebenfalls regulatorische T-Zellen induzieren dürfte [19].

Praxis der extrakorporalen Photopherese

Das aktuelle Behandlungsprotokoll basiert weitgehend auf der Vorgehensweise in der Originalbeschreibung von 1987 [8]. Das Gerät für die ECP besteht aus einer Leukaphereseeinheit und einer Bestrahlungseinheit. Eine Dialysekanüle wird in eine Kubitalvene gelegt und der Patient an das Gerät angeschlossen. Es werden dann in 6 Zyklen mittels einer Zentrifuge Leukozyten von Erythrozyten abgetrennt. 240 ml mit Leukozyten angereichertes Blut werden mit 300 ml Patientenplasma, 200 ml Kochsalzlösung, 5000 Einheiten Heparin und 200 μg 8-MOP extrakorporal vermischt und mit UVA-Licht bestrahlt. Nach einer totalen UVA-Dosis von 2 J/cm^2 wird das Zellgemisch dem Patienten wieder rückinfundiert. Die Photopherese wird stationär an 2 aufeinander folgenden Tagen über jeweils 4 Stunden durchgeführt (Abb. 5). Die Behandlung erfolgt zu Beginn in 2-wöchigem Abstand. Nach 8–12 Zyklen wird auf ein 4-wöchiges Intervall gewechselt. Während einer Eintrittsvisite erfolgt die kursorische Anamnese (aktuelle Infekte, Medikamentenanamnese, Zeichen einer kardialen Dekompensation) und Status mit Messung des Blutdrucks, des Pulses, des Gewichts sowie Auskultation. Zusätzlich werden als Ausgangsbefund der Thorax geröntgt und ein EKG aufgezeichnet. Bei Beginn der Behandlung sind außerdem durchzuführen: ein augenärztliches Konsilium sowie umfangreiche Laboruntersuchungen mit Blutbild, Differenzialblutbild und Blutchemie. Zusätzlich ist eine Qualitätskontrolle (Leukozyten, Hämatokrit und Lymphozyten) des „Buffy Coat" vor Reinfusion unerlässlich.

Anwendungsbereiche

■ Kutanes T-Zell-Lymphom

1987 wurde erstmals im Rahmen einer Multizenterstudie über die Wirksamkeit der ECP bei

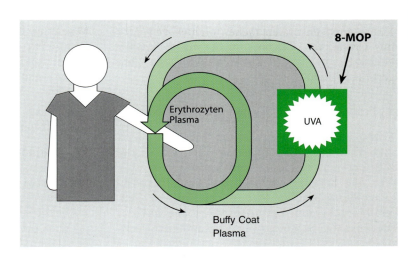

Abb. 5. Schema zur Vorgehensweise bei der extrakorporalen Photopherese. Mittels Leukapherese werden die Leukozyten des Patienten gewonnen, in einem extrakorporalen Kreislauf mit der photosensibilisierenden Substanz 8-Methoxypsoralen versetzt, mit UVA-Licht bestrahlt und anschließend dem Patienten reinfundiert. Typischerweise wird an zwei aufeinanderfolgenden Tagen 1- bis 2-mal pro Monat behandelt (nach Nestle et al. [20]).

Extrakorporale Photopherese

kutanem T-Zell-Lymphom berichtet [8]. 73% der Patienten (27 von 37) sprachen auf die Behandlung an, mit durchschnittlich 64% Abnahme der Hautbeteiligung nach 22±10 Wochen, wobei interessanterweise Patienten mit Lymphknotenbefall ebenfalls der Behandlung zugänglich waren. Es konnte eine Ansprechrate von 80% (24 von 29) bei Patienten mit erythrodermatischem kutanem T-Zell-Lymphom erreicht werden, wogegen nur 3 von 8 Patienten mit umschriebenen Plaques oder Tumoren eine Besserung zeigten. In einer Folgestudie war es durch die Behandlung zu einer Verlängerung der medianen Überlebenszeit bei den Erythrodermiepatienten im Vergleich zu historischen Kontrollgruppen (von 30 auf 60 Monate) gekommen [14]. Aufgrund multipler weiterer Studien, die die Effektivität von ECP zur Behandlung des Sézary-Syndroms belegten, wurde an der Internationalen Konferenz über Staging und Behandlungsempfehlungen für kutane T-Zell-Lymphome im Oktober 1994 in Boston die ECP als Behandlung der ersten Wahl für Patienten mit Sézary-Syndrom vorgeschlagen. Zur Erzielung eines synergistischen Effektes wurde die ECP mit verschiedenen Substanzen insbesondere in der Behandlung des Sézary-Syndroms kombiniert. Es zeigte sich vor allem Interferon-a in einer Dosierung von 1,5–5 Mio. E 3-mal wöchentlich als wirksam [6]. Zusätzlich liegen Einzelberichte über die Wirksamkeit der Kombination von ECP mit Etretinat (0,8 mg/kg Körpergewicht pro Tag) vor. Es muss allerdings klar gesagt werden, dass es bis zum heutigen Tage keine doppelblind plazebokontrollierte Studie zur Behandlung dieser Erkrankung mit der ECP gibt.

Bei zahlreichen weiteren Erkrankungen wurde in meist sehr viel geringeren Fallzahlen die Wirksamkeit der ECP postuliert. Hierbei stehen im Vordergrund Erkrankungen, bei denen die pathologischen T-Zell-Klone autoimmuner Natur sein können.

■ Progressive systemische Sklerodermie

Mehrere Fallbeschreibungen und unkontrollierte Studien deuten auf einen positiven Effekt der ECP bei der systemischen Sklerodermie [28], aber der Beweis durch doppelblinde plazebokontrollierte Studien fehlt noch. Einzelne Fallberichte scheinen ein Ansprechen des mit der systemischen Sklerodermie verwandten Skleromyxödems [4, 7] und der eosinophilen Fasziitis

zu belegen [24]. Auch bei der kürzlich neu beschriebenen, dem Skleromyxödem klinisch ähnlichen nephrogenen fibrosierenden Dermopathie, die bei Patienten mit Niereninsuffizienz, nach Nierentransplantation oder bei Dialysetherapie entsteht, wurde ein gutes Ansprechen auf ECP beobachtet [10, 17].

■ Lupus erythematodes

Gutes Ansprechen auf ECT wurde bei allen Formen des Lupus erythematodes – diskoid [23], subakut [22] und akut [15] – in Fallberichten dokumentiert.

■ Pemphigus vulgaris

Weitere Behandlungserfolge wurden in einzelnen Fällen auch beim Pemphigus vulgaris erzielt [18].

■ Erosiver Lichen planus

In einer kleinen Serie konnte eine Besserung der klinischen Symptomatik nach 7–9 Zyklen ECP bei allen vier Patienten registriert werden [16].

■ Andere Dermatosen

Gute Wirksamkeit zeigte die ECP in der Behandlung der idiopathischen Erythrodermie (Red-Man-Syndrom oder Prä-Sézary-Syndrom) [29]. Behandlungserfolge wurden ebenfalls bei der atopischen Dermatitis [21] beschrieben.

■ T-Zell-vermittelte Transplantatabstoßung

Der Schwerpunkt der gegenwärtigen klinischen Forschung liegt bei Erkrankungen mit T-Zell-vermittelter Transplantatabstoßung nach Herztransplantationen [1] sowie bei Lungentransplantationen [25, 26] und Nierentransplantationen [3].

■ Graft-versus-Host-Erkrankung

Hier konnten z. B. bei der akuten Graft-versus-Host-Reaktion [12] sowie bei der chronischen Graft-versus-Host-Reaktion [13] gute Ergebnisse erzielt werden.

Alle diese Berichte sind ermutigend, verlangen aber die Durchführung größerer kontrollierter Studien. Die anfängliche Euphorie in der Behandlung der Aids-Erkrankung wurde in letzter Zeit etwas gedämpft [2]. Hier muss ebenfalls die Durchführung größerer kontrollierter Studien abgewartet werden.

Verträglichkeit und unerwünschte Wirkungen

Einen besonderen Vorteil der ECP gegenüber konventionellen immunmodulierenden Therapien bietet ihr vergleichsweise geringes Spektrum an Nebenwirkungen. Vor allem eine klinisch relevante Immunsuppression, in deren Folge opportunistische Infektionen den Krankheitsverlauf komplizieren können, bleibt bei der ECP aus.

Bei wenigen Patienten kann es 2–12 Stunden nach Reinfusion des bestrahlten Buffy Coat zu geringer Temperaturerhöhung oder Auftreten eines Erythems kommen. Hierbei handelt es sich in der Regel um ein nichtinfektiöses, durch immunologische Effekte aufgrund der Freisetzung pyrogener Zytokine bedingtes Phänomen. Da sich während der ECP Flüssigkeitsverschiebungen ereignen, sollten die Patienten kardiopulmonal kompensiert sein. Während der Sammelphase kann ein vorübergehender Blutdruckabfall eintreten, wobei behandlungsbedürftige Zustände ungewöhnlich sind; in der Regel kann ihnen durch entsprechende Trendelenburg-Lagerung sowie Flüssigkeitssubstitution entgegengewirkt werden. Am häufigsten treten derartige unerwünschte Wirkungen bei Patienten unter antihypertensiver Therapie auf, sodass solche Patienten die Einnahme ihrer entsprechenden Medikamente auf einen Zeitpunkt nach Durchführung der ECP verschieben sollten. Zusammenfassend ist die ECP-Behandlung eine nebenwirkungsarme Therapieform, die gleichzeitig eine sehr hohe Compliance von Seiten der Patienten besitzt.

Zusammenfassung

Heute hat die ECP einen festen Platz in der Therapie der erythrodermischen Form der Mycosis fungoides und des Sézary-Syndroms. Bei minimaler Toxizität kann bei Ansprechen auf die Behandlung eine deutliche Steigerung der Lebensqualität erzielt werden. Klinische Beobachtungen zeigen, dass weitere potenzielle Anwendungsgebiete im Bereich von Lymphozyten-mediierten Autoimmun- und entzündlichen Erkrankungen und der Behandlung von Transplantat-Abstoßungsreaktionen liegen. Allerdings sollte die Durchführung größerer kontrollierter Studien bei diesen Behandlungsindikationen gefordert werden.

Literatur

1. Barr ML, Meiser BM, Eisen HJ, Roberts RF, Livi U, Dall'Amico R, Dorent R, Rogers JG, Radovancevic B, Taylor DO, Jeevanandam V, Marboe CC (1998) Photopheresis for the prevention of rejection in cardiac transplantation. Photopheresis Transplantation Study Group. N Engl J Med 339:1744–1751
2. Bisaccia E, Berger C, DiSpaltro FX, Klainer AS (1993) Extracorporeal photopheresis in the treatment of AIDS-related complex: extended trial. J Acquir Immune Defic Syndr 6:386–392
3. Dall'Amico R, Murer L, Montini G, Andreetta B, Zanon GF, Zacchello G, Zacchello F (1998) Successful treatment of recurrent rejection in renal transplant patients with photopheresis. J Am Soc Nephrol 9:121–127
4. D'Incan M, Franck F, Kanold J, Bacin F, Achin R, Beyvin AJ, Demeocq F, Souteyrand P (2001) Cutaneo-systemic papulosclerotic mucinosis (scleromyxedema): remission after extracorporeal photochemotherapy and corticoid bolus. Ann Dermatol Venereol 128:38–41
5. Di Renzo M, Rubegni P, Pasqui AL, Pompella G, De Aloe G, Sbano P, Cuccia A, Castagnini C, Auteri A, Laghi Pasini F, Fimiani M (1997) Extracorporeal photochemotherapy restores Th1/Th2 imbalance in patients with early stage cutaneous T-cell lymphoma. Immunology 92:99–103
6. Dippel E, Schrag H, Goerdt S, Orfanos CE (1997) Extracorporeal photopheresis and interferon-alpha in advanced cutaneous T-cell lymphoma. Lancet 350:32–33
7. Durani BK, Bock M, Naher H (2001) Extracorporeal photopheresis-treatment option in scleromyxedema? Hautarzt 52:938–941
8. Edelson R, Berger C, Gasparro F, Jegasothy B, Heald P, Wintroub B, Vonderheid E, Knobler R, Wolff K, Plewig G, McKiernan G, Christiansen I, Oster M, Hönigsmann H, Wilford H, Kokoschka E, Rehle T, Perez M, Stingl G, Laroche L (1987) Treatment of cutaneous T-cell lymphoma by extracorporeal photochemotherapy. N Engl J Med 316:297–304
9. Enomoto DN, Schellekens PT, Yong SL, ten Berge IJ, Mekkes JR, Bos JD (1997) Extracorporeal photochemotherapy (photopheresis) induces

apoptosis in lymphocytes: a possible mechanism of action of PUVA therapy. Photochem Photobiol 65:177–180

10. Gilliet M, Cozzio A, Burg G, Nestle FO (2005) Successful treatment of three cases of nephrogenic fibrosing dermopathy with extracorporeal photopheresis. Br J Dermatol 152:531–536

11. Gorgun G, Miller KB, Foss FM (2002) Immunologic mechanisms of extracorporeal photochemotherapy in chronic graft-versus-host disease. Blood 100:941–947

12. Greinix HT, Volc-Platzer B, Kalhs P, Fischer G, Rosenmayr A, Keil F, Hönigsmann H, Knobler RM (2000) Extracorporeal photochemotherapy in the treatment of severe steroid-refractory acute graft-versus-host disease: a pilot study. Blood 96:2426–2431

13. Greinix HT, Volc-Platzer B, Rabitsch W, Gmeinhart B, Guevara-Pineda C, Kalhs P, Krutmann J, Hönigsmann H, Ciovica M, Knobler RM (1998) Successful use of extracorporeal photochemotherapy in the treatment of severe acute and chronic graft-versus-host disease. Blood 92:3098–3104

14. Heald P, Rook A, Perez M, Wintroub B, Knobler R, Jegasothy B, Gasparro F, Berger C, Edelson R (1992) Treatment of erythrodermic cutaneous T-cell lymphoma with extracorporeal photochemotherapy. J Am Acad Dermatol 27:427–433

15. Knobler RM, Graninger W, Lindmaier A, Trautinger F, Smolen JS (1992) Extracorporeal photochemotherapy for treatment of sysetmic lupus erythematosus. Arthritis Rheum 35:319–324

16. Kunte C, Erlenkeuser-Uebelhoer I, Michelsen S, Scheerer-Dhungel K, Plewig G (2005) Treatment of therapy-resistant erosive oral lichen planus with extracorporeal photopheresis (ECP). J Dtsch Dermatol Ges 3:889–894

17. Lauchli S, Zortea-Caflisch C, Nestle FO, Burg G, Kempf W (2004) Nephrogenic fibrosing dermopathy treated with extracorporeal photopheresis. Dermatology 208:278–280

18. Liang G, Nahass G, Kerdel FA (1992) Pemphigus vulgaris treated with photopheresis. J Am Acad Dermatol 26:779–780

19. Maeda A, Schwarz A, Kernebeck K, Gross N, Aragane Y, Peritt D, Schwarz T (2005) Intravenous infusion of syngeneic apoptotic cells by photopheresis induces antigen-specific regulatory T cells. J Immunol 174:5968–5976

20. Nestle FO, Haffner AC, Schmid MH, Dummer R, Burg G (1997) Current therapy concepts in cutaneous T-cell lymphomas. Schweiz Med Wochenschr 127:311–320

21. Radenhausen M, Michelsen S, Plewig G, Bechara FG, Altmeyer P, Hoffmann K (2004) Bicentre experience in the treatment of severe generalised atopic dermatitis with extracorporeal photochemotherapy. J Dermatol 31:961–970

22. Richard MA, Saadallah S, Lefevre P, Poullin P, Buscaylet S, Grob JJ (2002) Extracorporeal photochemotherapy in therapy-refractory subacute lupus. Ann Dermatol Venereol 129:1023–1026

23. Richter HI, Krutmann J, Goerz G (1998) Extracorporeal photopheresis in therapy-refractory disseminated discoid lupus erythematosus. Hautarzt 49:487–491

24. Romano C, Rubegni P, De Aloe G, Stanghellini E, D'Ascenzo G, Andreassi L, Fimiani M (2003) Extracorporeal photochemotherapy in the treatment of eosinophilic fasciitis. J Eur Acad Dermatol Venereol 17:10–13

25. Schoch OD, Boehler A, Speich R, Nestle FO (1999) Extracorporeal photochemotherapy for Epstein-Barr virus-associated lymphoma after lung transplantation. Transplantation 68:1056–1058

26. Slovis BS, Loyd JE, King LE Jr (1995) Photopheresis for chronic rejection of lung allografts. N Engl J Med 332:962

27. Vowels BR, Cassin M, Boufal MH, Walsh LJ, Rook AH (1992) Extracorporeal photochemotherapy induces the production of tumor necrosis factor-alpha by monocytes: implications for the treatment of cutaneous T-cell lymphoma and systemic sclerosis. J Invest Dermatol 98:686–692

28. Wollina U, Oelzner S, Looks A, Hipler UC, Knoll B, Lange D, Balogh A, Merkel U, Hein G, Oelzner P, Uhlemann C, Vogelsang H (1999) Progressive systemic sclerosis – treatment results of extracorporeal photopheresis. Hautarzt 50:637–642

29. Zachariae H, Bjerring P, Brodthagen U, Sogaard H (1995) Photopheresis in the red man or pre-Sezary syndrome. Dermatology 190:132–135

KAPITEL 6

Photodynamische Therapie

L. SCHÄRER, R. DUMMER, W. KEMPF

Einleitung

Die photodynamische Therapie (PDT) beruht auf einer Aktivierung von photosensibilisierenden Substanzen (sog. Photosensibilisatoren) durch Belichtung mit sichtbarem Licht, die über photooxidative Reaktionen zu einer Gewebedestruktion oder Immunmodulation führt. Die einfache topische Anwendung von Photosensibilisatoren (engl. photosensitizers) und die gute Zugänglichkeit für eine Belichtung machen Hauterkrankungen zu einem wichtigen Einsatzgebiet der PDT. Die Behandlung oberflächlicher epithelialer Tumoren stellt dabei das Hauptanwendungsgebiet der topischen PDT in der Dermatologie dar. Zunehmend gelangt diese Therapieform aber auch bei entzündlichen Dermatosen zum Einsatz, wobei immunmodulatorische Wirkungen der PDT als primärer Wirkungsmechanismus angenommen werden. Außerhalb der Dermatologie wird die PDT bei urologischen und gynäkologischen Tumoren angewendet. Neben dem therapeutischen Einsatz kann die gewebespezifische Anreicherung von Porphyrinderivaten und deren Fluoreszenz unter Woodlicht auch für diagnostische Zwecke (sog. photodynamische Diagnostik) zur Erfassung der Ausdehnung von Hauttumoren eingesetzt werden. Zahlreiche Photosensibilisatoren und Lichtquellen stehen für die topische PDT zur Verfügung, wobei die Aminolävulinsäure (engl. aminolevulinic acid, ALA) bzw. deren chemisch modifizierte Derivate die wichtigsten Photosensibilisatoren im Rahmen der topischen PDT darstellen. Neben nicht kohärenten Lichtquellen können auch Laser als kohärente Lichtquelle zur Photoaktivierung verwendet werden. Im Folgenden sollen die Grundlagen der PDT und deren Einsatzgebiete im Bereich der Dermatologie aufgezeigt werden.

Grundlagen

Vor über 100 Jahren entdeckte der Medizinstudent Oskar Raab den photodynamischen Effekt im Rahmen seiner Dissertation [13]. Erst sechs Jahre später, 1903, wurde von H. von Tappeiner der Begriff der PDT eingeführt [18]. Gemeinsam mit der dermatologischen Klinik in München (Links der Isar) behandelte der Pharmakologe von Tappeiner im Jahre 1905 insgesamt sechs Patienten mit Hauttumoren im Gesicht. Als Photosensibilisatoren wurden verschiedene Farbstoffe, u. a. Eosinlösung, sowie auch verschiedene Lichtquellen (Sonnenlicht, Kohlenbogenlampe) eingesetzt [7, 18].

Unter photostatischen Prozessen werden chemische Veränderungen verstanden, welche auf die Einwirkungszeit einer Lichtquelle beschränkt bleiben (z. B. Belichten einer Fotoplatte bzw. eines Films). Photodynamische Prozesse sind chemische Veränderungen, die über die eigentliche Einwirkzeit der Lichtquelle hinweg nachwirken (s. unten).

Die Verabreichung von Photosensibilisatoren resultiert in einer vorrangigen Anreicherung des PS im Tumorgewebe, wobei eine 10-fach höhere Anreicherung in den Tumorzellen im Vergleich zu normaler Haut nach topischer Applikation beobachtet werden kann [3]. Die Mechanismen, die dieser Selektivität zugrunde liegen, sind noch nicht in vollem Umfang geklärt. Unter anderem trägt der im Tumorgewebe erniedrigte pH zur Anreicherung des Photosensibilisators bei [3]. Eine erhöhte Aufnahme von ALA wird ebenso wie eine gesteigerte Synthese von Protoporphyrin IX (PpIX) bzw. ein verminderter Abbau der Porphyrine in Tumorzellen als Ursache für die selektive Anreicherung von ALA im erkrankten Gewebe angesehen. In Abhängigkeit des verwendeten Photosensibilisators und der Erkrankung kommt es nach einigen Stunden (bei ALA nach 4–5 Stunden) zur Akkumulation des Photosensibilisators im erkrankten Gewebe. Dabei induziert ALA in den Zellen die Synthese von Porphyrinen, insbesondere PpIX als eigentliche photosensibilisierende Substanz. Die Porphyrine lassen sich durch rot-orange Fluoreszenz (unter der Woodlichtlampe) nachweisen. Neben ALA können andere Photosensibilisatoren eingesetzt werden, wobei bislang einzig das systemisch verabreichte Porfimernatrium für die Tumorbehandlung zugelassen wurde. Im Gegensatz zur topischen Applikation ist die Anreicherung von intravenös verabreichtem Porfimernatrium in Hauttumoren nur wenig selektiv und geht mit einer lang anhaltenden, über Wochen sich erstreckenden erhöhten allgemeinen Lichtempfindlichkeit einher, sodass sich diese Applikationsform in der Behandlung von Hauttumoren nicht durchgesetzt hat [4, 5]. Eine methylierte Form der ALA zeigte in Studien eine der ALA ebenbürtige Wirkung und ist in mehreren nordeuropäischen Ländern für die topische PDT bereits zugelassen.

Die Aktivierung von Photosensibilisatoren erfolgt durch die Belichtung des zu behandelnden Areals. Da die Reichweite von Singulett-Sauerstoff lediglich 0,1 µm beträgt, muss der Photosensibilisator direkt im erkrankten Gewebe in ausreichender Konzentration vorliegen. Zusätzlich muss eine Penetration des Lichts in das Gewebe gewährleistet sein. Aufgrund der Penetration des verwendeten Lichts darf die Dicke der behandelten Läsion 3 mm nicht übersteigen, um eine ausreichende tumorizide Wirkung zu gewährleisten. Die Absorptionsmaxima von Porphyrinen liegen zwischen 360 und 400 nm und zwischen 500 und 635 nm (Q-Banden). Die meisten Lichtquellen aktivieren die Photosensibilisatoren bei Wellenlängen zwischen 600 und 800 nm. Eine Aktivierung der Photosensibilisatoren kann durch die Verwendung kohärenter Lichtquellen, d. h. Laser, oder über nicht kohärente Lichtquellen (Sonnenlicht, Hochdrucklampen, Diaprojektoren, Leuchtdioden) erzielt werden. Bei Verwendung der gegenüber Lasergeräten kostengünstigeren nicht kohärenten Lichtquellen ist auf eine exakte Dosimetrie zu achten, wobei die Lichtdosis (J/cm^2) ein Produkt der Lichtintensität (W/cm^2) und der Zeit darstellt. Nicht kohärente Bestrahlungssysteme bieten den Vorteil einer Aktivierung des Photosensibilisators bei verschiedenen Absorptionsmaxima, führen aber zu einer höheren thermischen Belastung.

Der eigentliche photophysikalische Prozess verläuft in mehreren Schritten und erfordert die Anwesenheit von Sauerstoff. Während der Belichtung absorbiert der Photosensibilisator Licht, d. h. Energie, und wird in den ersten angeregten Singulettzustand angehoben. Bei langer Dauer dieses Zustands erhöht sich die Wahrscheinlichkeit für den seltenen Übergang in den angeregten Triplettzustand. Der spontane Übergang vom Triplettzustand in den Singulettzustand ist ebenfalls sehr selten.

Treffen zwei Moleküle im Triplettzustand aufeinander, so gehen beide in den Singulettzustand über. Molekularer Sauerstoff ist eines der wenigen Moleküle, dessen Grundzustand einen Triplettzustand darstellt. Treffen diese zwei Moleküle aufeinander, so entsteht der äußerst reaktionsfreudige Singulett-Sauerstoff. Aus diesem Vorgang resultieren direkte zytotoxische Effekte in den Tumorzellen durch die Schädigung wichtiger subzellulärer Strukturen wie Mitochondrien und dem endoplasmatischen Retikulum. Bei Verwendung systemisch verabreichter Photosensibilisatoren werden zudem vaskuläre Veränderungen (Vasokonstriktion, Thrombosierung von den Tumor versorgenden Gefäßen) beobachtet, die zur Tumorischämie bzw. -nekrose beitragen. Niedrige Lichtintensitäten haben hingegen eine vorwiegend immunmodulatorische Wirkung durch eine im Detail noch nicht verstandene Aktivierung von Antigen präsentierenden Zellen (z. B. Langerhans-Zellen) und T-Lymphozyten sowie die daraus resultierende Veränderung des Zytokinmilieus [2, 8].

Indikationen für die topische PDT

Die zytotoxische Wirkung der PDT bei jedoch begrenzter Tiefenwirkung prädestiniert dieses Verfahren als Therapieform oberflächlicher Tumoren. Insbesondere epitheliale Präkanzerosen (aktinische Keratosen, Morbus Bowen) und oberflächliche invasive Tumoren wie Basaliome (vor allem oberflächliches Basaliom vom Rumpfhauttyp) sowie kleine Spinaliome stellen die wichtigsten Indikationen für die topische (und systemische) PDT dar (Tabelle 15) [5, 9, 16, 17]. Die Wirksamkeit der topischen PDT mit ALA und einer nicht kohärenten Lichtquelle zur Behandlung von aktinischen Keratosen wurde erstmals von Kennedy et al. beschrieben und in weiteren Studien bestätigt [10, 16, 17] (Abb. 6).

Tabelle 15. Indikationen für photodynamische Therapie

Oberflächliche epitheliale Tumoren
- aktinische (solare) Keratosen
- Morbus Bowen
- bowenoide Papulose
- oberflächliches Basaliom
- oberflächliches (<2 mm) Spinaliom

Andere Tumoren
- Kaposi-Sarkom
- kutane epidermotrope T-Zell-Lymphome (Mycosis fungoides)
- epidermotrope Metastasen (z.B. Mammakarzinom)

Entzündliche oder reaktive Dermatosen
- Psoriasis
- Verrucae vulgares und Condylomata acuminata
- Akne
- Hypertrichose

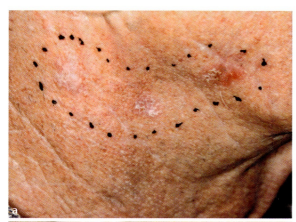
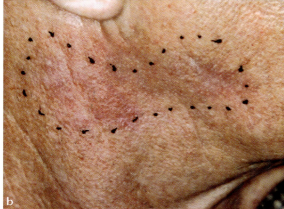

Abb. 6. Aktinische Keratosen, **a** vor und **b** 1 Monat nach topischer photodynamischer Therapie mit Aminolävulinsäure.

Die Remissionsraten liegen dabei zwischen 80 und nahezu 100% und sind somit mit denen anderer Therapieverfahren (Exzision, Kryotherapie, topisches 5-Fluorouracil) vergleichbar. Ähnlich gute Ansprechraten können bei Morbus Bowen und oberflächlichen Basaliomen erzielt werden [6, 11]. Hingegen sprechen noduläre und szirrhöse Basaliomformen ungenügend oder nicht auf eine topische PDT an. Fallberichte zum erfolgreichen Einsatz der topischen PDT beim Kaposi-Sarkom, der bowenoiden Papulose, kutanen epidermotropen T-Zell-Lymphomen (Mycosis fungoides) und epidermotropen Metastasen (Mammakarzinom) deuten auf weitere mögliche Indikationsbereiche [8]. Pigmentierte Tumoren wie maligne Melanome und pigmentierte Basaliome sprechen wahrscheinlich aufgrund der Lichtabsorption durch Melanin nicht ausreichend auf PDT an. Bernstein und Kollegen konnten bei Meerschweinchen zeigen, dass annähernd die doppelte Lichtdosis zur Erzeugung des gleichen biologischen Effekts auf pigmentierter Haut im Vergleich zu nicht pigmentierter Haut appliziert werden muss (58 J/cm^2 vs. 26 J/cm^2) [1]. Der Vorteil der PDT im Vergleich zur Chirurgie, Kryotherapie und Laserbehandlung besteht im kosmetisch sehr befriedigenden Resultat mit narbenfreier Rückbildung der Tumoren bei fehlender Invasivität der PDT. Pigmentverschiebungen nach topischer PDT sind reversibler Natur im Gegensatz zu den gelegentlich nach Kryotherapie zu beobachtenden Depigmentierungen. Im Gegensatz zur Radiotherapie kann die PDT wiederholt durchgeführt und auch zur Behandlung von Tumoren auf vorbestrahlter Haut eingesetzt werden.

Besonders bei immunsupprimierten Transplantatempfängern hat die topische PDT einen hohen Stellenwert.

Neben Tumoren sprechen auch zahlreiche reaktive und entzündliche Dermatosen auf eine topische PDT an. Bereits 1937 hat H. Silver auf die Wirkung der PDT in der Behandlung psoriatischer Plaques hingewiesen; in späteren Studien wurde eine mit Dithranol vergleichbare Ansprechrate belegt [2, 14]. In den letzten Jahren wurde über den erfolgreichen Einsatz der topischen PDT zur Behandlung von HPV-bedingten Erkrankungen (Verrucae vulgares, Condylomata acuminata, Epidermodysplasia verruciformis) berichtet [8, 15]. Kutane vaskuläre Malformationen wie Naevus flammeus und Erkrankungen der sebofollikulären Einheit (Akne, Hypertrichose) stellen weitere Indikationsbereiche dar, wobei größere Studien zur Wirksamkeit der PDT noch ausstehen. Kürzlich sind Empfehlungen und Richtlinien zur Behandlung neoplastischer, reaktiver und inflammatorischer Erkrankungen mittels topischer PDT in England von der British Photodermatology Group vorgelegt worden [12].

Praktische Aspekte der PDT

Der am häufigsten verwendete Photosensibilisator ist ALA, das in einer 10- bis 20%igen Konzentration in einer Öl-in-Wasser-Emulsion unter einem lichtundurchlässigen Okklusionsverband (z.B. Tagadermfolie) in einer 1–2 mm dicken Schicht auf das erkrankte Areal aufgetragen wird. Von einigen Autoren wird die Vorbehandlung insbesondere von hyperkeratotischen Hauttumoren mittels Kürettage empfohlen, um eine verbesserte Penetration des Photosensibilisators zu erreichen. Prinzipiell ist eine Applikation des Photosensibilisators durch einen gut instruierten Patienten möglich. Aufgrund eigener Erfahrungen mit phototoxischen Reaktionen infolge falscher Handhabung sind wir jedoch hiervon abgekommen. Der Patient muss über die Möglichkeit brennender Schmerzen während der Belichtung aufgeklärt werden. Diese treten vor allem bei großflächiger Behandlung im Bereich des Gesichts und des Kopfes (vor allem bei Glatzenträgern) und an den Händen auf. Eine vorherige Verabreichung von nichtsteroidalen Analgetika (z.B. Mefenaminsäure, Paracetamol) oder Morphinderivaten bzw. eine Lokalanästhesie hat sich bewährt. Eine kontinuierliche Überwachung des Patienten durch geschultes Pflegepersonal während der Belichtung führt zu einer verbesserten Toleranz gegenüber eventuellen Schmerzen. Der Wärmeentwicklung kann durch die Verwendung von Ventilatoren oder durch das Aufsprühen von Wasser entgegengewirkt werden. Die Belichtungszeit beträgt in den meisten Fällen zwischen 15 und 30 Minuten. Die Lichtintensität sollte 150–200 J/cm^2 nicht überschreiten, um thermische Schäden zu vermeiden. Bei entzündlichen Dermatosen werden weitaus geringere Intensitäten (<50 J/cm^2) bei jedoch häufigerer Applikation (2- bis 3-mal pro Woche) verwendet. Einzelne Therapiesysteme sind mit den korrekten Behandlungsparametern, bezogen auf einen vorgegebenen Lichtquelle-Haut-Abstand, bereits vorkonfiguriert, andere lassen eine kontinuierliche Felddosimetrie zu.

Nach der Behandlung kommt es am 2. bis 3. Tag zu Rötung, Erosion, Verkrustung und später zur Desquamation im behandelten Areal. Wundinfekte sind selten. Eine Abdeckung des belichteten Areals mit einem trockenen Wundverband und eine Nachbehandlung mit einer Öl-in-Wasser-Emulsion sind empfehlenswert. In einigen Fällen kann eine reversible Hypo- oder Hyperpigmentierung nach topischer PDT auftreten. Ein konsequenter Lichtschutz sollte direkt nach der Behandlung zur Vermeidung phototoxischer Reaktionen und postinterventioneller Pigmentverschiebungen durchgeführt werden. Bei invasiven epithelialen Tumoren ist in manchen Fällen eine Woche nach der ersten Sitzung eine zweite Behandlung indiziert. 3–4 Wochen nach Abschluss der PDT erfolgt bei jedem Patienten eine Therapiekontrolle, anlässlich welcher auf den Nutzen potenter Lichtschutzpräparate und auf physikalischen Lichtschutz zur Sekundärprophylaxe weiterer aktinisch bedingter Tumoren hingewiesen wird.

Zusammenfassung und Aussicht

Die Vorteile der PDT liegen in der nicht invasiven und vergleichsweise einfachen Durchführung, der Wiederholbarkeit der Behandlung und den ausgezeichneten kosmetischen Resultaten. Die Nachteile umfassen die geringe Tiefenwirkung der topischen PDT, welche diese Therapieform auf oberflächliche Hauttumoren und entzündliche Dermatosen mit vorwiegend epidermaler Mitbeteiligung beschränkt. Die gerade bei großflächiger topischer PDT bei der Hälfte der Patienten während der Belichtungsphase auftretenden brennenden Schmerzen bedürfen einer ausreichenden Analgesie. Schwerwiegende Nebenwirkungen oder Komplikationen sind bislang nicht beobachtet worden.

Durch die Erprobung neuer Photosensibilisatoren und die Entwicklung neuer Lichtquellen mit Leuchtdiodentechnologie oder gefiltertem Licht wird die PDT in Zukunft voraussichtlich eine breitere Anwendung finden. Zudem wäre die Entwicklung systemisch zu verabreichender, jedoch selektiver Photosensibilisatoren mit kurzer Halbwertzeit wünschenswert. Für die topische PDT könnten Photosensibilisatoren mit Absorptionsmaxima im nahen Infrarotbereich die Behandlung von dickeren (>3 mm) Tumoren ermöglichen. Im Hinblick auf eine Evidenz-basierte Medizin bedarf es jedoch in erster Linie größerer kontrollierter Studien, um den Stellenwert der PDT in der Dermatologie darzulegen.

Literatur

1. Bernstein EF, et al (1990) Response of black and white guinea pig skin to photodynamic treatment using 514-nm light and dihematoporphyrin ether. Arch Dermatol 126:1303–1307
2. Boehncke WH, Sterry W, Kaufmann R (1994) Treatment of psoriasis by topical photodynamic therapy with polychromatic light. Lancet 343:801
3. Bohmer RM, Morstyn G (1985) Uptake of hematoporphyrin derivative by normal and malignant cells: effect of serum, pH, temperature, and cell size. Cancer Res 45:5328–5334
4. Fritsch C, Goerz G, Ruzicka T (1998) Photodynamic therapy in dermatology. Arch Dermatol 134:207–214
5. Grob M, Schmid-Grendelmeier P (1998) Topische photodynamische Therapie in der Dermatologie. Ther Umsch 55:529–532
6. Hürlimann AF, Hanggi G, Panizzon RG (1998) Photodynamic therapy of superficial basal cell carcinomas using topical 5-aminolevulinic acid in a nanocolloid lotion. Dermatology 197:248–254
7. Jesionek A, von Tappeiner H (1905) Zur Behandlung der Hautcarcinome mit fluorescierenden Stoffen. Dtsch Arch Klein Med 85:223–239
8. Kalka K, Merk H, Mukhtar H (2000) Photodynamic therapy in dermatology. J Am Acad Dermatol 42:389–413
9. Karrer S, Szeimies RM, Abels C, Landthaler M (1998) The use of photodynamic therapy for skin cancer. Onkologie 21:20–27
10. Kennedy JC, Pottier RH, Pross DC (1990) Photodynamic therapy with endogenous protoporphyrin IX: basic principles and present clinical experience. J Photochem Photobiol B 6:143–148
11. Morton CA, Whitehurst C, McColl JH, Moore JV, MacKie RM (2001) Photodynamic therapy for large or multiple patches of Bowen disease and basal cell carcinoma. Arch Dermatol 137:319–324
12. Morton CA, Brown SB, Collins S, Ibbotson S, Jenkinson H, Kurwa H, Langmack K, McKenna K, Moseley H, Pearse AD, Stringer M, Taylor DK, Wong G, Rhodes LE (2002) Guidelines for topical photodynamic therapy: report of a workshop of the British Photodermatology Group. Br J Dermatol 146:552–567
13. Raab O (1900) Über die Wirkung fluoresceierender Stoffe auf Infusoria. Z Biol 39:524
14. Silver H (1937) Psoriasis vulgaris treated with hematoporphyrin. Arch Dermatol Syphilol 36:1118–1119
15. Stender IM, Na R, Fogh H, Gluud C, Wulf HC (2000) Photodynamic therapy with 5-aminolaevulinic acid or placebo for recalcitrant foot and hand warts: randomised double-blind trial. Lancet 355:963–966
16. Szeimies RM, Abels C, Bäumler W, Karrer S, Landthaler M (1997) Photodynamische Therapie in der Dermatologie. In Kutmann J, Hönigsmann H (Hrsg) Handbuch der dermatologischen Phototherapie und Photodiagnistik. Springer, Berlin Heidelberg New York, S 196–223
17. Szeimies RM, Karrer S, Radakovic-Fijan S, Tanew A, Calzavara-Pinton PG, Zane C, Sidoroff A, Hempel M, Ulrich J, Proebstle T, Meffert H, Mulder M, Salomon D, Dittmar HC, Bauer JW, Kernland K, Braathen L (2002) Photodynamic therapy using topical methyl 5-aminolevulinate compared with cryotherapy for actinic keratosis: A prospective, randomized study. J Am Acad Dermatol 47:258–262
18. Von Tappeiner H, Jesionek A (1903) Therapeutische Versuche mit fluorescierenden Stoffen. Münch Med Wochenschr 47:2042–2044

KAPITEL 7

Idiopathische Photodermatosen, phototoxische und photoallergische Reaktionen

E. HÖLZLE

Einleitung

Photodermatosen werden durch Sonnenstrahlung provoziert und setzen eine pathologische Reaktionsbereitschaft der sonst klinisch erscheinungsfreien Haut des Patienten voraus. Es hat sich bewährt, die idiopathischen Photodermatosen, Dermatosen, denen – mit Ausnahme der Mallorca-Akne – ein immunologischer Mechanismus für die Krankheitsentstehung zugeschrieben wird, von einer chemischen Photosensibilisierung zu unterscheiden (Tabelle 16).

Die Diagnostik von Lichtdermatosen beruht auf Anamnese, klinischem und eventuell histopathologischem Bild sowie dem Ergebnis von Phototestungen. Hierzu gehören die provokative Lichttestung an umschriebenen Testfeldern zur Reproduzierung von typischen Hautveränderungen, der Nachweis von Photokontaktallergenen im Photopatchtest und die systemische Photoprovokation zur Identifizierung systemischer Photosensibilisatoren, falls diese nicht im Photopatchtest erfassbar sind. Laboruntersuchungen dienen lediglich zum Ausschluss von Differenzialdiagnosen wie Porphyrien und kutanen Formen des Lupus erythematodes.

Eine Therapie der Photodermatosen kann nur bei phototoxischen und photoallergischen Reaktionen kausal sein. Nach Identifizierung des auslösenden Photosensibilisators wird durch Karenz eine dauerhafte Erscheinungsfreiheit gewährleistet. Die Abheilung akuter Lichtreaktionen wird durch antientzündliche Medikamente und Lichtschutz beschleunigt. Da die Pathomechanismen der idiopathischen Photodermatosen unbekannt sind, steht lediglich eine symptomatische Behandlung zur Verfügung. Diese umfasst Maßnahmen des Lichtschutzes sowie der Lichtgewöhnung und immunsuppressive sowie antientzündliche Medikamente. Dabei entfalten Phototherapie und Photochemotherapie neben der Lichtgewöhnung auch immunsuppressive Wirkungen. In einer neueren Monographie sind photodermatologische Krankheitsbilder detailliert zusammengestellt [10].

Diagnostische und therapeutische Leitlinien

■ Lichturtikaria

Diagnose. Eine durch Sonnenstrahlung ausgelöste urtikarielle Sofortreaktion, die innerhalb von Minuten entsteht und sich nach einer bis wenigen Stunden vollständig zurückbildet [14], ist beweisend für eine Lichturtikaria (Tabelle 17).

Differenzialdiagnosen. Die Differenzialdiagnose umfasst die polymorphe Lichtdermatose vom Plaquetyp, urtikarielle Sofortreaktionen bei einer erythropoetischen Protoporphyrie und, selten, den urtikariellen Typ einer durch Bestrahlung verstärkten leukozytoklastischen Vaskulitis.

Therapie. Die Quaddeln der Lichturtikaria bilden sich nach Beendigung der Licht- oder UV-Exposition spontan ohne Hinterlassung von Residuen zurück. Zur Prophylaxe hat sich ein mehrstufiger Therapieplan (Tabelle 18) bewährt [14, 21, 28].

Tabelle 16. Einteilung der Photodermatosen

■ Idiopathische Lichtdermatosen	– Lichturtikaria – polymorphe Lichtdermatose – Hydroa vacciniformia – aktinische Prurigo – chronische aktinische Dermatitis – Mallorca-Akne
■ Chemische Photosensibilisierung	– phototoxische Dermatitis – photoallergische Dermatitis

Tabelle 17. Diagnostische Leitlinien der Lichturtikaria

■ **Manifestationsalter**	– junges Erwachsenenalter
■ **Zeitlicher Verlauf**	– Beginn wenige Minuten nach Exposition mit Strahlung des Aktionsspektrums – Bestandsdauer bis eine Stunde – spontane Rückbildung ohne Residuen
■ **Klinisches Bild**	– deutliche, bei höherer Strahlungsdosis meist konfluierende Urticae in exponierter Haut
■ **Histologisches Bild**	– geringes Infiltrat aus Lymphozyten, Eosinophilen und Neutrophilen sowie Ödem im Korium
■ **Elektronen-optisches Bild**	– Margination und Aktivierung von Thrombozyten, interendotheliale Spalträume und Veränderung von Nervenfasern vor Degranulation der Mastzellen

■ **Polymorphe Lichtdermatose**

Diagnose. Die polymorphe Lichtdermatose ist eine verzögerte Lichtreaktion mit juckenden, deutlich stehenden und beim einzelnen Patienten stets monomorphen Effloreszenzen, die an typischen Prädilektionsstellen auftreten. Morphologische Ausprägungen umfassen Papeln, Plaques und Papulovesikel bis hin zu Bullae. Die Prädilektionsstellen sind Brustausschnitt, Streckseiten der Arme, Handrücken, Hände, Rumpf und Gesicht in absteigender Häufigkeit. Typisch ist der zeitliche Verlauf der Eruptionen mit einem verzögerten Beginn nach intensiver Sonnenbestrahlung und einer Dauer der Eruption von meist nur wenigen Tagen. Die spontane Rückbildung erfolgt ohne Hinterlassung von Residuen [9, 11, 15] (Tabelle 19).

Pathogenese. Neue Untersuchungen deuten darauf hin, dass bei Patienten mit polymorpher Lichtdermatose die Immunregulation nach UV-Exposition gestört ist. Dabei scheint die UVB-induzierte Immunsuppression in der Haut der Patienten abgeschwächt zu sein, wodurch die bei der Besonnung entstehenden Produkte möglicherweise als Allergen wirken und die Hauterscheinungen der polymorphen Lichtdermatose induzieren können [27, 29]. Die Erkenntnis, dass Östrogene durch Freisetzung von Interleukin-10 aus Keratinozyten die UV-induzierte Immunsuppression ebenfalls hemmen können, erklärt möglicherweise die stark erhöhte Prävalenz bei Frauen [2].

Differenzialdiagnosen. Diese umfassen die chronische aktinische Dermatitis, Lichturtikaria, photosensitive Formen des Erythema exsudativum multiforme, Lupus erythematodes und lymphozytäre Infiltration (Jessner-Kanof). Gelegentlich müssen auch phototoxische und photoallergische Reaktionen abgegrenzt werden.

Therapie. Sie orientiert sich am Leidensdruck des Patienten und schließt Lichtschutz und natürliche Lichtgewöhnung, Phototherapie und gegebenenfalls Photochemotherapie sowie versuchsweise die Anwendung von systemischen Medikamenten ein. Sinnvolle Maßnahmen zur Untersuchung, Beratung und Behandlung von Patienten mit polymorpher Lichtdermatose sind in Tabelle 20 zusammengefasst.

Das Gewicht liegt auf Lichtgewöhnung durch vernünftiges Verhalten und die Anwendung von Sonnenschutzmitteln. Dabei sind hoher Lichtschutzfaktor und Breitbandwirkung mit Erfassung des UVA-Bereichs unerlässlich. Eine Neuentwicklung ist die zusätzliche Anwendung topischer Antioxidanzien, die neue Erkenntnisse in der Pathogenese der polymorphen Lichtdermatose berücksichtigt.

Tabelle 18. Stufentherapie für die Behandlung von Patienten mit Lichturtikaria

Schweregrad	Basisbehandlung	Ergänzende Maßnahmen
■ **Leicht**	Lichtschutz natürliche Lichtgewöhnung	Antihistaminika
■ **Mittel**	Phototherapie oder Photochemotherapie	Lichtschutz, Antihistaminika
■ **Schwer**	Plasmapherese Ciclosporin A – experimentell Immunglobuline i.v. Photopherese	Lichtschutz, Antihistaminika

Tabelle 19. Diagnostische Leitlinien der polymorphen Lichtdermatose

■ **Manifestations-alter**	– junges Erwachsenenalter, Kindheit
■ **Zeitlicher Verlauf**	– Beginn mehrere Stunden bis wenige Tage nach intensiver Sonnen-exposition – Bestandsdauer mehrere Tage – spontane Rückbildung ohne Residuen
■ **Klinisches Bild**	– in Prädilektionsstellen auf fleckigen Erythemen deutlich stehende Papeln oder Plaques oder Papulovesikel und Bullae
■ **Histologisches Bild**	– dichte perivaskuläre lymphozytäre Infiltrate im oberen und tiefen Korium – subepidermales Ödem: geringe epidermale Veränderungen mit Vakuolisierung von Basalzellen, fokaler Spongiose, Zellnekrosen

Tabelle 20. Maßnahmen zur Patientenführung bei polymorpher Lichtdermatose

■ **Phototestung**	– Bestätigung der Diagnose und Bestimmung auslösender Wellen-längenbereiche (UVA, UVB)
■ **Beratung**	– Lichtgewöhnung durch Verhalten, Kleidung, Sonnenschutzmittel
■ **Phototherapie**	– bei starkem Leidensdruck und wenn eine natürliche Lichtgewöhnung nicht ausreichend ist
■ **Photochemo-therapie**	– nur in Ausnahmefällen mit extremer Lichtempfindlichkeit
■ **Systemische Medikamente**	– Wirkungsnachweis meist fraglich; empirisch als adjuvante Maßnahme möglich

■ Hidroa vacciniformia

Diagnose. Die Erkrankung ist sehr selten und sie beginnt meist in der Kindheit. Definierende Kriterien sind verzögert nach intensiver Sonnenbestrahlung auftretende hämorrhagische Blasen und hämorrhagische Krusten mit nachfolgender varioliformer narbiger Abheilung, insbesondere im Gesicht und an den Handrücken [6] (Tabelle 21).

Differenzialdiagnosen. Wichtig ist die Abgrenzung gegen eine erythropoetische Protoporphyrie, eine schwer verlaufende polymorphe Lichtdermatose und die aktinische Prurigo.

Tabelle 21. Diagnostische Leitlinien der Hidroa vacciniformia

■ **Manifestations-alter**	– Kindheit
■ **Zeitlicher Verlauf**	– Beginn mehrere Stunden bis wenige Tage nach intensiver Sonnenexpo-sition – Bestandsdauer mehrere Tage – spontane Rückbildung mit variolifor-men Narben
■ **Klinisches Bild**	– an Nase, Wangen, Lippen, Ohren, Handrücken deutlich und konfluierend Vesikel und Bullae, dann hämorrhagische Krusten, varioloforme Narben – Augenbeteiligung
■ **Histologisches Bild**	– spongiotische Blasen mit Epidermis-nekrosen – subepidermales Ödem mit Blasenbil-dung und Hämorrhagie – dichte perivaskuläre lymphozytäre Infiltrate im oberen und tiefen Korium mit Neutrophilen und Eosinophilen

Therapie. Sie besteht in konsequentem Lichtschutz, wobei auch auf einen Schutz der Augen durch Tragen einer UV-Schutzbrille geachtet werden muss. Bewährt hat sich auch die Durchführung einer Photochemotherapie zu Beginn der lichtreichen Jahreszeit mit Fortführung über den Sommer als Erhaltungstherapie; ersatzweise kann auch eine Phototherapie eine Verbesserung herbeiführen. Systemische Behandlungen mit β-Carotin, Chloroquin und Ciclosporin A führte nur in Einzelfällen zu Verbesserungen.

■ Aktinische Prurigo

Diagnose. Bei Indianern in Nord- und Lateinamerika kommt eine familiäre Variante der Erkrankung vor, die besser als hereditäre aktinische Prurigo bei amerikanischen Indianern bezeichnet wird [12]. Die „nicht amerikanische" aktinische Prurigo, die vorwiegend bei weißen Europäern beschrieben wird, ist eine sehr seltene Photodermatose, die Teilsymptome der atopischen Dermatitis, polymorphen Lichtdermatose, der Hidroa vacciniformis und der persistierenden Lichtreaktion aufweisen kann. Sie ist durch eine sehr hohe Lichtempfindlichkeit, den Beginn in der Kindheit, eine häufige Assoziation mit atopischer Diathese, Überwiegen des weiblichen Geschlechts und pruriginöse Hautveränderun-

Tabelle 22. Diagnostische Leitlinien der aktinischen Prurigo

■ Manifestations-alter	– meist Kindheit
■ Zeitlicher Verlauf	– chronisch mit Exazerbationen in der lichtreichen Jahreszeit – wenige Stunden nach starker Sonnenexposition urtikarielle Plaques, dann Ekzeme und nach einigen Tagen Prurigopapeln
■ Klinisches Bild	– abhängig von der Sonnenexposition Prurigopapeln in lichtexponierter Haut, daneben urtikarielle Plaques und Ekzeme; Streuphänomene kommen vor
■ Histologisches Bild	– chronische oberflächliche spongiotische Dermatitis mit Eosinophilen sowie flache Prurigopapeln

Tabelle 23. Diagnostische Leitlinien der chronischen aktinischen Dermatitis

■ Manifestations-alter	– vorwiegend hohes, aber auch mittleres Alter, bevorzugt Männer
■ Zeitlicher Verlauf	– hoch chronisch mit Exazerbationen in der lichtreichen Jahreszeit
■ Klinisches Bild	– extreme Lichtempfindlichkeit mit chronischer lichenifizierter juckender Dermatitis in lichtexponierter Haut
■ Histologisches Bild	– chronische spongiotische Dermatitis, gelegentlich Mycosis-fungoides-artig (aktinisches Retikuloid)
■ Photobiologie	– expermentelle Provokation einer spongiotischen Dermatitis durch UVB (UVA, sichtbares Licht) ohne Mitwirken eines Photosensibilisators

gen in bevorzugt lichtexponierten Arealen gekennzeichnet [1, 9, 16] (Tabelle 22).

Differenzialdiagnosen. Sie umfassen insbesondere lichtaggravierte atopische Dermatitis, polymorphe Lichtdermatose und chronische aktinische Dermatitis.

Therapie. Die Behandlung der aktinischen Prurigo ist sehr schwierig und nur symptomatisch möglich. Zur Anwendung kommen lokale und systemische Corticosteroide und konsequente Lichtschutzmaßnahmen. Nicht überzeugend waren Versuche der Lichtgewöhnung durch Phototherapie oder Photochemotherapie; allerdings waren durch PUVA-Behandlung Teilerfolge zu erzielen. Keine systemische Medikation, vielleicht mit Ausnahme von Thalidomid, konnte eine durchgreifende Besserung erzielen.

■ Chronische aktinische Dermatitis

Diagnose. Sie ist eine schwere Erkrankung mit ausgeprägter Lichtempfindlichkeit. In lichtexponierter Haut besteht ein stark juckendes, chronisches Ekzem, das durch Lichtexposition ohne Zufuhr eines Photosensibilisators ausgelöst und unterhalten wird. Gelegentlich entstehen Streureaktionen in lichtgeschützte Haut. Meist sind Männer im mittleren und höheren Lebensalter betroffen (Tabelle 23). Das Aktionsspektrum umfasst UVB und im späteren Entwicklungsstadium gelegentlich zusätzlich UVA oder sichtbares Licht.

Persistierende Lichtreaktion, aktinisches Retikuloid, photosensitives Ekzem, chronische photosensitive Dermatitis und photoaggravierte atopische Dermatitis werden häufig synonym für chronische aktinische Dermatitis verwendet, stellen aber Subtypen des Sammelbegriffs chronische aktinische Dermatitis dar [4, 22, 26, 30].

Differenzialdiagnose. Abzugrenzen sind insbesondere systemisch ausgelöste photoallergische Reaktionen bei fortgesetzter Zufuhr des Photoallergens. Sie entsprechen dem klinischen Bild der chronischen aktinischen Dermatitis, das Aktionsspektrum ist jedoch auf UVA begrenzt. Klinisch identische Bilder können durch die aerogene Kontaktdermatitis durch Pflanzen aus der Gruppe der Compositae verursacht werden.

Therapie. Die symptomatische Sofortbehandlung umfasst konsequenten Lichtschutz und äußerliche Anwendung hoch wirksamer Corticosteroide. Die weitere Therapie der Wahl stützt sich auf eine systemische Photochemotherapie, die in der Anfangsphase häufig mit einer medikamentösen Immunsuppression durch Glucocorticosteroide, Azathioprin oder Ciclosporin A ergänzt werden muss [18]. Auch Immunsuppressiva allein können ausreichend sein. Immer ist konsequenter Lichtschutz erforderlich.

■ Mallorca-Akne

Diagnose. Charakteristisch sind monomorphe, akneiforme Eruptionen an Schultern, Rücken, Brustausschnitt und Streckseiten der Oberarme nach intensiven und länger anhaltenden Son-

Tabelle 24. Diagnostische Leitlinien der Mallorca-Akne

■ **Manifestations-alter**	– junges Erwachsenenalter, meist Frauen
■ **Zeitlicher Verlauf**	– Beginn nach lang anhaltender intensiver Sonnenexposition (mehrwöchiger Sonnenurlaub) – Bestandsdauer mehrere Wochen – spontane Rückbildung ohne Residuen
■ **Klinisches Bild**	– an Schultern, Oberarmen und Rücken, seltener Brustausschnitt, monomorphe gelblich rötliche follikuläre Papeln von 2–4 mm Durchmesser
■ **Histologisches Bild**	– Ruptur des akroinfundibulären Epithels mit akut entzündlichem Infiltrat, dann Fibrose und follikuläre Hyperkeratosen

nenexpositionen [8, 23]. Die Rückbildung erfordert oft mehrere Wochen, es tritt kein Gewöhnungseffekt über die lichtreiche Jahreszeit ein (Tabelle 24).

Differenzialdiagnosen. Abzugrenzen sind der kleinpapulöse Typ der polymorphen Lichtdermatose sowie andere akneiforme Exantheme.

Therapie. Die Eruption ist selbstlimitiert und heilt nach Sonnenkarenz langsam ab. Eine zusätzliche äußerliche Schälbehandlung, wie sie bei der vulgären Akne angewandt wird, kann den Heilungsverlauf beschleunigen.

■ Phototoxische Reaktion

Diagnose. Phototoxische Reaktionen können systemisch durch Medikamente und durch äußerliche Photosensibilisatoren, z.B. durch Anwendung von parfümhaltigen Externa oder Kontakt mit phototoxisch wirkenden Pflanzen, ausgelöst werden. Das auslösende Agens kann im Fall eines topischen Sensibilisators durch den Photopatchtest oder im Fall eines Medikaments durch die systemische Photoprovokation identifiziert werden.

Die systemische phototoxische Reaktion zeigt eine akute Dermatitis in lichtexponierten Arealen, die einer verstärkten Sonnenbrandreaktion

entspricht. Weitere Reaktionsmuster können stechende und brennende erythematöse und urtikarielle Sofortreaktionen, ein verzögertes Erythem mit nachfolgender Hyperpigmentierung, dosisabhängig auch Blasenbildung, und Pseudoporphyrie-ähnliche Bilder sein [4]. Eine exogen ausgelöste phototoxische Reaktion zeigt häufig fleckförmige oder streifenförmige Erytheme mit Blasenbildung und nachfolgende streifenförmige Hyperpigmentierung. Klassische Krankheitsbilder sind die Beroloque-Dermatitis und die Wiesengräserdermatitis.

Differenzialdiagnosen. Diese umfassen toxisch irritative Dermatitis sowie physikalische Schäden der Haut durch Verbrennung, Verbrühung oder Erfrierung neben kontaktallergischen, photoallergischen oder anderen durch Medikamente induzierten Reaktionen.

Therapie. Die Identifizierung des Photosensibilisators durch den Photopatchtest oder die systemische Photoprovokation erlaubt eine kausale Behandlung durch Karenz. Die akute Dermatitis wird symptomatisch behandelt.

■ Photoallergische Reaktion

Diagnose. Systemisch ausgelöste photoallergische Reaktionen sind relativ selten und imponieren durch eine juckende, allergische Kontaktdermatitis in symmetrischer Verteilung in lichtexponierter Haut. Bei photokontaktallergischen Reaktionen ist das Bild der Kontaktdermatitis auf die Areale, die sowohl dem Photoallergen wie auch der UV-Bestrahlung ausgesetzt sind, beschränkt.

Differenzialdiagnosen. Sie umfassen die allergische Kontaktdermatitis und insbesondere die Variante der aerogenen Kontaktdermatitis, daneben aber auch Arzneireaktionen im Sinne eines hämatogenen Kontaktekzems oder durch Arzneimittel ausgelöste phototoxische Reaktionen.

Therapie. Das Kontaktphotoallergen kann durch den Photopatchtest identifiziert werden. Bei auslösenden Medikamenten gelingt dies nur selten und die Identifizierung muss durch eine systemische Photoprovokation erfolgen.

Photoprovokationstestungen und Photopatchtest

■ Vorbemerkung

Häufig präsentieren sich Patienten ohne Hautveränderungen und berichten nur in der Anamnese über frühere Eruptionen. Sind zudem die anamnestischen Angaben nicht eindeutig, so ist zur Diagnosestellung eine Photoprovokation der typischen Hautveränderungen außerordentlich hilfreich. Dies gilt für die Lichturtikaria, die polymorphe Lichtdermatose und Erkrankungen aus dem Formenkreis der chronischen aktinischen Dermatitis [17, 19]. Als orientierende Voruntersuchung und zur Bestimmung der Erythemschwellen für die weiteren provokativen Bestrahlungen dienen die Lichttreppen für UVB und UVA [24] (Tabelle 25). Beim Verdacht auf das Vorliegen einer Photosensibilisierung durch eine chemische Fremdsubstanz folgen nach den Lichttreppen Photopatchtestungen [12, 24, 25] und gegebenenfalls systemische Photoprovokation [5, 17, 19].

■ Lichturtikaria

Die Testungen erfolgen an nicht sonnenexponierter Haut, z.B. an Gesäß oder Abdomen. Die Vorgehensweise entspricht im Wesentlichen der der Lichttreppen (Tabelle 25) und ist im Einzelnen in Tabelle 26 dargestellt [10]. Die Untersuchungen mit dem Monochromator sind gezielten wissenschaftlichen Fragestellungen vorbehalten.

■ Polymorphe Lichtdermatose, Hidroa vacciniformia

Bei der Auswahl des Testareals ist es wichtig, möglichst eine Hautstelle zu bestrahlen, die für den betroffenen Patienten eine Prädilektionsstelle darstellt. Allerdings sollten aus kosmetischen Gründen das Gesicht und der Dekolletébereich von Phototestungen verschont bleiben. Aus diesen Gründen haben sich die Streckseiten der Oberarme und, insbesondere bei Verdacht auf Lupus erythematodes, auch der Schulter- und obere Rückenbereich als Testareal bewährt. Da in einem Testareal manchmal nur wenige einzeln stehende und kleine Effloreszenzen provoziert werden, empfiehlt es sich, das Testfeld ausreichend groß (5×8 cm) zu gestalten. Der richtige Testzeitpunkt ist Winter oder Frühling, bevor die ersten natürlichen Sonnenexpositionen erfolgen. Zu diesem Zeitpunkt ist die Haut noch nicht vorgebräunt und auch nicht lichtgewöhnt im Hinblick auf die Photodermatose. Dies gilt insbesondere für die polymorphe Lichtdermatose, bei der bekanntermaßen während der sonnenreichen Jahreszeit ein Gewöhnungseffekt eintritt [17].

Sind die provozierten Hautveränderungen klinisch morphologisch nicht klar einzuordnen, so empfiehlt sich eine histopathologische Untersuchung. Dabei gelingt es meist, Frühstadien der polymorphen Lichtdermatose, des Lupus erythematodes oder der Hidroa vacciniformis von normalen Hautreaktionen auf UVA oder

Tabelle 26. Photoprovokation der Lichturtikaria

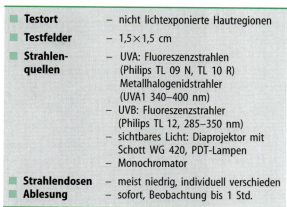

■ Testort	– nicht lichtexponierte Hautregionen
■ Testfelder	– 1,5×1,5 cm
■ Strahlenquellen	– UVA: Fluoreszenzstrahlen (Philips TL 09 N, TL 10 R) Metallhalogenidstrahler (UVA1 340–400 nm)
	– UVB: Fluoreszenzstrahler (Philips TL 12, 285–350 nm)
	– sichtbares Licht: Diaprojektor mit Schott WG 420, PDT-Lampen
	– Monochromator
■ Strahlendosen	– meist niedrig, individuell verschieden
■ Ablesung	– sofort, Beobachtung bis 1 Std.

Tabelle 25. Praktische Durchführung der UVA- und UVB-Lichttreppen

■ Testort	– nicht lichtexponierte Hautregion (Gesäß)
■ Testfelder	– 1,5×1,5 cm
■ Strahlenquellen	– UVA1: Metallhalogenidstrahler (UVA1 340–400 nm)
	– UVB: Fluoreszenzstrahler (Philips TL 12, 285–350 nm)
■ UV-Dosen	– UVA1: Hauttyp I, II: 5,10, 15, 20, 25, 30 J/cm^2 Hauttyp III, IV: 20, 25, 30, 40, 60, 80 J/cm^2
	– UVB: Hauttyp I, II: 25, 50, 75, 100, 125, 150 mJ/cm^2 Hauttyp III, IV: 75, 100, 125, 150, 175, 200 mJ/cm^2
■ Ablesung	– sofort, 24 Std.

Tabelle 27. Photoprovokation von polymorpher Lichtdermatose und Hidroa vacciniformia

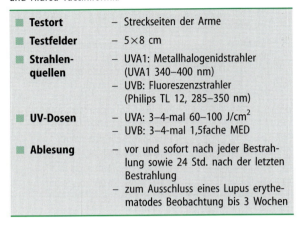

■ **Testort**	– Streckseiten der Arme
■ **Testfelder**	– 5×8 cm
■ **Strahlen-quellen**	– UVA1: Metallhalogenidstrahler (UVA1 340–400 nm) – UVB: Fluoreszenzstrahler (Philips TL 12, 285–350 nm)
■ **UV-Dosen**	– UVA: 3–4-mal 60–100 J/cm^2 – UVB: 3–4-mal 1,5fache MED
■ **Ablesung**	– vor und sofort nach jeder Bestrahlung sowie 24 Std. nach der letzten Bestrahlung – zum Ausschluss eines Lupus erythematodes Beobachtung bis 3 Wochen

Tabelle 28. Photoprovokation der chronischen aktinischen Dermatitis

■ **Testort**	– nicht lichtexponierte Hautregion
■ **Testfelder**	– 5×5 cm
■ **Strahlen-quellen**	– UVA: Fluoreszenzstrahler (Philips TL 09 N, TL 10 R) Metallhalogenidstrahler (UVA1 340–400 nm) – UVB: Fluoreszenzstrahler (Philips TL 12, 285–350 nm) – sichtbares Licht: Diaprojektor mit Schott WG 420
■ **Strahlendosen**	– UVA: 1, 10, 30 J/cm^2 – UVB: 0,5-, 1,0-, 1,5fache MED – sichtbares Licht: 30 J/cm^2 – ggf. Wiederholung der Bestrahlungen an drei aufeinanderfolgenden Tagen
■ **Ablesung**	– 24, 48, 72 Std. nach Bestrahlung

UVB abzugrenzen. Allerdings weisen Lupus erythematodes und polymorphe Lichtdermatose sowohl in der Entwicklungskinetik der Effloreszenzen wie auch im histologischen Bild früher Veränderungen Überlappungen auf, die manchmal eine exakte Abgrenzung erschweren.

Das Testprotokoll zur Provokation von typischen Effloreszenzen ist bei beiden Erkrankungen identisch. Es kann auch zur differenzialdiagnostischen Abgrenzung eines Lupus erythematodes dienen (Tabelle 27).

■ Chronische aktinische Dermatitis

Für die chronische aktinische Dermatitis gilt vorwiegend UVB als auslösender Spektralbereich. Bei einigen Patienten können jedoch zusätzlich auch UVA-Strahlung und sichtbares Licht zu Hautveränderungen führen. Daher wird die Provokationsbestrahlung mit UVB, UVA und sichtbarem Licht durchgeführt. Es handelt sich primär um eine einmalige Provokation auf größeren Testfeldern an nicht sonnenexponierter Haut. Das Ziel der Bestrahlung ist, klinisch und histopathologisch eine Dermatitis zu erzeugen. Gelingt dies nicht auf Anhieb, so können wiederholte Bestrahlungen erfolgen. Der Beobachtungszeitraum soll bis auf 48–72 Stunden nach der letzten Bestrahlung ausgedehnt werden. Fragliche Testreaktionen können durch histopathologische Untersuchungen gesichert werden. Die Methodik ist in Tabelle 28 dargestellt [17, 19].

Zusätzliche Untersuchungen umfassen Epikutantestung, Photopatchtest und histopathologische Bewertung genuiner und provozierter Hautveränderungen. Mit Hilfe dieser Zusatzinformationen gelingt es meist, die Erkrankung den unterschiedlichen Subtypen der chronischen aktinischen Dermatitis, wie persistierende Lichtreaktion, aktinisches Retikuloid, photosensitives Ekzem, chronische photosensitive Dermatitis und der photoaggravierten atopischen Dermatitis zuzuordnen.

■ Photopatchtest

Er dient der Feststellung einer Photosensibilisierung durch photoallergisch oder gegebenenfalls auch phototoxisch wirksame Substanzen. Ziel einer belichteten Epikutantestung ist die Identifizierung des auslösenden Photosensibilisators (Photoallergen oder phototoxisches Agens). Erfasst werden können in erster Linie topisch applizierte, gelegentlich auch systemisch verabfolgte Photosensibilisatoren. Die systemische Photoprovokationstestung gilt allerdings als der Goldstandard zur Diagnostik der durch systemische Agenzien ausgelösten photoallergischen oder phototoxischen Reaktionen.

Die Applikation der Testsubstanzen erfolgt am Rücken mittels kleiner Aluminiumkammern (Finn-Chambers on Scanpor; Hermal, Reinbek bei Hamburg). Die Substanzen werden in getrennten Testblocks doppelt aufgetragen, sodass auch eine unbelichtete Dunkelkontrolle zum Ausschluss einer nicht lichtvermittelten Kontaktsensibilisierung vorliegt. Die Applikations-

Photodermatosen

Tabelle 29. Durchführung des Photopatchtest

■ **Testort**	– Rücken
■ **Applikation der Substanzen**	– 48 Std., kleine Finn-Chambers (Scanpor)
■ **Bestrahlungsgerät**	– Fluoreszenzstrahler (Philips TL 09 N, 320–400 nm) – alternativ: Solarsimulator mit Kantenfilter
■ **UV-Dosis**	– 5 J/cm^2 UVA, ggf. < MED-UVA
■ **Ablesung**	– vor sowie sofort, 24, 48, 72 Std. nach Bestrahlung
■ **Kontrolle**	– unbestrahlter Patchtest

Tabelle 30. Bewertungskriterien des Photopatchtests

+	Erythem
++	Erythem und Infiltrat
+++	Erythem, Infiltrat, Papulovesikel
++++	Erosion, Bullae

Tabelle 31. Methode der systemischen Photoprovokation

■ **Testort**	– nicht lichtexponierte Hautregion (Rücken, Abdomen)
■ **Testfelder**	– 5×5 cm
■ **Strahlenquelle**	– Fluoreszenzstrahler, Philips TL 09 N, 320–400 nm
■ **UV-Dosis**	– 5–10 J/cm^2 UVA
■ **Testablauf**	– unterschiedliche Testfelder werden vor sowie 1, 3, 6 Std. nach systemischer Applikation der Testsubstanz bestrahlt
■ **Ablesung**	– sofort nach den Bestrahlungen und nach 24, 48, 72 Std.

dauer beträgt 48 Stunden. Das Vorgehen bei der Photopatchtestung ist in Tabelle 29 zusammengefasst [12, 24, 25].

Die Bewertung der Testreaktionen weicht von den Richtlinien der Beurteilung einer Epikutantestung ab. Die Bewertungskriterien (modifiziert nach dem Vorschlag der deutschsprachigen Arbeitsgemeinschaft Photopatch-Test) sind in Tabelle 30 dargelegt. Ein inzwischen vorliegender europäischer Konsensusvorschlag weicht davon nur geringfügig ab [3].

■ Systemische Photoprovokation

Bei der systemischen Photoprovokation wird vor und zu unterschiedlichen Zeitpunkten nach systemischer Verabfolgung der fraglichen Substanz eine Belichtung an unterschiedlichen Testfeldern an der Haut durchgeführt. Verabfolgt wird dabei eine für den Patienten pharmakologisch normale Einzeldosis des vermuteten Photosensibilisators. Die Bestrahlungsdosis beträgt 5–10 J/cm^2 UVA. Die Bestrahlungszeitpunkte sollten sich an der Pharmakokinetik der Testsubstanz orientieren. Meist ist es sinnvoll, nach einer Stunde, nach 2, 3, 5, 8 und 12 Stunden die unterschiedlichen Testfelder zu bestrahlen. Die Ablesung erfolgt unmittelbar nach den Bestrahlungen sowie an aufeinander folgenden Tagen, bis zu 72 Stunden oder bis zu einer Woche.

Klinisch inapparente Frühreaktionen können sich durch eine später manifestierende Pigmentierung der Haut zeigen. Bei fraglicher klinischer Bewertung der Testreaktionen empfiehlt sich eine zusätzliche histopathologische Untersuchung. Diese Vorgehensweise ist in Tabelle 31 dargestellt [17, 19].

Eine Modifikation des Verfahrens beruht auf der Bestimmung der minimalen Erythemdosis mit Hilfe eines Solarsimulators oder mit Breitband-UVA vor und nach bzw. unter der fortlaufenden Medikation mit der Testsubstanz. Dabei erfolgt nicht nur die Gabe einer Einzeldosis, sondern es werden über mehrere Tage bis zu einer Woche therapeutische Dosen verabfolgt. Die MED ohne Medikation wird mit der MED unter der Medikation verglichen; der Quotient ergibt den phototoxischen Index [5]. Dieses Verfahren ist sehr sensibel, jedoch erfordert es einen erheblichen organisatorischen Aufwand und bleibt damit speziellen Fragestellungen vorbehalten.

Literatur

1. Addo HA, Frain-Bell W (1984) Actinic prurigo – a specific photodermatosis? Photodermatology 1:119–128
2. Aubin F (2004) Why is polymorphous light eruption so common in young women? Arch Dermatol Res 296:240–241
3. European Taskforce for Photopatch-Testing (2004) Photopatch testing: a consensus methodology for Europe. JEADV 18:679–682
4. Ferguson J (1999) Drug and chemical photosensitivity. In: Hawk JLM (ed) Photodermatology. Arnold, London, pp 155–169

5. Ferguson J, Johnson BE (1993) Clinical and laboratory studies of the photosensitizing potential of norfloxacin, a 4-quinolone broad-spectrum antibiotic. Br J Dermatol 128:185–195

6. Gupta G, Man I, Kemmett D (2000) Hydroa vacciniforme: A clinical and follow-up study of 17 cases. J Am Acad Dermatol 42:208–213

7. Hawk JLM, Magnus IA (1979) Chronic actinic dermatitis – an idiopathic photosensitivity syndrome including actinic reticuloid and photosensitive eczema. Br J Dermatol 101(Suppl 17):24

8. Hjorth N, Sjolin K-E, Sylvest B, Thomsen K (1972) Acne aestivalis – Mallorca acne. Acta Dermenereol (Stockh) 52:61–63

9. Hölzle E (1995) Polymorphous light eruption. In: Krutmann J, Elmets CA (eds) Blackwell Science, Berlin, pp 167–175

10. Hölzle E (2003) Photodermatosen und Lichtreaktion der Haut. Wissenschaftliche Verlagsgesellschaft, Stuttgart

11. Hölzle E, Plewig G, Hofmann C, Roser-Maass E (1982) Polymorphous light eruption. Experimental reproduction of skin lesions. J Am Acad Dermatol 7:111–125

12. Hölzle E, Neumann N, Hausen B, Przybilla B, Schauder S, Hönigsmann H, Bircher A, Plewig G (1991) Photopatch testing: The 5-year experience of the German, Austrian and Swiss photopatch test group. J Am Acad Dermatol 25:59–68

13. Hölzle E, Rowold J, Plewig G (1992) Aktinische Prurigo. Hautarzt 43:278–282

14. Hölzle E (1999) The idiopathic photodermatoses: solar urticaria. In: Hawk JLM (ed) Photodermatology. Arnold, London, pp 113–126

15. Hönigsmann H, Ortel B (1988) Die polymorphe Lichtdermatose – Photobiologische Diagnostik und Therapie. Z Hautkr 63:676–678

16. Lane PR, Hogan DJ, Martel MJ, Reeder B, Irving J (1992) Actinic prurigo: Clinical features and prognosis. J Am Acad Dermatol 26:683–692

17. Lehmann P, Fritsch C, Neumann NJ (2000) Photodiagnostische Testverfahren. Teil 2: Die Photoprovokationstestungen. Hautarzt 51:449–459

18. Lehmann P, Hölzle E, Plewig G (1986) Persistierende Lichtreaktion: Therapie mit PUVA. Allergologie 9:19–23

19. Lehmann P, Hölzle E, von Kries R, Plewig G (1986) Lichtdiagnostische Verfahren bei Patienten mit Lichtdermatosen. Zbl Haut 152:667–682

20. Lippert U, Schauder S, Neumann C (2000) Aktinische Prurigo. Hautarzt 51:597–603

21. Mang R, Stege H, Budde MA, Ruzicka T, Krutmann J (2002) Successful treatment of solar urticaria by extracorporeal photochemotherapy (photopheresis) – a case report. Photodermatol Photoimmunol Photomed 18:196–198

22. Milde P, Hölzle E, Neumann N, Lehmann P, Trautvetter U, Plewig G (1991) Chronische actinische Dermatitis. Konzeption und Fallbeispiele. Hautarzt 42:617–622

23. Mills OH, Kligman AM (1975) Acne aestivalis. Arch Dermatol 111:891–892

24. Neumann NJ, Fritsch C, Lehmann P (2000) Photodiagnostische Testverfahren. Teil 1: Die Lichttreppe und der Photopatch-Test. Hautarzt 51:113–125

25. Neumann NJ, Hölzle E, Plewig G, Schwarz T, Panizzon RG, Breit R, Ruzicka T, Lehmann P (2000) Photopatch testing: The 12-year experience of the German, Austrian, and Swiss Photopatch Test Group. J Am Acad Dermatol 2000:183–192

26. Norris PG, Hawk JLM (1990) Chronic actinic dermatitis. A unifying concept. Arch Dermatol 126:376–378

27. Palmer RA, Friedmann PS (2004) Ultraviolet radiation causes less immunosuppression in patients with polymorphic light eruption than in controls. J Invest Dermatol 122:291–294

28. Puech-Plottova I, Michel JL, Rouchouse B, Perrot JL, Dzviga C, Cambazard F (2000) Solar urticaria: one case treated by intravenous immunoglobulin. Ann Dermatol Venereol 127:831–835

29. Van de Pas CB, Kelly DA, Seed PT, Young AR, Hawk JL, Walker SL (2004) Ultraviolet-radiation-induced erythema and suppression of contact hypersensitivity responses in patients with polymorphic light eruption. J Invest Dermatol 122: 295–299

30. Wolf C, Hönigsmann H (1988) Das Syndrom der chronisch-aktinischen Dermatitis. Persistierende Lichtreaktion – aktinisches Retikuloid. Hautarzt 39:635–641

KAPITEL 8 UV- und Lichtschäden des Auges

CH. E. REMÉ, CH. GRIMM, A. WENZEL, F. HAFEZI

Einleitung

Kaum eine Feststellung ist einleuchtender als diese: Licht ist notwendig für alles Leben auf der Erde. Für das Auge bedeutet Lichtexposition die Erzeugung des Sehreizes, also die Wahrnehmung unserer Welt. Licht kann jedoch bestimmte Strukturen und Funktionen des Auges verändern, ja, es kann sogar irreversible Schäden im Auge hervorrufen. Diese Beobachtung ist – anekdotische Berichte eingeschlossen – seit dem Altertum bekannt. Neu ist jedoch die systematische Erforschung von Lichtschäden und deren Verwendung in Laboratoriumsuntersuchungen als Modell zur molekularen Analyse von dystrophischen (hereditären) und degenerativen (induzierten) Augenerkrankungen. Sind also Lichtschäden des Auges relevant für die dermatologische Praxis?

Absorption von ultraviolettem, sichtbarem und infrarotem Licht in Augengeweben

Welche Anteile des elektromagnetischen Spektrums werden in welchen Augengeweben absorbiert und können dort potenziell eine Schädigung hervorrufen (Abb. 7)? Bestehen Zusammenhänge zwischen Lichtexposition und akuten sowie chronischen Augenerkrankungen bei Mensch und Tier [8, 9, 12, 13]?

■ UV- und Lichtabsorption in Hornhaut und Bindehaut

Die akute, schmerzhafte Keratokonjunktivitis entsteht nach UV-Belastung durch Sonnenlicht (Schneeblindheit) oder künstliche Lichtquellen (Schweißgeräte, Blitzlicht, Xenonlampen, Sola-rien), wenn kein Augenschutz getragen wird. Der Epitheldefekt heilt nach etwa 24 Stunden und ist damit behoben. Chronische Hornhautveränderungen findet man als „klimatische Keratopathie" in Gegenden mit hoher UV-Exposition und rauem Klima (Labrador, Wüste, Steppe). Auch das Pterygium der Bindehaut (Flügelfell) findet sich vermehrt in UV-reichen Gegenden und bei Personen, die viel im Freien sind. Ähnlich verhält es sich mit Basaliomen und Spinaliomen der Lider und deren Umgebung, obwohl hier eindeutige epidemiologische Studien noch nicht vorliegen.

■ UV- und Lichtabsorption in der Linse

Im Lauf des Lebens bildet die Linse unter Lichteinfluss das gelbe Pigment, das einen Schutzfilter gegen UV-Belastung der Netzhaut darstellt. Darüber hinaus kann UV aber zur Entstehung bestimmter Formen des grauen Stars (Katarakt) beitragen. Elegante neuere Studien und Computersimulationen belegen eindeutig, dass ein Zusammenhang zwischen Lichtdosis und Kataraktentstehung vorliegt [2, 15].

■ UV- und Lichtabsorption in der Netzhaut

Nur junge und aphake (linsenlose) Augen zeigen eine Transmission von UV, das die Netzhaut erreicht. Kurzwelliges sichtbares Licht (violett, blau-grün) kann die Netzhaut jedoch bis ins mittlere Lebensalter hinein erreichen und potenziell schädigen. Studien, die Lichtschäden der menschlichen Netzhaut beschreiben, machen keine deutliche Unterscheidung zwischen UV- und Lichtschädigung. Am besten bekannt ist die akute bis subakute Sonnenretinopathie (Retinopathia solaris), die nach starker Sonnenlichtexposition, aber auch nach dem Besuch von Solarien beobachtet wird. Andere künstliche Lichtquellen können vergleichbare Läsionen hervorrufen, wie z. B. Operationsmikroskope.

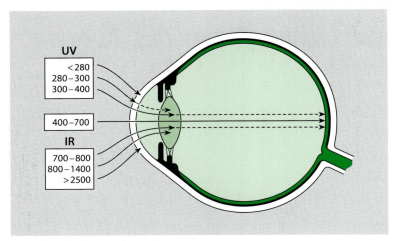

UV
<280
280–300
300–400

400–700

IR
700–800
800–1400
>2500

Abb. 7. Absorption und Transmission von elektromagnetischen Strahlen im Auge. Ultraviolett (UV) C und Anteile von UVB werden in der Hornhaut absorbiert, erreichen also nicht das Innere des Auges. UVB bis 320 nm und UVA werden in der Linse absorbiert, im jugendlichen Auge dringen Anteile von UVB (um 320 nm) bis zur Netzhaut. Sichtbares Licht (400–700 nm) wird in der Netzhaut absorbiert und ruft dort durch den photoche- misch ausgelösten Zerfall der Sehpigmente, der in Nervenerregung umgesetzt wird, den Sehreiz hervor. So genanntes nahes Infrarot (IR) bis 1400 nm wird in der Linse absorbiert, geringe Anteile von IR bis 800 nm können die Netzhaut erreichen, wobei einzelne Bereiche bis 1400 nm ebenfalls bis auf die Netzhaut dringen. So genanntes fernes IR wird in der Hornhaut absorbiert.

Eine wichtige und erst teilweise geklärte Frage ist, ob und wieweit chronische starke Lichtexposition zu Altersveränderungen oder sogar Degenerationen der Netzhaut beitragen kann. Zahlreiche experimentelle Studien belegen eindeutig, dass Strahlenexposition irreversible Veränderungen und Schäden auf molekularer und zellulärer Ebene in der Netzhaut bewirken kann. So werden z. B. Entzündungsmediatoren durch Licht in der Netzhaut freigesetzt [10, 11] und es können die Photorezeptoren durch apoptotischen Zelltod eliminiert werden [5–7, 18, 19].

Schutzmechanismen des Auges

Die dem Licht am meisten ausgesetzten Strukturen des Auges, die Hornhaut, die Linse und die Netzhaut, besitzen eine Reihe verschiedener Schutzmechanismen, die für viele Augen ein Leben lang schwere Schäden zu verhindern vermögen. Schützende Pigmente sind das Melanin der Iris, das wie die Blende einer Kamera wirkt; ferner das gelbe Linsenpigment sowie die Carotinoide Lutein und Zeaxanthin im Bereich der Makula, also des zentralen Netzhautanteils mit der höchsten Zapfendichte. Antioxidative Enzyme finden sich besonders in der Linse und der Retina: Glutathionperoxidase, Superoxiddismutase und die induzierbare Hämoxygenase (Retina). Radikalenfänger sind die Vitamine C und E sowie Glutathion, wichtige Kofaktoren sind Zink und Selen.

Nicht für alle Augen reichen jedoch diese Schutzmechanismen ein Leben lang, sodass Zellverluste und degenerative Veränderungen eintreten können. Möglicherweise ist die Ausstattung mit Schutzfaktoren genetisch reguliert. Das Auge ist, wie andere Organe auch, noch nicht voll ausgerüstet für die verlängerte Lebensdauer der Menschen unserer Zeit und besonders der Zukunft. Es wird geschätzt, dass sich bis zum Jahre 2020 die Anzahl der 65- bis 75-jährigen Menschen in den Industrienationen verdoppeln wird. Zur Zeit leiden etwa 10–20% dieser Altersgruppe an einer Sehverschlechterung durch eine zentrale Netzhautdegeneration, der altersabhängigen Makuladegeneration (AMD). Diese Zahl wird sich innerhalb der nächsten 23 Jahre etwa verdoppeln. Die Frage nach einer Heredität der AMD wurde lange Zeit diskutiert, ohne dass eindeutige Befunde dafür oder dagegen vorgelegen hätten. Neuerdings mehren sich Untersuchungen, die für eine genetische Komponente der AMD sprechen [1]. Epidemiologische Studien zeigen, dass sowohl genetische wie auch äußere Faktoren wie Rauchen und Lichtexposition zur Pathogenese beitragen können [3].

Das individuelle Verhalten bei starker Lichteinstrahlung kann Schutz gewähren, indem das Gesicht von der Lichtquelle abgewendet wird, die Augen geschlossen oder die Lidspalte verengt wird oder auch, indem schützende Kopfbedeckungen getragen werden. Diese sog. Expositionsgeometrie, die die individuelle Variation des knöchernen Schädels einschließt, spielt eine wichtige Rolle bei der Auswertung epidemiologischer Daten und wurde gerade in epidemiologischen Studien oft vernachlässigt [16]. Hierdurch erklären sich auch die teilweise widersprüchlichen Aussagen verschiedener epidemiologischer Untersuchungen. Expositionsbedingungen können signifikante Unterschiede innerhalb einer scheinbar homogenen Bevölkerungsgruppe hervorrufen.

Altersbedingte Veränderungen der Lichtabsorption in Augengeweben

Eine wichtige und vielfach zu wenig beachtete Tatsache ist die Veränderung der Lichtabsorption verschiedener Augengewebe (Abb. 8). Die Linse des Kindes ist sehr lichtdurchlässig, besitzt aber auch lichtabsorbierende Moleküle

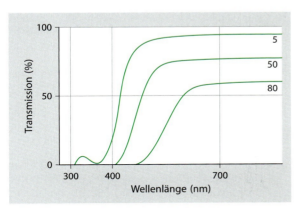

Abb. 8. Spektrale Transmission des menschlichen Auges in Abhängigkeit vom Lebensalter. Das Auge des Kleinkindes und Jugendlichen besitzt eine nahezu vollständige Lichttransmission bis zu 100%. Bis etwa zur Pubertät besteht ein sog. Transmissionsfenster für UVB um 320 nm, das sich im jugendlichen Auge schließt. Mit zunehmendem Alter verschiebt sich die Grenze der Transmission in Richtung von langwelligem Licht, d. h. kurzwelliges violettes und blaues Licht werden zunehmend in der Linse absorbiert und erreichen die Netzhaut nicht mehr. Außerdem wird die gesamte Transmission deutlich reduziert. Das dargestellte Diagramm gibt nur Näherungswerte, individuelle Unterschiede sind vorhanden.

(z. B. N-formyl-kynurenin), sodass sich im Lauf des Lebens unter Lichteinwirkung das die Netzhaut schützende gelbe Pigment bildet. In der älteren Linse entstehen, ebenfalls unter Lichteinwirkung, blau und grün absorbierende Fluorophore. Photophysikalische Studien zeigen, dass die Linse eines 50-jährigen Menschen doppelt so viel Licht absorbiert wie diejenige eines Kindes [4]. Diese Veränderungen in der Linse führen zu vermehrter Lichtstreuung und subjektiv zu Blendungsgefühl, eine Erscheinung, über die viele Patienten des Augenarztes klagen. Die deutlich erhöhte Lichtabsorption der Linse erklärt auch (unter anderem), warum man mit zunehmendem Lebensalter mehr Licht für die gleiche Sehleistung benötigt.

Welche Augen sind gefährdet?

Aus dem vorher Dargelegten ergibt sich eine wichtige und nicht allgemein bekannte Forderung: Besonderer Schutz gebührt dem Auge des Kindes und des Jugendlichen, da durch die hohe Lichttransmission der Linse die Retina einem vermehrten Risiko ausgesetzt ist. Die Linse des Kleinkindes zeigt sogar ein kleines „Transmissionsfenster" für UV im Bereich um 320 nm (UVB); dieses Fenster schließt sich erst kurz vor der Pubertät. So gilt, vergleichbar mit der Haut, die Maxime: Das Auge vergisst nicht, d. h., dass in der Kindheit und Jugend erworbene Schäden in höherem Lebensalter zu degenerativen oder malignen Veränderungen (der Lider) führen können.

Verschiedene Studien zeigen, dass blaue Augen eine höhere Disposition zur altersabhängigen Makulopathie besitzen als stark pigmentierte Augen.

Schließlich können verschiedene Medikamente die Lichtempfindlichkeit des Auges erhöhen, d. h. sie wirken als Photosensibilisatoren, die im UV- oder sichtbaren Bereich des Spektrums absorbieren und bei starker Lichtexposition zu photochemischen Läsionen führen können [14, 17] (Tabelle 32). Grundsätzlich sind Medikamente potenzielle Photosensibilisatoren, wenn sie folgende Eigenschaften besitzen:
- trizyklisch-heterozyklischer Ring,
- kationisch-amphiphil,
- Porphyrinringsystem,
- Ablagerung und/oder photochemisch induzierte Bindung im betreffenden Gewebe.

Tabelle 32. Beispiele potenzieller Photosensibilisatoren im Auge

- Antidepressiva (Trizyklika)
- Neuroleptika (Phenothiazine)
- Psoralene
- Antimalariamittel/Antirheumatika
- Diuretika (Thiazide)
- Antiarrhythmika (Cordarone, Amiodaroni hydrochloricum)
- Tetracycline
- Sulfonamide
- Porphyrine
- Melatonin

Auch bestimmte Berufe können zu Schäden disponieren, wie z. B. solche, die mit sehr starken künstlichen Lichtquellen arbeiten (Flutlicht, Blitzlicht, Schweißen) oder andere, die sich meistens im Freien abspielen (Skilehrer, Bergführer, Fischer). Zu beachten ist auch die unterschiedlich starke Lichtreflektion der Umgebung (Zement 85%, Sand 12%, Gras 1%).

Welche Personengruppen sind daher für eine UV- oder Lichtschädigung besonders anfällig?
- Kinder und Jugendliche;
- blauäugige Personen;
- Personen, die lichtempfindlich machende Medikamente einnehmen;
- Patienten, die therapeutischen UV- und Lichtexpositionen unterzogen werden;
- Personen, die sich oft im Freien aufhalten;
- Personen, die beruflich mit starken Lichtquellen arbeiten.

Eine gute Sonnenbrille bildet eine notwendige und einfache Prophylaxe

Photochemische, photophysikalische und experimentelle Studien lassen keinen Zweifel daran, dass Licht unter bestimmten Bedingungen das Auge schädigt. Epidemiologische Studien zeigen an, dass chronische Lichtexposition zu degenerativen Veränderungen beitragen kann.

Folgende Anforderungen müssen an eine gute Sonnenbrille gestellt werden:
- Blockierung sämtlicher UV-Strahlen mit einer Toleranz von 0,5% Transmission;
- Reduktion der Transmission des sichtbaren Lichts im Violett-Blau-Bereich auf 2–10%, des übrigen sichtbaren Spektrums auf 10–40% und Infrarot bis 50%.

Bei besonders hoher Strahlenbelastung muss die Brille mit einem Seitenschutz ausgerüstet werden und die Transmission des gesamten sichtbaren Lichts sollte nicht höher sein als 10%. Mit einer solchen Brille kann allerdings kein Kraftfahrzeug geführt werden.

Grundsätzlich gilt für alle Brillen, dass sie mechanisch stabil sein müssen und die Gläser nicht zu klein sein sollten. Nach unten heller werdende Gläser sind besonders ungünstig, da vom Boden reflektiertes Licht eine wesentliche Rolle bei verschiedenen Aktivitäten im Freien spielt (z. B. im Schnee). Nochmals sei betont, dass besonders das Kinderauge vor starker Lichtbelastung geschützt werden muss, da – vergleichbar mit der Haut – in der Jugend Läsionen gesetzt werden können, die in höherem Lebensalter zu degenerativen oder sogar malignen (Lidertumoren) Veränderungen führen können.

Literatur

1. Allikmets R, Shroyer NF, Singh N et al (1997) Mutation of the Stargardt disease gene (ABCR) in age-related macular degeneration [see comments]. Sci 277:1805–1807
2. Coroneo MT (1993) Pterygium as an early indicator of ultraviolet insolation: a hypothesis. Br J Ophthalmol 77:734–739
3. Cruickshanks KJ, Klein R, Klein BE, Nondahl DM (2001) Sunlight and the 5-year incidence of early age-related maculopathy: the beaver dam eye study. Arch Ophthalmol 119:246–250
4. Dillon J (1991) The photophysics and photobiology of the eye. J Photochem Photobiol B 10:23–40
5. Grimm C, Wenzel A, Hafezi F et al (2000) Protection of Rpe65-deficient mice identifies rhodopsin as mediator of light-induced retinal degeneration. Nat Genet 24:1–4
6. Grimm C, Wenzel A, Hafezi F, Reme CE (2000) Gene expression in the mouse retina: the effect of damaging light. Mol Vis 6:252–260
7. Hafezi F, Steinbach JP, Marti A, Munz K, Wang ZQ, Wagner EF, Aguzzi A, Remé CE (1997) The absence of c-fos prevents light-induced apoptotic cell death of photoreceptors in retinal degeneration in vivo. Nature Med 3:346–349
8. Ophthalmology (1983) Potential retinal hazards. Ophthalmol 90:927–972
9. Organisciak DT, Winkler BS (1994) Retinal light damage: Practical and theoretical considerations. In: Chader GJ (ed) Progress in retinal and eye research. Pergamon, Oxford, p 1–29
10. Reinboth JJ, Gautschi K, Clausen M, Remé CE (1995) Lipid mediators in the rat retina: light ex-

posure and trauma elicit leukotriene B4 release in vitro. Curr Eye Res 14:1001–1008

11. Reinboth JJ, Clausen M, Remé CE (1996) Light elicits the release of docosahexaenoic acid from membrane phospholipids in the rat retina in vitro. Exp Eye Res 63:277–284

12. Remé CE, Grimm C, Hafezi F, Marti A, Wenzel A (1998) Apoptotic cell death in retinal degenerations. In: Osborne GJC (ed) Progress Retina and Eye Research. Elsevier Science, Oxford, pp 443–463

13. Remé CE, Hafezi F, Marti A, Munz K, Reinboth JJ (1998) Light damage to retina and pigment epithelium. In: Wolfensberger TJ (ed) The Retinal Pigment Epithelium, Function and Disease. Oxford University Press, Oxford, pp 563–586

14. Roberts JE, Reme CE, Dillon J, Terman M (1992) Exposure to bright light and the concurrent use of photosensitizing drugs. N Engl J Med 326: 1500–1501

15. Schein OD, West S, Munoz B et al (1994) Cortical lenticular opacification: distribution and location in a longitudinal study. Invest Ophthalmol Vis Sci 35:363–366

16. Sliney DH (1994) Epidemiological studies of sunlight and cataract: the critical factor of ultraviolet exposure geometry. Ophthal Epidemiol 1:107–119

17. Terman M, Reme CE, Rafferty B, Gallin PF, Terman JS (1990) Bright light therapy for winter depression: potential ocular effects and theoretical implications. Photochem Photobiol 51:781–792

18. Wenzel A, Grimm C, Marti A et al (2000) c-fos controls the "private pathway" of light-induced apoptosis of retinal photoreceptors. J Neurosci 20:81–88

19. Wenzel A, Grimm C, Seeliger MW et al (2001) Prevention of photoreceptor apoptosis by activation of the glucocorticoid receptor. Invest Ophthalmol Vis Sci 42:1653–1659

KAPITEL 9

Photoprotektion

R. DUMMER, T. MAIER, G. BURG

Einleitung

Gesellschaftliche und umweltbedingte Faktoren wie erhöhtes Lebensalter, vermehrte Aktivitäten im Freien und Ferienaufenthalte in südlichen Ländern, Solarien und die Abnahme der Ozonschicht tragen dazu bei, dass die Belastung der Haut mit Ultraviolettstrahlen zunimmt. Dies führt auf der einen Seite zu Besorgnis erregender weltweit registrierter Vermehrung von Hautkrebserkrankungen (Krebsregister), auf der anderen Seite werden auch idiopathische Photodermatosen, insbesondere die polymorphe Lichtreaktion, häufiger [1]. Vor diesem Hintergrund gewinnt die Photoprotektion an Bedeutung [4].

UV-induzierte Hautschäden

Die Atmosphäre filtert die Sonnenstrahlen, sodass der größte Teil (70%) des Ultraviolettspektrums die Erdoberfläche nicht erreicht. Für die Haut des Menschen von Bedeutung sind UVB- und UVA-Strahlung. Von der gesamten UV-Strahlung an der Erdoberfläche sind 5% UVB, die übrigen 95% bestehen aus UVA (Tabelle 33) [6]. Diese UV-Belastung führt an der Haut zu einer ganzen Reihe akuter und chronischer Schäden [4].

■ Akute Hautschäden

■ Sonnenbrand. Sonnenbrand (Dermatitis solaris) wird vor allem durch UVB verursacht und entspricht einer akuten entzündlichen Reaktion, ausgelöst durch geschädigte Keratinozyten. Die konsekutive Freisetzung von Entzündungsmediatoren führt zu lokalen und systemischen Wirkungen wie Fieber. Die Empfindlichkeit gegenüber der UVB-Strahlung ist individuell verschieden und abhängig vom Hauttyp (Tabelle 34). Menschen mit Hauttyp I und II neigen nach kurzer Exposition mit UV-Strahlen zu starken entzündlichen Reaktionen. Auch besteht bei diesen Personen ein erhöhtes Hautkrebsrisiko.

■ Idiopathische Photodermatosen. Die polymorphe Lichtreaktion, die Lichturtikaria und andere idiopathische Photodermatosen gehören ebenfalls zu akuten Hautschäden, die je nach Ausprägung nur gering stören oder aber ein normales Leben völlig unmöglich machen können. Diese Erkrankungen sind in Kapitel 7 ausführlich beschrieben.

■ Phototoxische und photoallergische Reaktionen. Viele chemische und natürliche Substanzen ändern ihre räumliche Struktur nach Anregung durch UV-Licht und können dann allergische oder toxische Reaktionen auslösen. Ein typisches Beispiel für eine phototoxische Reaktion ist die Dermatitis pratensis (Wiesengräserdermatitis).

■ Durch UV-Licht provozierte Hauterkrankungen (photosensitive Dermatosen). Es gibt eine ganze Reihe von ernsthaften Erkrankungen, die durch

Tabelle 33. Zusammensetzung der Sonnenstrahlung an der Erdoberfläche

	Wellenlänge (nm)	Anteil der Gesamtenergie in %
■ Infrarot	700–2500	50
■ Sichtbar	400–700	44
■ Ultraviolett	295–400	6
■ UVA	320–400	95,9 des UV
■ UVA1 (lang)	340–400	
■ UVA2 (kurz)	320–340	
■ UVB	295–320	4,1 des UV
■ UVC	200–295	0 (bei intakter Ozonschicht)

Tabelle 34. Die verschiedenen Hauttypen

Hauttyp I (Eigenschutzzeit der Haut 5–10 Minuten)
- sehr helle Haut
- keine Bräunung
- bekommt ungeschützt in kürzester Zeit einen Sonnenbrand
- extrem empfindliche Haut
- Sommersprossen
- helle Augen
- rotblondes Haar

Hauttyp II (Eigenschutzzeit der Haut 10–20 Minuten)
- helle Haut
- langsame Bräunung
- oft Sonnenbrand
- oft Sommersprossen
- empfindliche Haut
- helle Augen
- helles Haar

Hauttyp III (Eigenschutzzeit der Haut 20–30 Minuten)
- mittelhelle Haut
- einfache und langsame Bräunung
- manchmal Sonnenbrand
- helle oder dunkle Augen
- braunes Haar

Hauttyp IV (Eigenschutzzeit der Haut 30–45 Minuten)
- bräunliche, wenig empfindliche Haut
- schnelle und tiefe Bräunung
- selten Sonnenbrand
- dunkle Augen
- dunkelbraunes oder schwarzes Haar

Hauttyp V (Eigenschutzzeit der Haut 45–60 Minuten)
- dunkle, wenig empfindliche Haut
- selten Sonnenbrand
- dunkle Augen
- schwarzes Haar

Hauttyp VI (Eigenschutzzeit der Haut 60–90 Minuten)
- schwarze, wenig empfindliche Haut
- sehr selten Sonnenbrand
- schwarze Augen
- schwarzes Haar

UV-Licht ausgelöst oder verschlechtert werden. Hierzu gehören auf der einen Seite typische entzündliche Hauterkrankungen wie der Lupus erythematodes und Stoffwechselstörungen wie Porphyrien, auf der anderen Seite einige seltene Hauterkrankungen (Pityriasis rubra pilaris, retikuläre erythematöse Muzinose).

■ Chronische UV-induzierte Hautschäden

■ **Altershaut – UV-abhängige Schäden von Dermis und Epidermis.** Geringe repetitiv angewandte UVA-Dosen (Bedingungen entsprechend einer natürlichen UVA-Exposition) führen zu einer Hyperpigmentierung, beeinträchtigen die Elastizität der Dermis und trocknen durch Störungen der Hornschicht die Haut aus. Pathophysiologisch wichtig ist auch die Induktion von Lysozymablagerungen an den elastischen und Kollagenfasern, die heute als frühe Phase der aktinischen Elastose bewertet werden [2]. Alters- oder Sonnenflecken sowie Talgdrüsenhyperplasien sind weitere Folgen ungehemmten Sonnengenusses.

Neu sind Erkenntnisse zur Bedeutung des UVA-Lichts für das Immunsystem [11]. Für UVB war schon lange bekannt, dass es die Immunfunktionen der Haut unterdrücken kann bzw. u. a. die Zahl von Langerhans-Zellen in der Epidermis reduziert. Neuere Erkenntnisse zeigen, dass auch UVA in der Lage ist, sowohl eine lokale als auch eine systemische Immunsuppression zu induzieren. Über die Mechanismen, die dabei zu einer systemischen Immunsuppression führen, ist noch wenig bekannt.

■ **Hautkrebsentstehung durch UV-Licht (Karzinogenese).** Sonnenlicht- bzw. UV-Exposition der Haut schädigt die Erbsubstanz. Unterschiedliche UV-Wellenlängen verursachen unterschiedliche DNA-Schäden. So ist z. B. UVB-Licht in der Lage, kovalente Bindungen zwischen benachbarten Pyrimidinbasen zu induzieren. Es entsteht typischerweise ein Thymidindimer. Ein DNA-Molekül kann aber auch indirekt durch UV-Einstrahlung (meist UVA) geschädigt werden. Glücklicherweise sind wir hervorragend mit verschiedenen Systemen zur Reparatur solcher DNA-Schäden ausgestattet. Falls ein DNA-Schaden in einem wichtigen Abschnitt des Genoms nicht repariert werden kann, wird der programmierte Zelltod in der geschädigten Zelle eingeleitet. Hier spielt das bekannte Tumorsuppressor-Gen p53 eine wichtige Rolle. Jedoch sind Reparatursysteme nicht fehlerfrei, sodass sich im Lauf der Jahrzehnte Mutationen in der Erbsubstanz anhäufen, die langfristig in der Entstehung von Hauttumoren münden.

Eindeutig bewiesen ist der Einfluss der UV-Strahlung bei der Entstehung der häufigsten Hauttumoren Basaliom und Spinaliom. Es finden sich auch klare Hinweise dafür, dass vor allem die Einwirkung von hohen UV-Dosen für die Entstehung des Melanoms von Bedeutung ist [9], insbesondere wenn ein heller Hauttyp (Hauttyp I oder II) vorliegt.

Photoprotektion

■ Verhalten im Umgang mit der Sonne

Die einfachste präventive Maßnahme zur Verminderung von Hautschäden liegt in der zurückhaltenden Sonnenexposition. Folgende Verhaltensmaßnahmen werden empfohlen:
- Meiden der Mittagssonne (11–16 Uhr Sommerzeit).
- Schützende Kleidung einschließlich Hut und Sonnenbrille.
- Auswahl eines geeigneten Sonnenschutzmittels (mindestens LSF 20) je nach Hauttyp, Tätigkeit und Dauer der Sonneneinstrahlung.
- Verzicht auf Solariumbesuche.

Retrospektive Studien weisen darauf hin, dass Solarienbenutzer ein bis zu 8fach erhöhtes Risiko für die Entwicklung eines Melanoms aufweisen [8]. Die regelmäßige Besonnung auf Sonnenbänken ließ sich außerdem mit dem Auftreten von Melanomen an untypischen Lokalisationen wie im Sakral- und Schambereich in Verbindung bringen. Ein Umdenken der Gesellschaft ist nötig: weg vom sonnengebräunten Teint, hin zum bewussten Umgang mit der Sonne. Eine Kenntnis des eigenen Hauttyps und der damit verbundenen Eigenschutzzeit der Haut ist dafür Voraussetzung.

■ Kleidung als Sonnenschutz

Die Bekleidung trägt einen wichtigen Teil zum Sonnenschutz bei. Das Tragen von Kopfbedeckung, Sonnenbrille und langärmliger, luftiger Kleidung gehört zu den einfachen Grundregeln des Sonnenschutzes. Dabei sind einige Besonderheiten zu beachten: Normalerweise bieten dicht gewobene, intensiv gefärbte Mischgewebe einen besseren UV-Schutz als grobgewobene, helle Naturfasern. Ein schwarzes Baumwoll-T-Shirt gewährt einen doppelt so hohen UV-Schutz (LSF 50) wie ein weißes T-Shirt, eine dunkelblaue Jeanshose besitzt einen Lichtschutzfaktor von 1700. Der durch Kleidungsstücke erreichte Sonnenschutz ist aber nicht nur abhängig von Farbe und Material. Ein durch Schwitzen oder Schwimmen feuchtes T-Shirt bietet nur noch den halben UV-Schutz eines trockenen Shirts und unterschreitet mit einem LSF 7 den Wert, der für einen Mindestsonnenschutz nötig ist. Es wurde angeregt, spezielle Kleidungsstücke mit gutem Lichtschutzfaktor für den Verbraucher zu kennzeichnen [5]. Eine Kopfbedeckung sollte bei Aktivitäten in der Sonne immer getragen werden. Besonders Glatzenträger sind gefährdet (senkrechte Sonneneinstrahlung). Das Tragen einer Sonnenbrille stellt einen einfachen und effektiven Schutz gegen UV-induzierte Augenschäden dar, zu denen der graue Star (Katarakt) gehört (s. Kapitel 8).

■ Lichtschutzmittel

Sonnenschutzmittel wirken durch physikalische und chemische Filter. Physikalische Filter wie Zinkoxid, Eisenoxid, Titanoxid reflektieren UV-Strahlung und sichtbares Licht, sodass es von der Haut abgestrahlt wird. Chemische Lichtschutzmittel wirken über Verbindungen, die aufgrund ihrer Struktur (konjugierte Doppelbindungen) UV-Strahlung absorbieren. Als UVB-Filter werden Derivate der 4-Aminobenzoesäure, Kampfer, Zimtsäure oder Phenylbenzimidazole verwendet. Im UVA-Bereich wirksame Substanzen gibt es derzeit nur wenige wie Parsol 1799, Tinosorb und Mexoryl XL. In den guten Sonnenschutzmitteln werden heute UVA- und UVB-Filter kombiniert. Der auf Sonnenschutzmitteln angegebene Lichtschutzfaktor (LSF) gibt an, wievielmal die Zeit bis zum Sonnenbrand durch das Lichtschutzmittel verlängert wird. Der LSF beschreibt somit vor allem die Wirksamkeit gegen die UVB-Strahlung. Derzeit existiert hierzulande kein einheitliches Verfahren zur Bestimmung des UVA-Schutzfaktors.

Da viele idiopathische Photodermatosen, insbesondere die polymorphe Lichtdermatose, häufig durch UVA ausgelöst werden, sollten besonders für diese Erkrankungen Lichtschutzmittel ausgewählt werden, die einen sehr hohen Schutz gerade im UVA-Bereich bieten [17].

Die Lichtschutzmittel werden in verschiedenen galenischen Zubereitungen angeboten. Öl-in-Wasser-Emulsionen und Hydrogele sind leicht verstreichbar und auch bei fettiger Haut und Akne geeignet. Durch Einarbeitung des Filters in beide Phasen lässt sich ein hoher Lichtschutzfaktor erreichen. Wasser-in-Öl-Emulsionen eignen sich bei trockener Haut, lassen sich mit Pigmenten kombinieren und erreichen eine hohe Wasserfestigkeit. Bei liposomalen Zubereitungen sind die Filtersubstanzen in Liposomen verkapselt. Neben der richtigen Auswahl des Sonnenschutzprodukts, ist die richtige Anwendung wichtig. Lichtschutzmittel werden ca. eine halbe Stunde vor Sonnenexposition aufgetragen. Nur die Verwendung von genügend Sonnencreme kann den angegebenen Schutzfaktor gewährleisten. Die empfohlene Menge pro cm² Hautoberfläche liegt bei 2 mg. Bei einem Sonnenschutzmittel mit LSF 30 reduziert sich die Schutzwirkung bei einer Applikation von nur 0,5 mg/cm² auf LSF 12. Die tägliche Anwendung eines Lichtschutzmittels kann vor allem lichtempfindlichen Personen empfohlen werden. Derzeit werden zahlreiche Zusätze zu Sonnenschutzmitteln getestet, um deren Lichtschutz zu optimieren. Einige Additiva wie Tocopherol (Vitamin E) und Ascorbinsäure (Vitamin C) zeigten eine erfolgreiche Hemmung des UVB-induzierten Erythems und lichtinduzierter DNA-Schäden im Tiermodell. Ähnliche Effekte lassen sich mit Flavonoiden (grüner und schwarzer Teeextrakt) erzielen. Die kombinierte Verwendung von Lichtschutzmitteln mit Insektenschutzcremes ist nicht ratsam, da viele Insektenschutzmittel Lösungssubstanzen enthalten, die die Lichtschutzwirkung der Sonnencreme reduzieren. Die photochemisch induzierte epidermale bzw. korneale Pigmentierung bei der Verwendung von Selbstbräunungsmitteln garantiert keinen Schutz vor UV-Strahlung [15].

Geeignete Maßnahmen wie Meiden der Sonne um die Mittagszeit, Tragen von für UV-Licht undurchlässiger Kleidung und zusätzliches Auftragen eines geeigneten Lichtschutzmittels tragen zweifellos dazu bei, akute toxische Reaktionen der Haut (Sonnenbrand, polymorphe Lichtreaktion und phototoxische bzw. photoallergische Ereignisse) zu vermindern.

Im Sinne der primären Prävention gegenüber Hauttumoren ist es wesentlich, ob diese Maßnahmen auch die Häufigkeit von malignen Hauttumoren beeinflussen [14]. Die Inzidenz des malignen Melanoms in der Schweiz wird auf 10–12/100 000 Einwohner und Jahr geschätzt. Andere epitheliale Hauttumoren wie Basaliome und Spinaliome sind etwa 10-mal häufiger.

Der Einfluss von Lichtschutzmitteln auf die Inzidenz von epithelialen Hauttumoren ist in drei großen randomisierten Multizenterstudien eindeutig dokumentiert worden.

1993 hat die Gruppe von Thompson et al. gezeigt, dass die regelmäßige Anwendung von Lichtschutzmitteln die Zahl von aktinischen Keratosen bzw. Präkanzerosen im Vergleich zu Plazebo signifikant senkt [18]. Da diese aktinischen Keratosen in bis zu 10% innerhalb von

10 Jahren in ein Spinaliom (Plattenepithelkarzinom der Haut) übergehen, darf hier von einer deutlichen Reduktion der Rate von Plattenepithelkarzinomen ausgegangen werden, was durch eine andere Studie unterstützt wird [13]. Eine weitere Studie demonstriert, dass die tägliche Verwendung von Lichtschutzpräparaten in der Lage ist, die Inzidenzen von Spinaliomen zu vermindern [10].

Im Gegensatz zu den epithelialen Hauttumoren steht für Melanome der Wirkungsnachweis von Lichtschutzmitteln in der Prophylaxe noch aus. Sowohl in der medizinischen als auch in der Laienpresse wird immer wieder diskutiert, ob der Einsatz von Lichtschutzmitteln nicht sogar einen negativen Einfluss auf das Melanomrisiko habe. Diese Vorbehalte beruhen z.T. auf einer Arbeit von Autier et al. [3], jedoch weist diese Studie eine Reihe von Problemen auf. Hierzu gehören ein unbefriedigendes Design, die kurze Beobachtungsdauer und die zu geringe Patientenzahl. Ein wichtiger Punkt ist auch das Patientenkollektiv, da Effekte vor allem in der Hochrisikomelanomgruppe mit Hauttyp I und II zu erwarten sind.

In der Tat hat nun eine neue prospektive Studie gezeigt, dass die Zahl der „Muttermale" geringer war bei hellhäutigen (Hauttyp I und II) Kindern, die regelmäßig Sonnenlichtschutzmittel verwendeten [7].

Das wichtigste Argument für die Effizienz von Lichtschutzmaßnahmen ist sicherlich die Melanominzidenzrate. In Australien, wo 75% der Bevölkerung regelmäßig Sonnencreme verwenden, sinken sowohl Melanominzidenz als auch Melanommortalität nachweislich bei jüngeren Frauen. Diese Bevölkerungsgruppe wurde durch die über Jahrzehnte laufenden Präventionsprogramme besonders angesprochen [12]. Ähnlich ist die Situation bei der weißen Bevölkerung in Hawaii, die den höchsten Pro-Kopf-Verbrauch an Lichtschutzmitteln in den USA aufweist.

Aus diesen Fakten leitet sich die Schlussfolgerung ab, dass die eingangs erwähnten Schutzmaßnahmen dazu beitragen, die Melanominzidenzraten ebenso zu vermindern wie die Inzidenzraten von epithelialen Hauttumoren. Auch Ergebnisse von Untersuchungen, dass einige ältere UV-Filtersysteme östrogene Wirkungen aufweisen, ändern nichts an dieser Tatsache [16]. Vielmehr muss geklärt werden, wie Lichtschutzfilter aus dem natürlichen Kreislauf eliminiert werden können. Möglicherweise sollten andere

Filtersysteme, die eine bessere Abbaufähigkeit aufweisen, vermehrt eingesetzt werden.

Zusammenfassung

Zu den akuten Hautschäden gehören photoprovozierbare Dermatosen, idiopathische Photodermatosen und der Sonnenbrand. Die chronisch UV-induzierten Hautschäden umfassen Altershaut (Photoaging), aktinische Keratosen, epitheliale Hauttumoren (Spinaliom, Basaliom), malignes Melanom.

Ein effektiver Sonnenschutz bedeutet die Kombination aus adäquater Bekleidung, richtigem Verhalten und regelmäßiger und richtiger Anwendung von Lichtschutzmitteln. Lichtschutzmittel müssen UVB- und UVA-Filter enthalten.

Die Anwendung von Lichtschutzmitteln vermindert die Inzidenz von epithelialen Hauttumoren und Photoaging. Ausreichender Sonnenschutz reduziert höchstwahrscheinlich die Melanominzidenz [12].

Literatur

1. Abarca JF, Casiccia CC, Zamorano FD (2002) Increase in sunburns and photosensitivity disorders at the edge of the Antarctic ozone hole, Southern Chile, 1986–2000. J Am Acad Dermatol 46:194–199
2. Applegate LA, Scaletta C, Panizzon R, Niggli H, Frenk E (1999) In vivo induction of pyrimidine dimers in human skin by UVA radiation: initiation of cell damage and/or intercellular communication? Int J Mol Med 3:467–472
3. Autier P, Dor JF, Linard D, Panizzon R, Lejeune FJ, Guggisberg D, Eggermont AM (1999) Sunscreen use and duration of sun exposure: a double-blind, randomized trial [see comments]. J Natl Cancer Inst 91:1304–1309
4. Dummer R, Maier T, Bloch PH, Burg G (2001) Photoprotektion: Lichtschutzmaßnahmen zum Schutz vor akuten und chronischen Hautschäden. Swiss med forum 14:364–368
5. Dummer R, Osterwalder U (2000) UV transmission of summer clothing in Switzerland and Germany [letter]. Dermatology 200:81–82
6. Frei T, Dummer R, Gehrig R (1999) Die UV-Belastung in der Schweiz: Abhängigkeit von Ort und Zeit und ihre Bedeutung für die Haut. Praxis 88:1023–1029
7. Gallagher RP, Rivers JK, Lee TK, Bajdik CD, McLean DI, Coldman AJ (2000) Broad-spectrum sunscreen use and the development of new nevi in white children: A randomized controlled trial. JAMA 283:2955–2960
8. Garbe C, Dummer R, Kaufmann R, Tilgen W (1997) Dermatologische Onkologie. Springer, Berlin
9. Gilchrest BA, Eller MS, Geller AC, Yaar M (1999) The pathogenesis of melanoma induced by ultraviolet radiation. N Engl J Med 340:1341–1348
10. Green A, Williams G, Neale R, Hart V, Leslie D, Parsons P, Marks GC, Gaffney P, Battistutta D, Frost C, Lang C, Russell A (1999) Daily sunscreen application and betacarotene supplementation in prevention of basal-cell and squamous-cell carcinomas of the skin: a randomised controlled trial [see comments]. Lancet 354:723–729
11. Lim HW, Naylor M, Hönigsmann H, Gilchrest BA, Cooper K, Morison W, Deleo VA, Scherschun L (2001) American Academy of Dermatology Consensus Conference on UVA protection of sunscreens: summary and recommendations. Washington, DC, Feb 4, 2000. J Am Acad Dermatol 44:505–508
12. Marks R (2002) The changing incidence and mortality of melanoma in Australia. In Dummer R, Nestle FO, Burg G (eds) Cancers of the Skin, Proceedings of the 8th World Congress. Recent Results Cancer Res 160:113–121
13. Naylor MF, Boyd A, Smith DW, Cameron DS, Hubbard D, Neldner KH (1995) High sun protection factor sunscreens in the suppression of actinic neoplasia. Arch Dermatol 131:170–175
14. Rigel DS, Naylor M, Robinson J (2000) What is the evidence for a sunscreen and melanoma controversy? Arch Dermatol 136:1447–1449
15. Runger TM (1999) Role of UVA in the pathogenesis of melanoma and non-melanoma skin cancer. A short review. Photodermatol Photoimmunol Photomed 15:212–216
16. Schlumpf M, Cotton B, Conscience M, Haller V, Steinmann B, Lichtensteiger W (2001) In vitro and in vivo estrogenicity of UV screens. Environ Health Perspect 109:239–244
17. Stege H, Budde M, Grether-Beck S, Richard A, Rougier A, Ruzicka T, Krutmann J (2002) Sunscreens with high SPF values are not equivalent in protection from UVA induced polymorphous light eruption. Eur J Derm 12:IV–VI
18. Thompson SC, Jolley D, Marks R (1993) Reduction of solar keratoses by regular sunscreen use [see comments]. N Engl J Med 329:1147–1151

KAPITEL 10

Kutane Photochemoprävention

C. D. MNICH, R. DUMMER

Einleitung

Der 1976 von Sporn et al. geprägte Begriff „Chemoprävention" beschreibt den Gebrauch natürlicher oder synthetischer Agenzien, um molekular oder histologisch prämaligne oder In-situ-Läsionen zu verhindern, zu unterdrücken oder davon abzuhalten, in die maligne Transformation überzugehen. Manche Autoren beziehen den Begriff jedoch über die reine Tumorprävention hinaus auch auf die Vermeidung von Zellschäden im Allgemeinen. Man unterscheidet primäre (die Entstehung eines Primärtumors bei Hochrisikopatienten verhindernd), sekundäre (den Übergang einer prämalignen in eine maligne Läsion verhindernd) und tertiäre Chemoprävention (die erneute Entstehung eines Malignoms bei geheilten Tumorpatienten verhindernd). Während sich Chemoprävention auf alle denkbaren Karzinogene erstreckt, beschränkt sich die Photochemoprävention auf ein einziges Karzinogen, nämlich UV-Licht, und somit auch auf die UV-induzierten Malignome der Haut und der Augen.

Der Begriff „Photoprotektion" geht in mancher Hinsicht über reine Photochemoprävention hinaus, da er auch verschiedenste Maßnahmen zur Vermeidung von UV-Strahlung (inkl. Vermeidung von UV-Licht, UV-dichte Kleidung und Sonnencremes mit hohem Lichtschutzfaktor) umfasst. Außerdem bezieht sich Photoprotektion auf die Vermeidung nicht nur der karzinogenen, sondern aller negativen Wirkungen des UV-Lichts und von übermäßiger Sonneneinstrahlung, also auch Dermatitis solaris („Sonnenbrand"), Insolation („Sonnenstich"), akute Überhitzung bis hin zum hypovolämischen Schock („Hitzekollaps") oder Hirnödem („Hitzschlag"), photoallergische und phototoxische Hautreaktionen, Photoaggravation bestehender Dermatosen, Pigmentverschiebungen, vorzeitige Hautalterung („Photoaging"), aktinische Kerato- und Retinopathien sowie Kataraktbildung.

Photochemoprotektion beinhaltet den Einsatz natürlicher oder synthetischer Agenzien zur Vermeidung negativer UV-Wirkungen und schließt darin vor allem Photokarzinogenese und Photoaging ein sowie theoretisch auch photoallergische und phototoxische Hautreaktionen, Photoaggravation bestehender Dermatosen, Pigmentverschiebungen und UV-bedingte Augenschäden. Da so gut wie alle mit präventiven Agenzien reduzierbaren negativen Wirkungen des UV-Lichts direkt oder über Zwischenschritte mit Photokarzinogenese vergesellschaftet sind, haben photochemoprotektive Substanzen in der Regel immer auch photochemopräventive Eigenschaften. So kann z. B. eine Substanz, welche die UV-induzierte Aktivierung dermaler Matrixmetalloproteinasen reduziert, sowohl dem zu vorzeitiger Hautalterung führenden dermalen Kollagenabbau entgegenwirken als auch einen antiangiogenetischen Effekt besitzen.

Kutane Neoplasien sind nicht nur die häufigsten Tumoren des Menschen, sondern auch diejenigen, die sich aufgrund ihrer größtenteils UV-bedingten Entstehung theoretisch am wirkungsvollsten vermeiden ließen. Viele Gründe führen dazu, dass der Erfolg von Aufklärungskampagnen und allein photoprotektiven Maßnahmen begrenzt ist. Auch angesichts weiterhin dramatisch steigender Hautkrebsinzidenzen dürfte der Bedarf an zusätzlichen photochemopräventiven Substanzen unumstritten sein. Gerade die in der Regel lange Latenzzeit zwischen Tumorinitiation und Tumorpromotion eröffnet vielseitige Möglichkeiten der präventiven Intervention, bevor ein maligner Hauttumor entsteht. Im Gegensatz zur Tumorinitiierung, die ein schneller und irreversibler Prozess im Sinne einer UV-induzierten genetischen Alteration ist, ist die Tumorpromotion ein lang andauernder und prinzipiell reversibler Prozess. Dabei kommt es durch das Zusammenspiel folgender Mechanismen zur klonalen Expansion initiierter Zellen:

- Stimulation der DNA-Synthese, DNA-Schäden und Proliferation bei verminderter DNA-Reparatur;
- Entzündung;
- Immunsuppression;
- epidermale Hyperplasie;
- Dysregulation des Zellzyklus;
- Depletion der antioxidativen Abwehr;
- Dysregulation von Signaltransduktionswegen;
- Induktion von Cyclooxygenase (COX) und erhöhte Prostaglandinsynthese sowie
- Induktion von Ornithindecarboxylase.

Tabelle 35 gibt einen Überblick über photochemopräventive Substanzen (s. S. 66–69). In diesem Kapitel sollen zunächst die karzinogenen Wirkungsmechanismen des UV-Lichts und anschließend grüner Tee als eine herausragende photochemopräventive Substanz(gruppe) exemplarisch diskutiert werden.

Sonnenlicht als Karzinogen

■ UV-induzierte DNA-Schäden

UV-Licht ist ein vollständiges Karzinogen, das alle Schritte der kutanen Karzinogenese (Initiierung, Promotion und Progression) verursachen kann. Vor allem kurzwelliges UVB-Licht wird für die UV-assoziierten DNA-Schäden verantwortlich gemacht. Dazu gehören Cyclobutan-Pyrimidindimere, 6-4-Photoprodukte, Cytosin-Photohydrate, DNA-Addukte, DNA-Strangbrüche, DNA-Strang- und DNA-Protein-Quervernetzungen (Crosslinks). Die häufigsten UV-induzierten DNA-Photoprodukte finden sich an benachbarten Pyrimidinbasen (Cytosin und Thymidin) in Form von Cyclobutandimeren oder 6-4-Photoprodukten. Abbildung 9 a zeigt immunhistologisch nachgewiesene epidermale Thymidindimere in einem leichten Sonnenbrand. Werden diese Schäden nicht repariert, führen sie zu typischen UV-induzierten Mutationen (CC zu TT und C zu T), die häufig in kutanen Malignomen, aber nicht in anderen internen epithelialen Neoplasien anzutreffen sind.

■ p53 und UV-induzierte DNA-Schäden

Das Tumor-Suppressor-Gen p53 besitzt eine wichtige Rolle als Wächter des Genoms, indem es den Zellzyklus in Zellen mit exzessiven DNA-

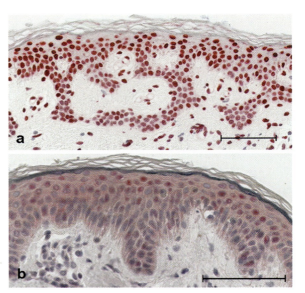

Abb. 9. a Immunhistologischer Nachweis von massenhaft Thymidindimeren und **b** Expression von p53 in epidermalen Keratinozyten. Positive Zellen zeigen jeweils ein rotes, nukleär lokalisiertes Reaktionsprodukt. Die Maßeinheit entspricht 100 µm. Klinisch erkennbar war nur ein leichtes UVB-induziertes Erythem. Die Biopsien wurden im Rahmen einer Photochemopräventionsstudie jeweils 24 Stunden nach Bestrahlung mit 100 mJ/cm² UVB-Licht entnommen und stammen von normalerweise UV-geschützter Haut des Gesäßes.

Schäden blockiert. Somit können diese Zellen ihre fehlerhafte DNA nicht replizieren und bekommen Zeit für eine Reparatur. Verläuft diese erfolglos, kann p53 in den geschädigten Zellen über Induktion von $p21^{waf1/cip1}$, Bax, Apaf-1 und bestimmten Caspasen zu Apoptose führen. UVA induziert die Expression von p53 im Stratum basale, UVB induziert p53 in allen epidermalen Schichten und UVC induziert p53 im Stratum granulosum und spinosum. Abbildung 9b zeigt epidermale Expression von p53 in einem leichten UVB-induzierten Erythem.

■ p53-Mutationen und UV-induzierte Karzinogenese

Mutationen von p53 finden sich vermehrt in chronisch sonnengeschädigter Haut, in aktinischen Keratosen und in spinozellulären Karzinomen. In der Pathogenese dieser (Prä-)Kanzerosen treten die p53-Mutationen früh in Erscheinung im Gegensatz zu den meisten anderen Tumoren, in denen dies ein spätes Ereignis ist, z. B. beim Übergang eines großen Adenoms in ein Kolonkarzinom. Die meisten p53-Mutationen in Hauttumoren sind UV-bedingt. p53-Mutationen führen oft zu einer Stabilisierung des Proteins, das dann immunhistochemisch nachgewiesen werden kann bei reduzierter oder fehlender Funktion. Überexpression von p53 findet sich zunehmend in der gesamten Sequenz der UV-induzierten Hautkrebsentstehung. Interessanterweise wird auch in normal erscheinender Haut, die an aktinische Keratosen, spinozelluläre Karzinosen und Basalzellkarzinome angrenzt, fokale Überexpression des p53-Proteins beobachtet.

Zellschäden durch freie Radikale

Durch UV-Strahlung werden reaktionsfreudige Sauerstoffverbindungen in der Haut freigesetzt. Das Superoxidanion-Radikal ($O_2^{\bullet-}$) wird durch Superoxid-Dismutase in Wasserstoffperoxid (H_2O_2) umgewandelt, das Zellmembranen penetrieren und zusammen mit Fe(II) das hochtoxische Hydroxylradikal (HO^-) bildet. Ein anderes freies Radikal ist der sog. Singulett-Sauerstoff ($^1O_2$). Sowohl Superoxidanion-Radikale als auch $^1O_2^-$ werden nach UV-Bestrahlung zu einem nicht unerheblichen Teil durch die in die Haut einwandernden neutrophilen Granulozyten gebildet. Oxidativer Stress schädigt die Zelle einerseits direkt durch DNA-, Protein- und Lipidperoxidationen. Andererseits werden redoxsensitive Transkriptionsfaktoren aktiviert, auf die weiter unten noch näher eingegangen wird, darunter NF-κB und Vertreter des AP-1-Komplexes wie c-Fos und c-Jun.

Entzündungsreaktion und Karzinogenese

Im Rahmen der UV-induzierten Entzündungsreaktion wird das unterschiedlich stark ausgeprägte Erythem von der Produktion inflammatorischer Zytokine begleitet. Darunter befinden sich Interleukin 1α (IL-1α), IL-6, IL-8 und Tumornekrosefaktor α (TNF-α). Nach UV-Bestrahlung finden sich in der Haut vermehrt Cyclooxygenase 2 (COX-2) und Prostaglandine. Vermehrte COX-2-Expression und erhöhte Spiegel von Prostaglandin E2 (PGE2) finden sich auch in aktinischen Keratosen und Non-Melanom-Hauttumoren. Überexpression von COX-2 trägt in muriner und humaner Haut zur Entstehung von Hautkrebs bei. Die Cyclooxygenase existiert in zwei Isoformen: COX-1 wird relativ unabhängig von Stimuli exprimiert, während COX-2 durch eine Reihe von Stimuli induzierbar ist, zu

denen Wachstumsfaktoren und Zytokine zählen. COX-2 erzielt seine Wirkungen in erster Linie durch die Biosynthese von Prostaglandinen, die Zellproliferation, Tumorwachstum, Angiogenese und Immunantworten modulieren.

UV-induzierte Veränderungen von Signaltransduktionswegen

UV-vermittelte Induktion des MAPK-Signaltransduktionswegs. Zu den tumorfördernden Effekten von UV-Licht gehört auch die Induktion der MAPK-Signaltransduktionswege (mitogen activated protein kinase). Diese beeinflussen über die Regulation von Transkriptionsfaktoren die Kontrolle von Genen, welche für Zellproliferation, Differenzierung und Tumorbildung bedeutsam sind. Durch die Stimulierung der MAPK-Signaltransduktionswege induziert UV-Licht auch Transkriptionsfaktoren für Aktivatorprotein 1 (AP-1) in Keratinozyten sowie in muriner und humaner Epidermis in vivo. AP-1 spielt eine entscheidende Rolle in der Promotion von UVB- und chemisch induzierten Hauttumoren [1].

UV-vermittelte Induktion des PI3K-Akt-Signaltransduktionswegs. Akt (Proteinkinase B) ist eine Serin-Threonin-Kinase, die z.B. durch Wachstumsfaktoren, Insulin und Hormone aktiviert werden kann. Diese Aktivierung ist abhängig von einer durch Phosphatidylinositol-3-Kinase (PI3K) mediierten Phosphorylierung an Serin- und Threoninresten. Akt reduziert Apoptose in vielen Zelltypen und führt zur Modulation diverser untergeordneter Signaltransduktionswege, die mit Apoptose, Proliferation, Differenzierung, Migration und zellulärem Überleben vergesellschaftet sind. UVB-Licht kann die Phosphorylierung von Akt über Bildung von H_2O_2 oder über Aktivierung von EGFR (Epidermal growth factor receptor) auslösen. ROS können durch Phosphorylierung von Akt die Resistenz maligner muriner Keratinozyten gegen UV-induzierte Apoptose erhöhen. In humanen Keratinozyten wird durch Akt die UV-induzierte Apoptose inhibiert, indem Akt die mitochondriale Cytochrom-c-Freisetzung hemmt, wodurch die Aktivierung der Procaspasen 3, 8 und 9 ausbleibt.

■ **UV-vermittelte Induktion von Nuclear factor-kappa B (NFκB).** NFκB ist ein ubiquitär exprimierter, redoxabhängiger Transkriptionsfaktor, der zur Rel-Familie gehört. In Säugetieren umfasst die Rel-Familie p50, p52, p65 (RelA), RelB und c-Rel. NFκB ist meist ein Heterodimer aus p50 und p65, der als inaktiver Komplex an ein inhibitorisches Molekül (IκB) gebunden zytoplasmatisch vorliegt. Eine Reihe von Stimuli, darunter UV-Licht, inflammatorische Zytokine, Phorbolester, Lipopolysaccharide und verschiedene Mitogene, können NFκB aktivieren. Dabei werden zuerst IκB-Kinasen (IKK) aktiviert, die IκB phosphorylieren. Dies hat die Degradation von IκB und die Freisetzung des NFκB-Heterodimers zur Folge, der daraufhin zum Nukleus wandert und dort die Transkription der Zielgene einleitet. Die von NFκB regulierten Gene, unter denen sich auch die Cyclooxygenase befindet, spielen eine Rolle in Apoptoseinduktion, Immunantwort, Entzündungsreaktionen, Progression des Zellzyklus und Karzinogenese.

■ **UV-vermittelte Induktion von Ornithindecarboxylase (ODC).** ODC, das erste und die Geschwindigkeit bestimmende Enzym der Polyaminbiosynthese, spielt eine wichtige Rolle in der Zellproliferation und Krebsentstehung. Jede eukaryotische Zelle enthält Polyamine (Putrescin, Spermidin, Spermin), deren Konzentrationen sich zellzyklusabhängig verändern. Die intrazelluläre Akkumulation von Polyaminen ist essenziell für Wachstum, Proliferation und Differenzierung von normalem und Tumorgewebe und ist ebenso wie ODC-Überexpression eng mit neoplastischer Transformation vergesellschaftet. Überexpression von ODC verstärkt die transformierende Aktivität des ras-Onkogens in R6-Fibroblasten dramatisch. Wachstumsinduktion von normalen Zellen geht mit einem schnellen, vorübergehenden Anstieg der ODC-Aktivität einher, wohingegen onkogen bedingte Transformationen durch v-src, neu und ras mit einer dauerhaft erhöhten ODC-Aktivität verbunden sind. Erhöhte ODC-Konzentrationen finden sich in transformierten Zelllinien, vielen experimentellen Tumoren und Präkanzerosen. Interessanterweise waren es photochemopräventive Experimente mit dem spezifischen ODC-Inhibitor Difluoromethylornithin (DFMO), welche die entscheidende Rolle von ODC in der Photokarzinogenese erst definitiv belegten [10].

Grüner Tee

■ Allgemeines

Tee ist nach Wasser das beliebteste Getränk der Welt und wird von 2/3 der Weltbevölkerung regelmäßig konsumiert. Dabei entfallen 78% des Teekonsums auf Schwarztee, 20% auf Grüntee und 2% auf Oolong-Tee (s. u.).

Die Blätter der Teepflanze (Camellia sinensis) enthalten 20–40% Polyphenole – dies sind vorwiegend zu den Flavonoiden zählende Catechine. Von ihnen besitzt Epigallocatechin-3-Gallat (ECGC) den größten Anteil (65%) und die größte Wirksamkeit, gefolgt von Epicatechin-3-Gallat (ECG, 24%), Epicatechin (EC, 6%) und Epigallocatechin (EGC, 5%).

Schwarzer Tee wird auch aus den Blättern von Camellia sinensis (seltener Camellia assamica) gewonnen, wird aber im Gegensatz zum Grüntee nach dem Pflücken einer enzymatischen Oxidation zugeführt. Während dieses Fermentationsprozesses wandelt die in den Teeblättern enthaltene Polyphenolperoxidase den Großteil der Catechine in Teerubigine bzw. Teeflavine um, die dem schwarzen Tee seinen intensiveren Farbton bzw. sein intensiveres Aroma verleihen. Bei der Produktion von Grüntee hingegen werden die Polyphenolperoxidasen in den frischen Blättern mittels kurzzeitiger Erhitzung durch Dampf oder Röstung inaktiviert. Somit wird der zum schwarzen Tee führende Fermentationsprozess verhindert. Oolong-Tee ist ein partiell fermentierter Tee, in dem noch ein Großteil der Grüneecatechine erhalten sind.

Weitere Bestandteile des Grüntees sind die Alkaloide Koffein, Theobromin und Theophyllin (zusammen ca. 4% der Trockensubstanz) sowie bestimmte Gerbsäuren (z. B. Gallussäure) und charakteristische Aminosäuren (z. B. Theanin).

Nicht mit Camellia sinensis verwandt sind die südamerikanische Stechpalmenart Ilex paraguariensis, aus deren Blättern der gern als Grüntee deklarierte Matetee gewonnen wird, sowie der australische Teebaum Melaleuca alternifolia, aus dessen Blättern das Teebaumöl stammt.

Grüntee-Polyphenole (GTP) zeigen eine beeindruckende Vielfalt an vermutlich synergistisch wirkenden, photochemopräventiven Wirkungsmechanismen [7, 24], auf die im Folgenden näher eingegangen werden soll.

Radikalenfänger und Entzündungshemmer

Durch antioxidative Eigenschaften, welche die von Vitamin C oder E deutlich übertreffen, eliminieren GTP freie Radikale direkt. Zusätzlich inhibieren GTP eine Reihe von Enzymen und Faktoren, die in der Bildung oder Wirkung von ROS eine Rolle spielen, wie z. B. Lipoxygenase, Lipidperoxidase, Cyclooxygenase (COX), Prostaglandin E2 (PGE2) und induzierbare Stickoxidsynthetase (iNOS). Durch Stabilisierung von Katalase, Glutathionperoxidase und Glutathion sowie durch Stimulation von Glutathion-S-Transferase führen GTP zu einem beschleunigten Abbau entstandener ROS.

Einen zusätzlichen antiinflammatorischen Effekt nach UV-Bestrahlung erzielen GTP in der Haut durch eine Reduktion der Anzahl infiltrierender Makrophagen und neutrophiler Granulozyten und durch eine Reduktion der UV-induzierten Produktion von IL-1, IL-8, IL-10 und IL-12. Die nach UV-Bestrahlung beobachtete Langerhans-Zellen-Depletion wird durch GTP inhibiert, sodass der immunsuppressive Effekt von UV-Bestrahlung reduziert wird. Zudem stärken GTP die Immunabwehr durch Erhöhung der Aktivität von T- und NK-Zellen.

Wirkungen auf Signaltransduktionswege

Die UV-induzierte Aktivierung des MAPK-Signaltransduktionswegs wird durch GTP an verschiedenen Faktoren gehemmt (MAPK, p38, ERK und c-fos) [5]. Da diese Faktoren Aktivatorprotein 1 (AP-1) aktivieren, wird durch ihre Inhibition indirekt auch weniger AP-1 exprimiert, das zusätzlich auch noch direkt durch GTP inhibiert wird.

GTP wirken auch auf den PI3K-Akt-Signaltransduktionsweg inhibierend. Durch die Inhibition von UV-induzierter Aktivierung von PI3K und ERK (Extracellular signal-regulated kinases) schwächen sie die Wirkung der nachfolgenden Faktoren der Signalkaskade, die sie zusätzlich auch noch direkt blockieren: Akt und p70 S6-K.

ECGC inhibierte die normale Expression und TNF-α-mediierte Aktivierung von NFκB in Plattenepithelkarzinomzellen (A431) effektiver als in normalen Keratinozyten (NHEK) [9]. Eine andere Arbeit zeigte, dass 10–40 µm EGCG auch nach 24 Stunden noch Keratinozyten vor UV-induzierter Degradierung und Phosphorylierung von IκBα und vor Aktivierung von IKKα dosis-

und zeitabhängig schützt [5]. Alle diese Resultate konnten in SKH-1-Mäusen bestätigt werden [6]. EGCG hemmt zusätzlich die DNA-Bindungskapazität von NFκB in vitro und in vivo [28].

Schließlich wird auch die UV-induzierte Aktivierung von Ornithindecarboxylase (ODC), einem Schlüsselmolekül in der Photokarzinogenese, von GTP gehemmt [8].

Pro- und antiapoptotische Wirkungen

GTP zeigen proapoptotische und antiproliferative Wirkung in verschiedenen Tumorzelllinien: in humanen Plattenepithel- und Prostatakarzinomzellen, murinen Lymphomzellen und immortalisierten HaCaT-Keratinozyten (jedoch nicht in normalen humanen Keratinozyten) sowie in A-375- und Hs-294T-Melanomzellen (jedoch nicht in normalen humanen Melanozyten). In SKH-1-Mäusen erhöhten GTP die UV-induzierte epidermale Expression von p53 und p21$^{waf-1/cip1}$ und führten zu einer erhöhten Anzahl apoptotischer „Sonnenbrandzellen" sowie zur Reduktion PUVA-induzierter Erytheme. Durch intraperitoneale Applikation von Grüntee reduzierte sich die Anzahl apoptotischer Zellen in den Haarfollikeln γ-bestrahlter ICR-Mäuse [29].

Antikarzinogene Wirkungen

Die antikarzinogenen Wirkungen von GTP konnten am Beispiel UV-induzierter chemisch induzierter Hauttumoren in Mäusen für verschiedenste Substanzen nachgewiesen werden. Dafür sind zum einen die schon erwähnten antioxidativen, antiinflammatorischen, apoptose- und signaltransduktionsmodifizierenden Mechanismen verantwortlich. Zusätzlich könnten GTP auch zur Hemmung der Karzinogen-DNA-Bindung führen. Ein antimutagener Effekt wird durch Inhibition von Cytochrom P540 erreicht. GTP wirken antiangiogenetisch durch Inhibition der Matrix-Metalloproteinasen 2 und 9 sowie des VEGF-Rezeptors 2. Außerdem üben GTP einen wachstumsregulierenden und differenzierungsfördernden Effekt auf Keratinozyten aus durch Inhibition von EGF, EGFR, Epiregulin, VEGF-R2, FGF-2 und andere Faktoren sowie durch Induktion von p57/KIP2, Keratinen, Filaggrinen, Involucrin, Transglutaminase und Caspase 14.

■ Ergebnisse von humanen In-vivo-Studien

Topisch applizierte GTP (Applikation 30 Minuten vor Bestrahlung) führten beim Menschen zu einer Reduktion UVB- und UVA-induzierter Veränderungen (DNA-Schäden, Erythemintensität, Bildung von „Sonnenbrandzellen" und Langerhans-Zellen-Depletion). Dabei fanden sich bei allen Probanden (n = 6) deutliche Erythemreduktionen ab einer 2,5%igen GTP-Konzentration, bei einzelnen Probanden auch schon bei Konzentrationen von 0,5% [21]. Auch PUVA-in-

Tabelle 35. Photochemopräventive Substanzen und deren Wirkungsmechanismen

Substanz	Wirkmechanismus	Daten	Literatur
■ Alpha-Lipoesäure	Modulation der UV-induzierten Aktivierung von NFκB in immortalisierten HaCaT Keratinozyten	1 a	[41]
■ Alpha-Tocopherol (Vit. E) und Alpha-Tocopherolacetat	Antioxidans Inhibition der Aktivierung von NFκB Verbesserung der Immunantwort von Langerhans-Zellen Systemisch über 3 Monate zus. mit Ascorbinsäure Reduktion UV-induzierter Thymidin-Dimere	1 a, b, 2 3	[34] [39]
■ Apigenin (4′,5,7-Trihydroxyflavone, ein Flavonoid aus Petersilie, Artischocken, Basilikum, Sellerie, u.a.)	Inhibition des Polyaminmetabolismus (Inhibition der ODC-Induktion) Apoptoseinduktion via Stimulation des p53-p21/waf1-Signalwegs. G2/M Zellzyklusarrest durch Inhibition von p34^{cdc2} Reduktion UV-induzierter Tumorbildung (geringere Hautkrebsinzidenz und längeres tumorfreies Überleben)	1 a, b	[3]
■ Apomorphin HCl (Apomine®)	Apoptoseinduktion via Aktivierung des Farnesoid X Rezeptors. Inhibition von ras	1 b, 3	[17]
■ Ascorbinsäure (Vit. C)	Antioxidans Inhibition der AP-1-abhängigen Transaktivierung spezifischer Promoter durch Modulation der fra-1 Expression und durch Inhibition von JNK und c-Jun Systemisch über 3 Monate zus. mit D-alpha-Tocopherol (Vit. E) Reduktion UV-induzierter Thymidin-Dimere	1 a, b 3	[39]
■ Carotinoide (β-Carotin, Lykopene, Lutein)	Antioxidantien Erhöhung der intrazellulären Kommunikation durch Heraufregulierung von Connexin 43 Lutein: Reduktion von UVB-induzierter Generierung von ROS, Gewebsschwellung und Immunsuppression	2 1 b	[27] [30]
■ Curcumin (Diferuloylmethane)	Antioxidans Apoptoseinduktion und Arretierung des Zellzyklus in Melanomzellen (durch Induktion von Fas-Rezeptoren und Aktivierung von Caspase 3 und 8) Apoptoseinduktion in BCCs (durch Erhöhung von p53, p21$^{waf-1/cip1}$ und Gadd45) Antiangiogenese Inhibition der Aktivität von NFκB und MMP-2 Herunterregulation von iNOS, FAK und XIAP	1 a	[14, 38, 50]
■ Difluoromethylornithin (DFMO)	Inhibition des Polyaminmetabolismus (selektiver ODC-Inhibitor) Reduktion der Anzahl von AKs auf dem dorsalen Unterarm sowie deren Polyaminkonzentrationen um je ca. 25%	1 a, b, 3	[12]
■ Genasense G3139	Apoptoseinduktion durch Antisense-Oligonukleotide gegen BCL-2	3*	[25, 36]

Tabelle 35 (Fortsetzung)

Substanz	Wirkmechanismus	Daten	Literatur
▨ Grüntee-Extrakt (GTE) aus *Camellia sinensis*	Reduktion von UV-induzierten Erythemen, Ödemen und DNA-Schäden, Reduktion PUVA-induzierter Erytheme	1a, b, 2, 3	[7, 24]
▨ Grüntee-Polyphenole (GTP) und Epigallocatechin-3-Gallat (EGCG, Flavonoid, Hauptwirkkomponente) s. a. „Koffein", „Perillylalkohol" und „Quercetin"	Erhöhung der Anzahl von UV-induzierten p53 und p21$^{waf-1/cip1}$-positiven und „Sonnenbrandzellen" Proapoptotische und antiproliferative Effekte in verschiedenen Tumorzelllinien, jedoch nicht in normalen Keratinozyten oder Melanozyten. Reduktion von strahleninduzierter Apoptose in Haarfollikeln Antioxidans, Schutz vor epidermaler Lipid- und Proteinperoxidation, Stimulation der Glutathion-S-Transferase, Stabilisierung von Glutathionperoxidase, Glutathion und Catalase, Inhibition von Lipoxygenase, Lipidperoxidase, COX, PGE2, iNOS, XO, LDH, ODC, PI3K, MAPK, p38, ERK, c-Fos, AP-1, Akt, p70 S6-K, NFκB, IKKα und IκBα Reduktion der Anzahl infiltrierender Makrophagen und neutrophiler Granulozyten, Reduktion der UV-induzierten Produktion von IL-1, IL-8, IL-10 und IL-12 Reduktion der UV-induzierten Immunsuppression durch Inhibition der Depletion von Langerhans-Zellen Erhöhung der Aktivität von T-Z. u. NK-Z Antimutagenese durch Inhibition von Cytochrom p540 Inhibition der experimentellen Tumorbildung durch diverse chemische Karzinogene Antiangiogenese (durch Inhibition von MMP-2, MMP-9 und VEGF-R2) Wachstumsregulierende und differenzierungsfördernde Wirkung auf Keratinozyten (durch Inhibition von EGF, EGFR, Epiregulin, VEGF-R2, FGF-2, u.a., und durch Induktion von p57/KIP2, Keratinen, Filaggrinen, Involucrin, Transglutaminase und Caspase 14)		
▨ Insulin-like growth factor-1	Verzögerung der Apoptoseinduktion nach UV-Bestrahlung durch Aktivierung des Akt-Signaltransduktionswegs (mehr Zeit für DNA-Reparatur)	1a	[16]
▨ Koffein	Erhöhung der Anzahl von UV-induzierten p53 und p21$^{waf-1/cip1}$-positiven und „Sonnenbrandzellen"	1b	[33]
▨ Lipidsenker (Auswahl)			
1. Statine: Lovastatin	Apoptoseinduktion in Melanomzellen durch Inhibition von Isoprenoid-Komponenten	3	[35, 40]
R11577	Apoptoseinduktion in Melanomzellen durch Inhibition der Ras-Farnesylierung	3	
SCH66336	Apoptoseinduktion in Melanomzellen durch Inhibition der Ras-Farnesylierung	1	
2. Fibrate: Gemfibrozil	PRAR-α-Ligand	3	
Fenofibrat	PRAR-α-Ligand	1b	
▨ N-Acetylcystein (NAC)	Modulation der UV-induzierten Aktivierung von NFκB und AP-1 in immortalisierten HaCaT Keratinozyten Inhibition der UV-induzierten Aktivierung von JNK	1a	[41]
▨ NFκB decoy ODNs (topisch applizierte Oligodendronucleotide)	Reduktion der Schwere experimenteller Sonnenbrandreaktionen (Ohrschwellung, histologische Veränderungen, proinflammatorische Zytokine)	1b	[1]

Kutane Photochemoprävention

Tabelle 35 (Fortsetzung)

Substanz	Wirkmechanismus	Daten	Literatur
■ NSAR (Auswahl)			
1. Ibuprofen, Sulindac, u.a.	Reduktion UV-induzierter Erytheme, antiinflammatorische Wirkung Acetylsalicylsäure: zusätzlich Inhibition der UVB-induzierten Aktivierung des MAPK-Signalwegs (p38, ERK, JNK, AP-1)	1a, b, 3	[13]
2. COX-2-Inhibitoren (Celecoxib)	Inhibition von COX-2, Verringerung der Prostaglandin-synthese Reduktion UV-induzierter Erytheme und Ödeme Inhibition UV-induzierter Karzinogenese in Mäusen Reduktion UV-induzierter dermaler Myeloperoxidase-aktivität Reduktion der Infiltration mit Neutrophilen Antiangiogenese durch Inhibition der Tyrosinkinase des FGF-Rezeptors Verbesserung der Immunantwort von Langerhans-Zellen Inhibition des Polyaminmetabolismus (Inhibition der ODC-Induktion) Apoptoseinduktion in Melanomzellen	1a, b, 2, 3	[18, 22, 45]
■ Perillylalkohol (ein Monoterpen aus Kirschen, Pfefferminze, Grüntee, …)	Apoptoseinduktion in Melanomzellen durch Inhibition der Farnesyl-Proteintransferase. Inhibition der UVB-induzierten Transaktivierung von AP-1	1a, b	[32]
■ Pycnogenol® (Flavonoide aus der Rinde einer französischen Pinienart)	Antioxidans – Schutz vor UV-induziertem Erythem Inhibition UV-induzierter NFκB-abhängiger Genexpression	1a, b	[42]
■ Quercetin (ein Flavonoid aus Zwiebeln, Äpfeln, Grüntee, u.a)	Apoptoseinduktion in Melanomzellen durch Inhibition der Expression von BCL-2 Verringerung von MMP-9 über den PKC-Signalweg	1b**	[20, 48]
■ Resveratrol (3,4′,5-trihydroxy-*trans*-stilbene, RES; Hauptflavonoid in Weinbeeren)	Antioxidans Inhibition der Hydroperoxidase und der Cyclooxy-genasen 1 und 2 Aktivierung von p53 und Induktion von Apoptose Sensibilisator für TRAIL-induzierte Apoptose (durch Induktion von p21, p21-mediierte Zellzyklusarretierung und Depletion von Survivin) Zellzyklusarrest in der G1-Phase Inhibition der UVB-induzierten Aktivierung von NFκB Erhöhung der Expression von cyclin A und B1 Reduktion der Expression von cdk-2, cdk-4, und cdk-6 Reduktion der Proteinexpression von cyclin D1, -D2 und -E Inhibition der UV-induzierten Aktivierung von ODC	1a, b	[2, 4, 11, 23, 37]
■ Retinoide	Apoptoseinduktion in Melanomzellen (Inhibition von Telomerase, Aktivierung von Caspasen) Inhibiton des Polyaminmetabolismus (Inhibition der ODC-Induktion) Erhöhung der intrazellulären Kommunikation durch Heraufregulierung von Connexin 43 Inhibition der Bildung des AP-1-Komplexes Reduktion des Auftretens neuer AKs und NMSCs bei Pat. mit vorhergehenden AKs oder genetischen Defekten der DNA-Reparatur	1a, b (3f. atyp. NZN)	[31, 43]

Tabelle 35 (Fortsetzung)

Substanz	Wirkmechanismus	Daten	Literatur
■ Selen	Apoptoseinduktion in Melanomzellen Verstärkung der Immunantwort von T-Z. u. NK-Z.	1b, 2	[46]
■ Silymarin (Flavonoidgemisch aus der Mariendistel *Silybum marianum*);	Modulation der UV-induzierten Aktivierung von NFκB in immortalisierten HaCaT Keratinozyten Reduktion von ERK1/2 und Hochregulierung von JNK1/2 und p38 in A431 Karzinomzellen Inhibition der UV-induzierten Aktivierung von ODC	1a, b	[44]
■ Silibinin (Flavonoid, Hauptwirkkomponente aus *Silybum marianum*)	Prävention UV-induzierter Apoptose und Verlängerung des Zellzyklusarrests in der S-Phase nach UV-Bestrahlung in HaCaT-Zellen Induktion von $p21^{waf-1/cip1}$ und $p27^{kip1}$, Reduktion von CDK-4, CDK-2 und Cyclin D1	1a	[15, 19]
■ Soja-Isoflavone (Genistein u. a.)	Apoptoseinduktion in Melanomzellen Antiangiogenese durch Inhibition der Tyrosinkinase des FGF-Rezeptors	1a, b	[27]

Daten: 1a: Präklinische Daten (*in vitro*); 1b: Präklinische Daten (murin, *in vivo*); 2: Epidemiologische Daten; 3: Klinische Daten
 * *Phase I/II-* [25] und *Phase III-Studien* [36], *je in Kombination mit Dacarbazin;*
** *Eine Studie zeigte für murine Melanome einen proliferationsfördernden Effekt* [20].

Akt: Proteinkinase B; AKs: Aktinische Keratosen; AP-1: Activator Protein-1; BCCs: Basalzellkarzinome; CDK: Cyclin dependent kinase; COX: Cyclooxygenase; DFMO: Difluoromethylornithin; EGCG: Epigallocatechin-3-Gallat; EGF-R: Epidermal growth factor receptor; ERK: Extracellular signal-regulated kinases; FAK: Focal adhesion kinase; FGF: Fibroblast growth factor; GTP: Grüntee-Polyphenole; IKK: IκB Kinase; IL: Interleukin; iNOS: Inducible nitric oxide synthase; LDH: Lactatdehydrogenase; MAPK: Mitogen-activated protein kinase, NFκB: Nuclear Factor kappa B; NK-Z.: Natürliche Killerzellen; NMSC: Non-Melanoma skin cancer; NZN: Naevuszellnaevi; MMP: Matrix Metalloproteinase; ODC: Ornithindecarboxylase; ODNs: Oligodeoxynucleotide; PGE2: Prostaglandin E2; PI3K: Phosphatidylinositol 3-kinase; PKC: Proteinkinase C; PRAR-α: Peroxysome proliferator-activator receptor-α; T-Z.: T-Zellen; VEGF-R2: Vascular endothelial growth factor receptor 2; XO: Xanthinoxidase.

duzierte Erytheme konnten im Rahmen einer anderen Studie (n = 2) durch topisch applizierten Grüntee-Extrakt reduziert werden [49].

Zwanzig Minuten vor UV-Bestrahlung appliziert, inhibieren GTP in Konzentrationen von 1–4 mg/cm^2 dosisabhängig die Entstehung von Erythemen und die Bildung von Thymidindimeren [26].

Zusätzlich enthält Grüntee noch *Koffein*, das Monoterpen Perillylalkohol und das Flavonoid und Phytoöstrogen Quercetin, für die jeweils separat photochemopräventive Wirkungen nachgewiesen worden sind (Tabelle 35).

Literatur

1. Abeyama K, Eng W, Jester JV, Vink AA, Edelbaum D, Cockerell CJ, et al (2000) A role for NF-kappaB-dependent gene transactivation in sunburn. J Clin Invest 105:1751–1759
2. Adhami VM, Afaq F, Ahmad N (2003) Suppression of ultraviolet B exposure-mediated activation of NF-kappaB in normal human keratinocytes by resveratrol. Neoplasia 5:74–82
3. Afaq F, Adhami VM, Ahmad N, Mukhtar H (2002) Botanical antioxidants for chemoprevention of photocarcinogenesis. Front Biosci 7:784–792
4. Afaq F, Adhami VM, Ahmad N (2003) Prevention of short-term ultraviolet B radiation-mediated damages by resveratrol in SKH-1 hairless mice. Toxicol Appl Pharmacol 186:28–37
5. Afaq F, Adhami VM, Ahmad N, Mukhtar H (2003) Inhibition of ultraviolet B-mediated activation of nuclear factor kappaB in normal human epidermal keratinocytes by green tea constituent (–)-epigallocatechin-3-gallate. Oncogene 22:1035–1044

6. Afaq F, Ahmad N, Mukhtar H (2003) Suppression of UVB-induced phosphorylation of mitogen-activated protein kinases and nuclear factor kappa B by green tea polyphenol in SKH-1 hairless mice. Oncogene 22:9254–9264

7. Afaq F, Adhami VM, Mukhtar H (2005) Photochemoprevention of ultraviolet B signaling and photocarcinogenesis. Mutat Res 571:153–173

8. Agarwal R, Katiyar SK, Khan SG, Mukhtar H (1993) Protection against ultraviolet B radiation-induced effects in the skin of SKH-1 hairless mice by a polyphenolic fraction isolated from green tea. Photochem Photobiol 58:695–700

9. Ahmad N, Gupta S, Mukhtar H (2000) Green tea polyphenol epigallocatechin-3-gallate differentially modulates nuclear factor kappaB in cancer cells versus normal cells. Arch Biochem Biophys 376:338–346

10. Ahmad N, Gilliam AC, Katiyar SK, O'Brien TG, Mukhtar H (2001) A definitive role of ornithine decarboxylase in photocarcinogenesis. Am J Pathol 159:885–892

11. Ahmad N, Adhami VM, Afaq F, Feyes DK, Mukhtar H (2001) Resveratrol causes WAF-1/p21-mediated G(1)-phase arrest of cell cycle and induction of apoptosis in melanoma epidermoid carcinoma A431 cells. Clin Cancer Res 7:1466–1473

12. Alberts DS, Dorr RT, Einspahr JG, Aickin M, Saboda K, Xu MJ, et al (2000) Chemoprevention of human actinic keratoses by topical 2-(difluoromethyl)-dl-ornithine. Cancer Epidemiol Biomarkers Prev 9:1281–1286

13. Bair WB, 3rd, Hart N, Einspahr J, Liu G, Dong Z, Alberts D, et al (2002) Inhibitory effects of sodium salicylate and acetylsalicylic acid on UVB-induced mouse skin carcinogenesis. Cancer Epidemiol Biomarkers Prev 11:1645–1652

14. Banerji A, Chakrabarti J, Mitra A, Chatterjee A (2004) Effect of curcumin on gelatinase A (MMP-2) activity in B16F10 melanoma cells. Cancer Lett 211:235–242

15. Bhatia N, Agarwal C, Agarwal R (2001) Differential responses of skin cancer-chemopreventive agents silibinin, quercetin, and epigallocatechin 3-gallate on mitogenic signaling and cell cycle regulators in human epidermoid carcinoma A431 cells. Nutr Cancer 39:292–299

16. Decraene D, Agostinis P, Bouillon R, Degreef H, Garmyn M (2002) Insulin-like growth factor-1-mediated AKT activation postpones the onset of ultraviolet B-induced apoptosis, providing more time for cyclobutane thymine dimer removal in primary human keratinocytes. J Biol Chem 277:32587–32595

17. Demierre MF, Nathanson L (2003) Chemoprevention of melanoma: an unexplored strategy. J Clin Oncol 21:158–165

18. Denkert C, Kobel M, Berger S, Siegert A, Leclere A, Trefzer U, et al (2001) Expression of cyclooxygenase 2 in human malignant melanoma. Cancer Res 61:303–308

19. Dhanalakshmi S, Mallikarjuna GU, Singh RP, Agarwal R (2004) Dual efficacy of silibinin in protecting or enhancing ultraviolet B radiation-caused apoptosis in HaCaT human immortalized keratinocytes. Carcinogenesis 25:99–106

20. Drewa G, Wozqak A, Palgan K, Schachtschabel DO, Grzanka A, Sujkowska R (2001) Influence of quercetin on B16 melanotic melanoma growth in C57BL/6 mice and on activity of some acid hydrolases in melanoma tissue. Neoplasma 48:12–18

21. Elmets CA, Singh D, Tubesing K, Matsui M, Katiyar S, Mukhtar H (2001) Cutaneous photoprotection from ultraviolet injury by green tea polyphenols. J Am Acad Dermatol 44:425–432

22. Fischer SM, Conti CJ, Viner J, Aldaz CM, Lubet RA (2003) Celecoxib and difluoromethylornithine in combination have strong therapeutic activity against UV-induced skin tumors in mice. Carcinogenesis 24:945–952

23. Fuggetta MP, D'Atri S, Lanzilli G, Tricarico M, Cannavo E, Zambruno G, et al (2004) In vitro antitumour activity of resveratrol in human melanoma cells sensitive or resistant to temozolomide. Melanoma Res 14:189–196

24. Hsu S (2005) Green tea and the skin. J Am Acad Dermatol 52:1049–1059

25. Jansen B, Wacheck V, Heere-Ress E, Schlagbauer-Wadl H, Hoeller C, Lucas T, et al (2000) Chemosensitisation of malignant melanoma by BCL2 antisense therapy. Lancet 356:1728–1733

26. Katiyar SK, Perez A, Mukhtar H (2000) Green tea polyphenol treatment to human skin prevents formation of ultraviolet light B-induced pyrimidine dimers in DNA. Clin Cancer Res 6:3864–3869

27. Kelloff GJ, Hawk ET, Karp JE, Crowell JA, Boone CW, Steele VE, et al (1997) Progress in clinical chemoprevention. Semin Oncol 24:241–252

28. Kim J, Hwang JS, Cho YK, Han Y, Jeon YJ, Yang KH (2001) Protective effects of (–)-epigallocatechin-3-gallate on UVA- and UVB-induced skin damage. Skin Pharmacol Appl Skin Physiol 14:11–19

29. Kim SH, Kim SR, Lee HJ, Oh H, Ryu SY, Lee YS, et al (2003) Apoptosis in growing hair follicles following gamma-irradiation and application for the evaluation of radioprotective agents. In Vivo 17:211–214

30. Lee EH, Faulhaber D, Hanson KM, Ding W, Peters S, Kodali S, et al (2004) Dietary lutein reduces ultraviolet radiation-induced inflammation and immunosuppression. J Invest Dermatol 122:510–517

31. Levine N, Moon TE, Cartmel B, Bangert JL, Rodney S, Dong Q, et al (1997) Trial of retinol and isotretinoin in skin cancer prevention: a randomized, double-blind, controlled trial. Southwest

Skin Cancer Prevention Study Group. Cancer Epidemiol Biomarkers Prev 6:957–961

32. Lluria-Prevatt M, Morreale J, Gregus J, Alberts DS, Kaper F, Giaccia A, et al (2002) Effects of perillyl alcohol on melanoma in the TPras mouse model. Cancer Epidemiol Biomarkers Prev 11:573–579

33. Lu YP, Lou YR, Li XH, Xie JG, Brash D, Huang MT, et al (2000) Stimulatory effect of oral administration of green tea or caffeine on ultraviolet light-induced increases in epidermal wild-type p53, p21(WAF1/CIP1), and apoptotic sunburn cells in SKH-1 mice. Cancer Res 60:4785–4791

34. Mahabir S, Coit D, Liebes L, Brady MS, Lewis JJ, Roush G, et al (2002) Randomized, placebo-controlled trial of dietary supplementation of alpha-tocopherol on mutagen sensitivity levels in melanoma patients: a pilot trial. Melanoma Res 12:83–90

35. Maiguma T, Fujisaki K, Itoh Y, Makino K, Teshima D, Takahashi-Yanaga F, et al (2003) Cell-specific toxicity of fibrates in human embryonal rhabdomyosarcoma cells. Naunyn Schmiedebergs Arch Pharmacol 367:289–296

36. Millward MJ, Bedikian AY, Conry RM, Gore ME, Pehamberger HE, Sterry W, et al (2004) Randomized multinational phase 3 trial of dacarbazine (DTIC) with or without Bcl-2 antisense (oblimersen sodium) in patients (pts) with advanced malignant melanoma (MM): Analysis of long-term survival. J Clin Oncol ASCO Annual Meeting Proceedings (Post-Meeting Edition) 22:7505

37. Niles RM, McFarland M, Weimer MB, Redkar A, Fu YM, Meadows GG (2003) Resveratrol is a potent inducer of apoptosis in human melanoma cells. Cancer Lett 190:157–163

38. Odot J, Albert P, Carlier A, Tarpin M, Devy J, Madoulet C (2004) In vitro and in vivo anti-tumoral effect of curcumin against melanoma cells. Int J Cancer 111:381–387

39. Placzek M, Gaube S, Kerkmann U, Gilbertz KP, Herzinger T, Haen E, et al (2005) Ultraviolet B-induced DNA damage in human epidermis is modified by the antioxidants ascorbic acid and D-alpha-tocopherol. J Invest Dermatol 124:304–307

40. Rubins HB, Robins SJ, Collins D, Fye CL, Anderson JW, Elam MB, et al (1999) Gemfibrozil for the secondary prevention of coronary heart disease in men with low levels of high-density lipoprotein cholesterol. Veterans Affairs High-Density Lipoprotein Cholesterol Intervention Trial Study Group. N Engl J Med 341:410–418

41. Saliou C, Kitazawa M, McLaughlin L, Yang JP, Lodge JK, Tetsuka T, et al (1999) Antioxidants modulate acute solar ultraviolet radiation-induced NF-kappa-B activation in a human keratinocyte cell line. Free Radic Biol Med 26:174–183

42. Saliou C, Rimbach G, Moini H, McLaughlin L, Hosseini S, Lee J, et al (2001) Solar ultraviolet-induced erythema in human skin and nuclear factor-kappa-B-dependent gene expression in keratinocytes are modulated by a French maritime pine bark extract. Free Radic Biol Med 30:154–160

43. Simoni D, Tolomeo M (2001) Retinoids, apoptosis and cancer. Curr Pharm Des 7:1823–1837

44. Singh RP, Tyagi AK, Zhao J, Agarwal R (2002) Silymarin inhibits growth and causes regression of established skin tumors in SENCAR mice via modulation of mitogen-activated protein kinases and induction of apoptosis. Carcinogenesis 23:499–510

45. Wilgus TA, Parrett ML, Ross MS, Tober KL, Robertson FM, Oberyszyn TM (2002) Inhibition of ultraviolet light B-induced cutaneous inflammation by a specific cyclooxygenase-2 inhibitor. Adv Exp Med Biol 507:85–92

46. Yan L, Yee JA, Li D, McGuire MH, Graef GL (1999) Dietary supplementation of selenomethionine reduces metastasis of melanoma cells in mice. Anticancer Res 19:1337–1342

47. Young MR, Li JJ, Rincon M, Flavell RA, Sathyanarayana BK, Hunziker R, et al (1999) Transgenic mice demonstrate AP-1 (activator protein-1) transactivation is required for tumor promotion. Proc Natl Acad Sci USA 96:9827–9832

48. Zhang XM, Huang SP, Xu Q (2004) Quercetin inhibits the invasion of murine melanoma B16-BL6 cells by decreasing pro-MMP-9 via the PKC pathway. Cancer Chemother Pharmacol 53:82–88

49. Zhao JF, Zhang YJ, Jin XH, Athar M, Santella RM, Bickers DR, et al (1999) Green tea protects against psoralen plus ultraviolet A-induced photochemical damage to skin. J Invest Dermatol 113:1070–1075

50. Zheng M, Ekmekcioglu S, Walch ET, Tang CH, Grimm EA (2004) Inhibition of nuclear factor-kappaB and nitric oxide by curcumin induces G2/M cell cycle arrest and apoptosis in human melanoma cells. Melanoma Res 14:165–171

Kutane
Photochemoprävention

Lasertherapie

KAPITEL 11

Lasertherapie von vaskulären und pigmentierten Hautveränderungen

R. Dummer, P. Graf, B. M. Prinz

Einleitung

Der Ausdruck „Laser" ist ein Akronym für „Light Amplification by Stimulated Emission of Radiation". Laserlicht ist eine elektromagnetische Strahlung mit einer Wellenlänge von 400 nm bis ca. 10 000 nm. Es weist folgende spezifischen Eigenschaften auf:

- Laserlicht ist monochromatisch.
- Laserlicht ist kohärent.
- Laserlicht ist strahlenförmig (kollimiert).

Die Kohärenz eines Laserstrahls erlaubt, dass er fokussiert wird und damit eine sehr hohe Energie auf das Zielgewebe überträgt.

Bei der Anwendung von Laserstrahlen an der Haut kommt es zur Interaktion der elektromagnetischen Strahlen mit dem Gewebe. Dabei gibt es prinzipiell vier verschiedene Möglichkeiten. Der Laserstrahl kann reflektiert werden, er kann absorbiert oder gestreut werden, oder er kann transmittiert werden (Abb. 10). Ein Gewebeeffekt kann natürlich nur dann auftreten, wenn das Laserlicht absorbiert wird und es dann zu einer Thermolyse des Zielgewebes in der Haut kommt.

Um den gewünschten Gewebeeffekt zu erzielen, muss der Laserstrahl in der Haut eine spezifische Thermolyse induzieren. Diese Thermolyse ist abhängig von den Chromophoren, die spezifische Wellenlänge selektiv absorbieren. Die wichtigsten Chromophoren in der Haut sind Hämoglobin, Wasser und Melanin [25]. Die Absorptionsspektren von Hämoglobin und Melanin sind in Abb. 11 dargestellt. Bei der Auswahl einer Wellenlänge für ein Chromophor muss allerdings nicht nur das Absorptionsspektrum berücksichtigt werden, sondern auch die Eindringtiefe der entsprechenden Wellenlängen (Tabelle 36). In der Regel gilt: Je größer die Wellenlänge, desto tiefer die Eindringtiefe. In der Haut existiert ein gewisses optisches Fenster im Wellenlängenbereich von 500–1300 nm [19, 25]. Unterhalb einer Wellenlänge von 300 nm wird ein Großteil der Energie von Proteinen, Melanin und DNA absorbiert. Über 1300 nm erfolgt die Absorption der elektromagnetischen Strahlung vor allem durch Wasser. Die Schwierigkeiten, die mit der Auswahl einer Wellenlänge für ein Chromophor verbunden sind, können für das häufige Chromophor Hämoglobin anschaulich dargestellt werden. Hämoglobin hat einen Absorptionspeak bei 420 nm, der jedoch zu kurzwellig ist, um klinisch für die Behandlung von vaskulären Läsionen relevant zu werden. Strukturen in der Dermis können damit nicht behandelt werden, da die Eindringtiefe bei dieser Wellenlänge nur etwa 100 μm beträgt. In der Regel werden deswegen Wellenlängen eingesetzt, die im Bereich der beiden anderen Hämoglobin-Absorptionspeaks liegen (Abb. 11).

Bei der Interaktion zwischen Laserstrahl und Gewebe spielen Temperatureffekte eine große Rolle. Um die gewünschte Veränderung in der Haut zu erzielen, müssen der Temperaturanstieg und der daraus resultierende Effekt genau gesteuert werden. Ein wichtiger Punkt in diesem Zusammenhang ist die Ableitung der entstandenen Wärme. Diese erfolgt sofort nach der Ab-

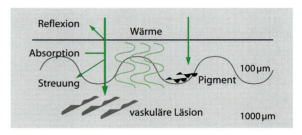

Abb. 10. Dargestellt sind die wichtigsten Interaktionen von Laserstrahlen mit der Haut. Sie umfassen Reflexion, Absorption, Streuung und Wärmeentwicklung. Vaskuläre Läsionen können getroffen werden bis zu einer Tiefe von 1 000 μm. Pigmentierte Läsionen werden meistens in einer Tiefe von 100 μm (intraepidermal) behandelt.

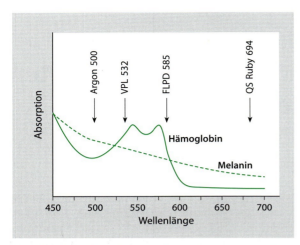

Abb. 11. Gegenüberstellung der Absorptionspeaks von Hämoglobin und Melanin für die Wellenlängen, die am häufigsten in der Klinik eingesetzt werden. Mit dem Argonlaser, dem KTP-Laser mit einer Wellenlänge von 532 nm, hier als VPL (variable pulse length), und dem FLDP (flash lamp pulsed Dye laser = Blitzlampen-gepulster Farbstofflaser) sind drei der wichtigsten Laser für die Behandlung von vaskulären Läsionen den Absorptionspeaks von Hämoglobin dargestellt. Aufgrund der Absorptionskurven ist klar, dass der Q-switched Ruby-Laser nur für pigmentierte Läsionen in Frage kommt (nach Spicer u. Goldberg 1996).

sorption durch die Ableitung der Hitze zu den umliegenden Strukturen. Dieser Prozess wird thermale Relaxation genannt. Die Geschwindigkeit dieser thermalen Relaxation variiert je nach der thermalen Relaxationszeit (TRT) des Gewebes, die definiert ist als die Zeit, die eine Struktur braucht, um 50% abzukühlen. Es erscheint logisch, dass kleine Objekte (Melanosomen TRT = ca. 1 ns) schneller auskühlen als große Objekte (Kapillaren TRT = ca. 1 ms). Das Ausmaß der thermalen Gewebezerstörung hängt letztlich von der erreichten Höchsttemperatur und von der Dauer der Erhitzung ab. Dies bedeutet, es ist abhängig von der Energiedichte, der Pulsdauer und der thermalen Relaxationszeit [7].

Laserlicht kann auch photomechanische Effekte verursachen, insbesondere wenn die Impulsdauer kürzer ist als die thermale Relaxationszeit (TRT) des Zielgewebes. Die schnelle Ausdehnung des Chromophors induziert wahrscheinlich akustische Wellen, die umgebendes Gewebe ebenfalls schädigen können.

Das Konzept der selektiven Photothermolyse folgt direkt aus den oben dargestellten Interaktionen zwischen Laserlicht und Gewebe. Dabei müssen drei Variablen in Betracht gezogen werden [7, 19, 25].

■ Die Wellenlänge muss von der Zielstruktur stärker absorbiert werden als von den umgebenden Strukturen, was mit der Auswahl der Wellenlängen erreicht wird.

■ Der Energiefluss muss ausreichend hoch sein, um einen wärmeinduzierten Schaden im Zielgewebe zu erzielen.

■ Die Expositionsdauer muss kürzer sein als die thermale Relaxationszeit.

Tabelle 36. Lasercharakteristika und dermatologischer Gebrauch

Lasertyp	Wellenlänge	Zielchromophor	Typische Hautveränderungen
■ Argon	488 nm, 514 nm	Hämoglobin, Melanin	vaskuläre, pigmentierte Hautveränderungen
■ Frequenz-verdoppelt Nd:YAG	532 nm grün	Melanin, Farbstoffe, Hämoglobin	vaskuläre, pigmentierte Hautveränderungen, Tätowierung
■ Kupferdampf/Bromid	578 nm gelb 510 nm grün	Oxyhämoglobin Melanin	vaskuläre Hautveränderungen pigmentierte Hautveränderungen
■ Blitzlampen-gepulster Farbstofflaser	585 nm gelb 595 nm gelb 510 nm grün	Oxyhämoglobin Melanin, Farbstoffe	vaskuläre Läsionen (Hämangiome, Naevus flammeus), Warzen, pigmentierte Hautveränderungen, Tätowierung
■ Rubin	694 nm rot	Melanin, Farbstoffe	pigmentierte Hautveränderungen, Tätowierung
■ Alexandrit	755 nm rot	Melanin, Farbstoffe	pigmentierte Hautveränderungen, Tätowierung
■ Nd:YAG	1064 nm infrarot	Melanin, Farbstoffe	pigmentierte Hautveränderungen, Tätowierung

Wichtig für die Expositionsdauer ist natürlich die Impulsdauer des Laserlichts. Man unterscheidet Continuous-Wave-Laser und gepulste Laser. Die Continuous-Wave-Laser haben begrenzte Spitzenleistungen im Gegensatz zu den Q-switched Lasern, die sehr kurze Impulse mit sehr hoher Spitzenenergie aussenden. In Abb. 11 sind die Wellenlängen der gängigsten Lasertypen für vaskuläre Läsionen den Absorptionskurven von Hämoglobin und Melanin gegenübergestellt.

Häufig verwendete Lasersysteme

■ Argonlaser

Der Argonlaser war der erste Laser, der in der Behandlung von Naevi flammei eingesetzt wurde. Die freigesetzten Wellenlängen sind Peaks bei 488 und 514 nm, die von Hämoglobin absorbiert werden. Da allerdings der Laserstrahl kontinuierlich freigesetzt wird (Continuous-Wave-Laser), kommt es zu einer unspezifischen Überwärmung der Umgebung. Der Argonlaser kann sehr gut für Teleangiektasien im Gesichtsbereich eingesetzt werden. Allerdings sind seine Erfolge bei Naevi flammei limitiert. Nebenwirkungen wie hypertrophe Narbenbildung oder persistierende Hypopigmentierung treten bei bis zu 30% der Patienten auf.

■ Kupferdampflaser

Kupferdampflaser setzen Wellenlängen von 511 oder 578 nm frei. Sie weisen eine Impulsdauer von 20–40 ns auf bei 15 000 Impulsen pro Sekunde. Deshalb ist ihr Gewebeeffekt ähnlich dem eines Continuous-Wave-Lasers. Die 578-nm-Bande wird für die Behandlung von vaskulären Läsionen verwendet, während die 511-nm-Bande zur Behandlung von pigmentierten Läsionen eingesetzt wird. Trotz eines theoretischen Vorteils sind die klinischen Ergebnisse nicht wesentlich besser als die mit dem Argonlaser erzielten, obwohl dunklere Naevi flammei gelegentlich besser ansprechen.

■ Blitzlampen-gepulster Farbstofflaser

Bei diesem Laser dient ein organischer Farbstoff als Lasermedium im Gegensatz zu den Kristal-

len bei Feststofflasern. Dieser Laser produziert einen Impuls von einer Dauer von 450 ms. Dies erlaubt eine Eindringtiefe von 0,2 mm unterhalb der Junktionszone, die auf maximal 1 mm gesteigert werden kann durch eine Erhöhung der Wellenlänge auf 585 nm. Die wichtigste Nebenwirkung ist die hämorrhagische Purpura nach der Laseranwendung, die etwa 14 Tage anhält. Sonst kommt es zu wenig gravierenden persistierenden Nebenwirkungen. Für größere Gefäße wie z. B. Besenreiservarizen oder größere Hämangiome wurde die Impulsdauer verlängert auf ca. 1,5 ms. Da das Kaliber der Gefäße in Naevi flammei mit dem Alter zunimmt, ist die Behandlung von vaskulären Läsionen im Kindesalter in der Regel effizienter als bei Erwachsenen. Allerdings sind die Ergebnisse in allen Altersgruppen ermutigend [3, 12, 13, 20].

■ KTP-Laser

Da mit dem Blitzlampen-gepulsten Farbstofflaser keine langen Impulse erzielt werden können, haben verschiedene Firmen 532 nm emittierende KTP-Laser (Kalium-Titan-Phosphat-Laser) eingeführt, die längere Impulse mit einer Dauer von 2–50 ms freisetzen können [17]. Diese Geräte sind viel versprechend für die Behandlung von Naevi flammei [9], aber auch bei Teleangiektasien im Gesichtsbereich [2] und bei dünnen Besenreiservarizen [1, 9]. An der Dermatologischen Klinik des Universitätsspitals Zürich sind umfangreiche Erfahrungen mit dem VersaPulse von Coherent vorhanden, die darauf hinweisen, dass mit diesem Gerät ebenfalls Naevi flammei sowie andere vaskuläre Läsionen ohne Narbenbildung entfernt werden können. Selbst Läsionen, die mit dem Blitzlampen-gepulsten Farbstofflaser nicht mehr verbessert wurden, konnten erfolgreich weiter aufgehellt werden [4, 9].

■ Q-switched Ruby-Laser

Der Q-switched Ruby-Laser benutzt als Medium einen Saphir, der mit Chrom beschichtet ist. Er wird mit einer Blitzlampe angeregt und setzt eine Wellenlänge von 694 nm (Rotlicht) frei. Diese Wellenlänge wird insbesondere von Melanin und Farbstoffen bei Tätowierungen effizient absorbiert. Einsetzbar ist dieser Lasertyp für eine ganze Reihe von endogenen und exogenen pigmentierten Läsionen [21]. Inzwischen sind auch

Lasertherapie von
Hautveränderungen

Studien vorhanden, die den Einsatz des Q-switched Ruby-Lasers und anderer Laser für pigmentierte Läsionen bei pigmentierten Nävi untersucht haben [22, 26].

■ Q-switched Nd:YAG-Laser

Der Nd:YAG-Laser (Neodymium:Yttrium-Aluminium-Garnet-Laser) ist ähnlich aufgebaut wie der Ruby-Laser. Er setzt Energie mit einer Wellenlänge von 1 064 nm frei. Diese Wellenlänge penetriert sehr gut in die Tiefe. Allerdings wird sie von Hämoglobin und Melanin nur schlecht absorbiert, weshalb es oft zu unspezifischen Gewebezerstörungen und darauf folgender Fibrose kommt. Die Hauptindikation ist die Behandlung von Tätowierungen [11, 16, 17]. Die 1 064-nm-Wellenlänge kann frequenzverdoppelt werden, indem sie durch einen Kristall geleitet wird (Kalium-Titan-Phosphat, KTP), sodass eine 532-nm-Wellenlänge entsteht. Die 1 064-nm-Wellenlänge wird zu Depigmentierungen eingesetzt. Sie wird vor allem für schwarze Tätowierungen und dermales Pigment verwendet, während die 532-nm-Wellenlänge für epidermales Melanin, aber auch für Tätowierungen in roter Farbe wird.

■ Q-switched Alexandrit-Laser

Dieser Lasertyp setzt eine Wellenlänge von 755 nm frei, die zwischen dem Ruby-Laser und den Nd:YAG-Lasern liegt. Der Q-switched Alexandrit-Laser ist gut geeignet für die Entfernung von grünen, blauen und violetten Tätowierungen, aber auch für die Entfernung von anderen pigmentierten Hautveränderungen.

Wichtigste Indikationen

■ Vaskuläre Läsionen

Am eindrucksvollsten zeigen sich die Fortschritte der Lasertechnologie wohl bei der Entfernung von Blutgefäßerweiterungen und -wucherungen. Für Feuermale (Naevi flammei), Couperosen (Rosacea teleangiectoides) und die Erythromelanosis interfollicularis colli (Poikiloderma Civatte) stehen keine adäquaten therapeutischen Alternativen zur Verfügung, auch große und mittelgroße Besenreiser können sehr gut (und kost-

engünstig) sklerosiert werden. Sehr feine Besenreiser, die häufig nur als homogenes bläuliches oder rötliches Geflecht („matting") erscheinen, und Besenreiser auf Knöchel und Füßen (Gefahr der arteriovenösen Anastomosen) sind ebenfalls für den Laser geeignet [1–6, 8, 9, 13, 15].

Eine Sonderstellung nehmen die Säuglingshämangiome (Blutschwämmchen) ein, da sich deren Wachstumstendenz nicht voraussagen lässt. Bei kritischen Lokalisationen (vor allem am Kopf sowie im Brustbereich bei Mädchen) empfiehlt es sich, frühestmöglich, d.h. solange die Hämangiome noch flach und gut zugänglich sind, eine ambulante Behandlung bei einem Spezialisten (Kinderarzt oder Dermatologen) zu beginnen. Bei fortgeschrittener Wucherung der Blutschwämmchen bietet sich ein operatives Vorgehen an, oder der Laserlichtleiter wird in entsprechend ausgerüsteten Kinderkliniken direkt in das befallene Gewebe eingebracht (interstitielle Lasertherapie bzw. „bare-fibre"-Technik) [19].

■ Tätowierungen

Bei Tätowierungen handelt es sich um manuell oder maschinell (oder allenfalls akzidentell) in die Haut eingebrachte Farbpartikel. Verschiedene sog. gütegeschaltete oder Q-switched Lasertypen (mit Impulslängen im ns-Bereich) zerstäuben durch Mikroexplosionen die Farbpigmente zu kleineren Partikeln, die dann phagozytiert und abtransportiert werden können (Abb. 12). Bei der Entfernung von sog. Per-

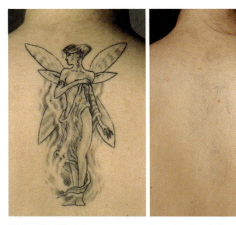

Abb. 12. Tätowierung vor und nach vier Behandlungen mit dem Q-switched Nd:YAG 1064 nm.

manent-Make-up (im Lippen- und Lidrand-bereich) kommt es gelegentlich zum Farb-umschlag der Pigmente, die anschließend den Einsatz eines andern Lasertyps erfordern.

Die vielfarbigen professionellen Tätowierun-gen benötigen verschiedene Wellenlängen bzw. Lasertypen und sind deshalb viel aufwendiger zu entfernen. Besonders gewisse weißliche, gelb-liche und grünliche Farbtöne sind z.Z. noch schwer angehbar. Erstaunlicherweise werden Farbpigmente, die in Karosserielacken Verwen-dung finden und von der Autoindustrie als to-xisch eingestuft werden, neuerdings als Täto-wierpigmente eingesetzt. Die Laserbehandlung ist heute den früher angewandten blutigen Me-thoden (Exzision, Dermabrasio, Salabrasio, Ver-ätzen, Kryotherapie usw.) deutlich überlegen [11, 22, 24].

■ Melanozytäre Läsionen

Vor der heute gelegentlich noch geübten kritik-losen Entfernung von pigmentierten Mutterma-len, sog. Nävuszellnävi, muss eindringlich ge-warnt werden. Die Behandlung dieser Läsionen mit dem Laser macht eine feingewebliche Unter-suchung unmöglich und kann die Diagnose Me-lanom entscheidend verzögern. Selbst für den erfahrenen Dermatologen ist eine sichere Ab-grenzung zwischen Nävuszellnävi und Melano-men auch unter Zuhilfenahme der Auflicht-mikroskopie oft sehr schwierig; Überraschungen sind deshalb nicht selten [18]. Auch vorherige Shave-Biopsien sind je nach Schnittrichtung oft zu wenig aussagekräftig. Zudem können die häufigen Rezidive – ausgehend von persistieren-den Nävuszellen unterhalb des Hautniveaus – feingeweblich nur sehr schwer von echten Mela-nomen abgegrenzt werden (sog. Pseudomelano-me) [10]. Wir bevorzugen demzufolge praktisch immer die operative Entfernung.

Reine Pigmentflecken dagegen, wie z.B. Len-tigines solares, lassen sich mit den Pigmentla-sern hervorragend entfernen [21–23]. Allerdings ist auch hier eine gewisse Vorsicht angebracht, denn die Abgrenzung Pigmentfleck/Muttermal ist auch für den Spezialisten nicht immer ein-fach [14]. Dies gilt insbesondere bei der Diffe-renzierung zwischen Lentigo benigna und Lenti-go maligna.

Literatur

1. Adrian RM (1998) Treatment of leg telangiectasias using a long-pulse frequency-doubled neodymium: YAG laser at 532 nm. Dermatol Surg 24:19–23
2. Adrian RM, Tanghetti EA (1998) Long pulse 532-nm laser treatment of facial telangiectasia. Dermatol Surg 24:71–74
3. Alster TS, Wilson F (1994) Treatment of port-wine stains with the flashlamp-pumped pulsed dye laser: extended clinical experience in chil-dren and adults. Ann Plast Surg 32:478–484
4. Bethge S, Stadler R (1999) Der langgepulste fre-quenzverdoppelte Neodymium:YAG-Laser in der Behandlung von Besenreisern. Erste klinische Er-fahrungen. Hautarzt 50:181–185
5. Chan HH, Chan E, Kono T, Ying SY, Wai Sun H (2000) The use of variable pulse width frequency doubled Nd:YAG 532 nm laser in the treatment of port-wine stain in Chinese patients. Dermatol Surg 26:657–661
6. Chess C, Chess Q (1993) Cool laser optics treat-ment of large telangiectasia of the lower extremi-ties. J Dermatol Surg Oncol 19:74–80
7. Dierickx CC, Casparian JM, Venugopalan V, Fari-nelli WA, Anderson RR (1995) Thermal relaxa-tion of port-wine stain vessels probed in vivo: the need for 1-10-millisecond laser pulse treatment. J Invest Dermatol 105:709–714
8. Dummer R, Bloch PH (2002) Lasertherapie der Haut. Schweiz Med Forum 2:42–47
9. Dummer R, Graf P, Greif C, Burg G (1998) Treat-ment of vascular lesions using the VersaPulse variable pulse width frequency doubled neody-mium:YAG laser. Dermatology 197:158–161
10. Dummer R, Kempf W, Burg G (1998) Pseudo-mel-anoma after laser therapy. Dermatology 197:71–73
11. Ferguson JE, Andrew SM, Jones CJ, August PJ (1997) The Q-switched neodymium:YAG laser and tattoos: a microscopic analysis of laser-tattoo interactions. Br J Dermatol 137:405–410
12. Fiskerstrand EJ, Svaasand LO, Kopstad G, Ryggen K, Aase S (1996) Photothermally induced vessel-wall necrosis after pulsed dye laser treatment: lack of response in port-wine stains with small sized or deeply located vessels. J Invest Dermatol 107:671–675
13. Fitzpatrick RE, Lowe NJ, Goldman MP, Borden H, Behr KL, Ruiz Esparza J (1994) Flashlamp-pumped pulsed dye laser treatment of port-wine stains. J Dermatol Surg Oncol 20:743–748
14. Gabbud JPA (1997) Positionspapier der SGDV zur Anwendung der Lasertechnologie an der Haut. Schweiz Ärztezeitung 78:1730–1732
15. Garden JM, Bakus AD (1997) Laser treatment of port-wine stains and hemangiomas. Dermatol Clin 15:373–383
16. Goldberg DJ (1997) Laser treatment of pigmented lesions. Dermatol Clin 15:397

17. Greve B, Raulin C (2000) Der Nd:YAG-Laser im Wandel der (Impuls-) Zeiten – Einsatzgebiete in der Dermatologie. Hautarzt 51:152–158
18. Grob M, Senti G, Dummer R (1999) Diagnoseverzögerung bei einem amelanotischen Melanom durch CO$_2$-Laserung. Schweiz Med Rund Praxis 88:1491–1494
19. Hohenleutner U, Wimmershoff MB, Hohenleutner S, Landthaler M (1999) Therapeutische Anwendung von Lasern in der Dermatologie. Ther Umsch 56:170–175
20. Lanigan SW (1997) Acquired port-wine stains: Clinical and psychological assessment and response to pulsed dye laser therapy. Br J Dermatol 137:86–90
21. Michel S, Hohenleutner U, Baumler W, Landthaler M (1997) The Q-switched ruby laser in dermatologic therapy: Uses and indications. Hautarzt 48:462–470
22. Nehal KS, Levine VJ, Ashinoff R (1996) The treatment of benign pigmented lesions and tattoos with the Q-switched ruby laser. A comparative study using the 5.0- and 6.5-mm spot size. Dermatol Surg 22:683–686
23. Rosenbach A, Williams CM, Alster TS (1997) Comparison of the Q-switched alexandrite (755 nm) and Q-switched Nd:YAG (1064 nm) lasers in the treatment of benign melanocytic nevi. Dermatol Surg 23:239–244
24. Ross V, Naseef G, Lin G, Kelly M, Michaud N, Flotte TJ, Raythen J, Anderson RR (1998) Comparison of responses of tattoos to picosecond and nanosecond Q-switched neodymium:YAG lasers. Arch Dermatol 134:167–171
25. Spicer MS, Goldberg DJ (1996) Lasers in dermatology. J Am Acad Dermatol 34:1–25
26. Ueda S, Imayama S (1997) Normal-mode ruby laser for treating congenital nevi. Arch Dermatol 133:355–359

KAPITEL 12

CO$_2$-Laser und Er-YAG-Laser

J. HAFNER

Grundlagen

Der CO$_2$-Laser in seinen verschiedenen Ausführungen sowie der Erbium-YAG-Laser sind die beiden etablierten ablativen Lasergeräte in der Dermatologie. Sie emittieren im Infrarotbereich und zeichnen sich durch eine hohe Absorption im Wasser aus. Ihre Hauptanwendungsgebiete liegen daher in der Oberflächenchirurgie der Haut und hautnahen Schleimhäute, wo das Gewebe schichtweise abgetragen werden kann [1, 2, 7].

Der **CO$_2$-Laser** (Lasermedium CO$_2$-Gas) emittiert bei 10 600 nm. Ein koaxialer Helium-Neon-Zielstrahl markiert genau die Auftrefffläche des unsichtbaren CO$_2$-Laser-Strahls. Die meisten Geräte haben eine Ausgangsleistung von 20–50 Watt. Ein Fokussierhandstück mit einer Brennweite von z. B. 125 mm ermöglicht im Fokus einen extrem kleinen Strahldurchmesser von ungefähr 0,01 mm. Entfernt man sich mit dem Handstück aus dem Fokus, nimmt die Leistungsdichte pro cm^2 rasch ab, womit unterschiedliche Wirkungsweisen des Lasers erzielt werden können. Die Leistungsdichte kann also einerseits durch die Voreinstellung am Gerät und andererseits durch den Abstand des Handstücks von der Auftrefffläche stark variiert werden. Im Fokus schneidet der CO$_2$-Laser, während er mit zunehmender Distanz vom Fokus zunächst noch Gewebe verdampft (vaporisiert) und zuletzt nur noch koaguliert. Bei den meisten modernen Geräten kann zum kontinuierlichen Modus ein Superpulsmodus zugeschaltet werden, wodurch der Strahl mit 30–1000 Hertz in kurzen Impulsen von 0,001–0,3 s auf die Haut auftrifft. Dies reduziert den thermischen Seiten- und Tiefenschaden (thermische Restnekrose) auf ungefähr 0,2–0,3 mm, was zu einer beschleunigten Wundheilung mit weniger Narbenbildung führt.

Wird der CO$_2$-Laser-Strahl defokussiert auf Haut und Schleimhäute appliziert, entsteht eine subbasale thermische Blase. Nach Abwischen der koagulierten Epidermis heilt die behandelte Zone innerhalb von 7–10 Tagen narbenfrei ab. Bei vielen epidermalen Prozessen muss die Läsion jedoch mindestens bis in die papilläre (oberflächliche) Dermis abgetragen werden, da sonst von der stehen bleibenden Basalzellschicht Rezidive ausgehen. Solange nur die papilläre Dermis verletzt wird, ist die Narbenbildung in aller Regel minimal und sehr regelmäßig, sodass keine ästhetischen Nachteile zu gewärtigen sind. Muss hingegen bis in die mittlere Dermis oder sogar Subkutis abgetragen werden, heilt die Wunde über einen Zeitraum von 4–8 Wochen narbig ab. Dies kann je nach Lokalisation (Anogenitalregion, Intertrigines) kaum eine relevante Rolle spielen. In anderen Lokalisationen, wie in bestimmten Regionen des Gesichts oder am Oberkörper, können Narben aber sehr gut wahrnehmbar sein und bleiben. Als Lokaltherapie verwenden wir Antiseptika, auch als Cremes und nicht adhäsive Wundgazen. Tägliches Ausduschen der Wunden mit lauwarmem Wasser ist erlaubt und gewährleistet gleichzeitig eine sanfte Form von regelmäßigem Débridement. Tiefere Wunden können, sobald Granulationsgewebe sichtbar wird, auch nach den Prinzipien der feuchten Wundbehandlung mit okklusiven Hydrokolloidverbänden versorgt werden.

Praktisch werden die meisten Läsionen in mehreren Durchgängen (Passes) abgetragen, wobei die Blut- und Lymphkapillaren durch die thermische Wirkung koaguliert werden und ein weitgehend blutfreies Operationsfeld besteht. Die behandelte Schicht kann mit einer feuchten Gaze jeweils tangential entfernt werden.

Stärkere Blutungen können mit dem CO$_2$-Laser nur bedingt durch Koagulation gestillt werden, denn der Laserstrahl wird im Blut absorbiert, bevor er das blutende Gewebe erreicht. Daher muss blutendes Gewebe zuerst anämisiert werden. An den Fingern und Zehen kann dies leicht durch ein Tourniquet oder einen zurück-

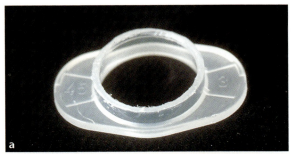

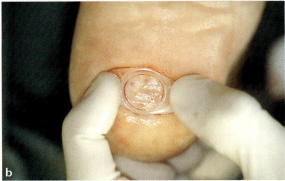

Abb. 13. Hämostase mit dem Plastikzylinder. **a** Aus einer Wegwerfspritze selbst gemachter Plastikzylinder. **b** Im anämisierten Areal kann der CO_2-Laser wieder koagulieren.

gestreiften Fingerling erreicht werden. Blutende Flächen können durch geeignete ringförmige Hilfsmittel unter leichter Kompression anämisiert werden (Abb. 13 a, b).

Der **Erbium-YAG-Laser** ist ein Blitzlampengepumpter Kristallfestkörperlaser, der beim Absorptionsmaximum von Wasser, nämlich bei 2940 nm Wellenlänge, emittiert. Der Er-YAG-Laser trägt das Gewebe in kurzen (1 ms), energiereichen Impulsen „explosionsartig" ab, bei einer minimalen thermischen Restnekrose von 20–50 µm. Damit eignet sich dieses Gerät besonders für die Ablation sehr oberflächlicher Läsionen und zur Korrektur von Fältchen und von Narben. Kapilläre Blutungen können mit dem Er-YAG-Laser nur erschwert gestillt werden, da er praktisch athermisch arbeitet und kaum einen nennenswerten koagulierenden Effekt hat [1, 2, 7].

Beim Skin Resurfacing von z. B. aktinisch geschädigter Haut werden sehr feine Gewebeschichten von ungefähr 150 µm pro Pass abgetragen. Die kurze Kontaktzeit des Laserstrahls erlaubt es, die thermische Relaxationszeit der Epidermis, die bei 0,1 s liegt, deutlich zu unterschreiten. Damit reduziert sich die thermische Restnekrose auf 50–70 µm. Für das Skin Resur-

facing stehen zwei verschiedene technische Systeme zur Verfügung. Neben den ultragepulsten CO_2-Lasern im strengen Sinne, die sehr hohe Energiedichten in ultrakurzen Impulsen emittieren, führen die Flashscanner einen „gewöhnlichen" kontinuierlichen CO_2-Laser-Strahl mittels eines elektromechanisch oder elektronisch gesteuerten Linien- oder Kreismusters sehr rasch über die Haut und minimieren dadurch die Kontaktzeit. Vergleichbar mit den ultragepulsten CO_2-Laser-Systemen erzeugen die Flashscanner eine Ablationstiefe von 150 µm bei einer thermischen Restnekrose von 50 µm.

Die sehr präzis steuerbare oberflächliche Ablation der Epidermis erfolgt ungefähr bis auf das Niveau des Stratum papillare. Die Reepithelisierung vollzieht sich innerhalb von fünf Tagen vollständig. Bei der Remodellierung des Bindegewebes setzt im Stratum papillare eine Neusynthese von Kollagen ein, neben der mechanische Nivellierung der Faltenkanten und -täler zu einer wahrnehmbaren Straffung der Haut führt. Das Skin Resurfacing ist gegen potenziell gravierende Komplikationen nicht gefeit. Insbesondere die Durchführung zu vieler Abtragungsdurchgänge (Passes) und das Auftreten von Herpes simplex oder Staphylokokken-Infektionen im postoperativen Verlauf können eine narbige Abheilung oder permanente Dyspigmentierungen nach sich ziehen. Eine perioperative antibiotische und virostatische Prophylaxe wird bei großflächigen Eingriffen grundsätzlich empfohlen [1, 2].

Indikationen und Durchführung

Die wichtigsten Indikationen für die CO_2-Laser-Chirurgie sind in Tabelle 37 zusammengefasst. Im Folgenden werden einige spezielle Aspekte näher besprochen.

■ Warzen (Verrucae vulgares)

Die meisten Warzen können ohne CO_2-Laser behandelt werden. Unter Berücksichtigung der hohen Spontanremissionsraten sollten insbesondere unangemessen aggressive Therapien, die eine unnötig hohe Morbidität und eine eventuelle Narbenbildung in Kauf nehmen, in der Behandlung gewöhnlicher Warzen soweit wie möglich vermieden werden. Keratolyse und mechanische Abtragung, Kryotherapie und kaustische

Tabelle 37. Dermatologische Indikationen für CO$_2$-Laser (bei Tumoren wird eine histologische Bestimmung vorausgesetzt)

- HPV-verursachte Akanthopapillome der Haut und Schleimhäute
  Verrucae vulgares
  - periunguale Verrucae vulgares
  - multiple Warzen bei medikamenöser Immunsuppression (z. B. organtransplantierte Patienten)
  Anogenitale HPV-Infektionen
  - Condylomata acuminata anogenital und enoral
  - bowenoide Papulose
- Präkanzerosen
  - aktinische Keratosen
  - Cheilitis actinica
- Carcinomata in situ
  - Morbus Bowen (erfordert Ablation bis ins untere Stratum papillare)
  - Erythroplasie Queyrat (erfordert Ablation bis ins untere Stratum papillare)
- Leukoplakien
- Seborrhoische Keratosen
- Rhinophym
- Xanthelasmen und Xanthome
- Multiple benigne Adnextumoren
  - ekkrine Hidradenome (Syringome)
  - Epithelioma adenoides cysticum (Brooke)
- Folliculitis sclerotisans nuchae
- Phakomatosen (Syndrome mit multiplen Tumoren der Haut und des Nervensystems)
  - Neurofibromatose Recklinghausen
  - Adenoma sebaceum bei tuberöser Sklerose (Bourneville-Pringle)
- Epidermale Nävi
- Pemphigus chronicus benignus familiaris (Hailey-Hailey)
- Skin Resurfacing aktinisch geschädigter Haut
  - regionales Skin Resurfacing, z. B. perioral
  - Full Face – Skin Resurfacing zur Glättung aktinisch geschädigter Haut
  - Aknenarben (schwierig, s. auch Erbium-YAG)

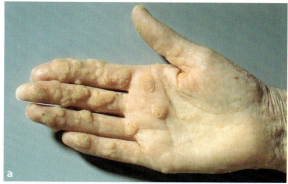
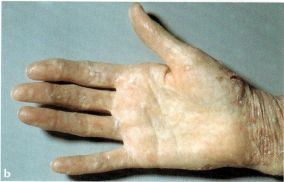

Abb. 14. Multiple palmare Warzen bei einer nierentransplantierten Patientin (Allotransplantation vor 30 Jahren, Prednison, Imurek). **a** Präoperativ. **b** Nach einer Operation mit dem CO$_2$-Laser (Block der Nn. medianus und ulnaris). Perioperative Antibiotikaprophylaxe (unter Immunsuppression).

Therapien, z. B. mit Monochloressigsäure, sind nach wie vor die wichtigsten Möglichkeiten der Warzenbehandlung. In therapierefraktären Fällen kann insbesondere an der Fußsohle auch intraläsionales Bleomycin zur Anwendung kommen, wobei diese Substanz in akraler Lokalisation (periungual) kontraindiziert ist, da sie zum irreversiblen Nagelverlust führen und in seltenen Fällen ein organisches Raynaud-Phänomen induzieren kann. Bei Kindern mit multiplen palmaren und plantaren Warzen führt die topische

immunmodulierende Therapie mit Diphencypron (DCP) in einem relativ hohen Prozentsatz zum Erfolg. Die beiden letzten Therapien erfordern klinische Erfahrung mit den genannten Substanzen. Selbstverständlich stellt der CO$_2$-Laser in allen therapierefraktären Fällen von Verrucae vulgares eine valable Option dar. Meistens müssen Warzen recht tief abgetragen werden, wenn sich nicht schon unter der Abheilung ein Rezidiv entwickeln soll. Damit wird automatisch eine meist geringfügige postoperative Narbenbildung in Kauf genommen.

Die beiden besten Indikationen für den CO$_2$-Laser in der Warzenbehandlung sind unseres Erachtens die periungualen Warzen, die eigentlich allen üblichen Optionen schlecht zugänglich sind, sowie multiple Warzen bei medikamentös immunsupprimierten Patienten (vor allem organtransplantierte Patienten und Patienten mit systemischen Autoimmunkrankheiten) (Abb. 14 a, b) [6].

Die Abtragung periungualer Warzen erfordert ein verhältnismäßig radikales Vorgehen, wobei auch subunguale Warzenanteile entfernt werden müssen. Eine Schädigung der Nagelmatrix kann in aller Regel umgangen werden. Diese relativ anspruchsvollen Eingriffe, die fast immer unter peripheren Nervenblocks durchgeführt werden können, erfordern entsprechende Erfahrung mit der Lokalanästhesie und dem Lasergerät. Möglicherweise neigen Patienten unter Ciclosporin zu hypertropher Narbenbildung nach CO_2-Laser-Therapie von Verrucae vulgares. Obwohl wir dieses Problem bei unserem eigenen Patienten bisher nicht beobachten konnten, scheint in dieser Situation ein vorsichtiges Vorgehen mit Durchführung einer Probebehandlung angezeigt.

Patienten unter medikamentöser Immunsuppression entwickeln in einem sehr hohen Prozentsatz multiple, oft generalisierte Verrucae vulgares, die im Verlauf mit den üblichen Methoden kaum effizient behandelt und reduziert werden können. Die CO_2-Laser-Chirurgie ist bei immunsupprimierten Patienten oft die einzige effiziente Behandlung ihrer Warzen. In Regionalanästhesie oder Tumeszenzlokalanästhesie können erstaunlich große Areale in einer Sitzung behandelt werden. Eine perioperative Breitbandantibiotika-Therapie für ungefähr 8 Tage ist empfehlenswert, insbesondere wenn an den Händen und Füßen gearbeitet wird.

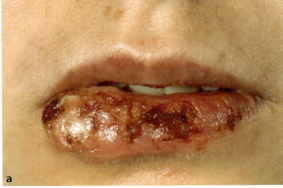
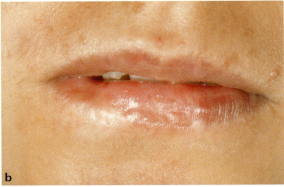

Abb. 15. HPV-induzierte Läsion an der Unterlippe. **a** Präoperativ. **b** Nach zwei Sitzungen mit dem CO_2-Laser (Block des N. mentalis).

■ Condylomata acuminata und bowenoide Papulose

Die Behandlung von Condylomata acuminata hängt von deren Ausprägung und Lokalisation ab. Kleinpapulöse Läsionen werden bevorzugt mit Podophyllotoxin oder Imiquimod behandelt, mit kompletten Remissionsraten von ungefähr 40% in 12 Wochen. Der CO_2-Laser kommt in erster Linie bei exophytischen „blumenkohlartigen" Kondylomen sowie bei anderweitig therapierefraktären Fällen zum Einsatz. Die Remissionsraten liegen hier bei 40% nach einer Sitzung und können nach mehreren Behandlungen bis 80% erreichen, wobei ein endoanaler Befall der größte Risikofaktor für Rezidive darstellt [3]. Postoperativ sollen die Patienten die Wunden täglich ausduschen und danach z.B. mit Silbersulfadiazincreme und Gazeeinlagen verbinden. Die Wundheilung bis zur kompletten Reepithelisierung nimmt ungefähr 4 Wochen in Anspruch. Bei perianaler und insbesondere endoanaler Lasertherapie ist die Defäkation für 4

Wochen schmerzhaft. Bei vaginalen Kondylomen soll auf eine aggressiv tiefe Ablation verzichtet werden, da in diesem Zusammenhang postoperative Dyspareunien auftreten können [12].

Die bowenoide Papulose kann ebenfalls mit dem CO_2-Laser behandelt werden. Rezidive sind jedoch häufig und entsprechend konsequente Kontrollen angezeigt. Patientinnen mit bowenoider Papulose tragen ein erhöhtes Risiko für das Zervixkarzinom, da beide Erkrankungen durch onkogene humane Papillomviren, insbesondere HPV 16 und 18, verursacht werden.

Auch an den Lippen und der Mundschleimhaut können humane Papillomviren verruköse Schleimhautveränderungen verursachen. Am häufigsten handelt es sich um enorale Condylomata acuminata. In dieser Lokalisation gehört der CO_2-Laser zu den Behandlungsoptionen der ersten Wahl (Abb. 15 a, b).

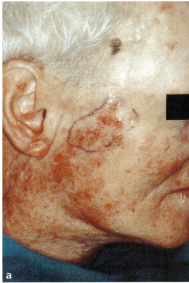

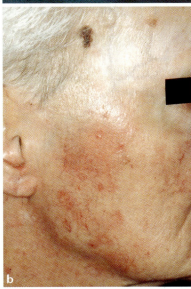

Abb. 16. Flächige aktinische Keratosen. **a** Langjährige Therapie mit Methotrexat wegen einer rheumatoiden Arthritis. **b** Nach einer Sitzung Skin Resurfacing, ein Pass (Lokalanästhesie).

■ Präkanzerosen

Für die Behandlung aktinischer Keratosen steht eine breite Palette von Optionen zur Verfügung, worunter als eine der ersten Wahl die Kryotherapie zu nennen ist. Der CO$_2$-Laser kann in Analogie zur Dermabrasio insbesondere zur Therapie flächiger aktinischer Hautschäden mit konfluierenden aktinischen Keratosen sehr gut eingesetzt werden. Meistens genügen ein bis zwei Passes in Lokalanästhesie (Abb. 16 a, b).

Ebenso kann die Cheilitis actinica sehr elegant mit dem CO$_2$-Laser in einem bis zwei Passes mit dem defokussierten Strahl in Remission gebracht werden. Bei der Planung muss berücksichtigt werden, dass die Unterlippe postoperativ während 2–3 Wochen erosiv und verkrustet ist.

■ Morbus Bowen und Erythroplasie de Queyrat

Der Morbus Bowen kann erfolgreich mit dem CO$_2$-Laser behandelt werden. Dies erfordert allerdings eine relativ tiefe Ablation mit drei bis vier Passes, weil sonst die Rezidive programmiert sind. Die dysplastischen Zellen breiten sich entlang der Infundibula der Haarfollikel und der Talgdrüsen zur Tiefe hin aus.

Analog zum Morbus Bowen kann auch die Erythroplasie de Queyrat mit dem CO$_2$-Laser abgetragen werden. Engmaschige Kontrollen sind sehr wichtig. Bei ausgedehnten Befunden muss die Radiotherapie oder Exzision unter Schnittrandkontrolle diskutiert werden.

■ Rhinophym

Das Rhinophym kann mit unterschiedlichen Techniken befriedigend behandelt werden (Abb. 17 a, b). Gegenüber der blutigen tangentialen Abtragung der hyperplastischen Nasenhaut mit Skalpellklingen und Rasierklingen hat der CO$_2$-Laser den Vorteil, dass der Eingriff praktisch blutungsfrei erfolgen kann. Unabhängig von der gewählten Methode ist es beim Rhinophym wichtig, dass zwar viel, aber nicht zu tief abgetragen wird. Die Poren der Talgdrüsen sollten bis zuletzt sichtbar bleiben. Wenn dagegen die hyperplastische Haut zu tief abgetragen wird, heilt die Wundfläche postoperativ nur sehr langsam und narbig ab. Ebenso sollten ablative Therapien nicht vor 6 Monaten nach Beendigung einer Isotretinointherapie (Roaccutan) durchgeführt werden, da sonst hypertrophe Narben gehäuft auftreten können.

■ Xanthelasmen

Bei der Behandlung der Xanthelasmen müssen die Fettdepots bis auf den M. orbicularis oculi abgetragen werden. Am Unterlid darf keine zu große Fläche auf einmal behandelt werden, um eine eventuelle Ektropiumbildung im postoperativen Verlauf zu vermeiden. Sehr ausgedehnte

CO$_2$-Laser
und Er-YAG-Laser

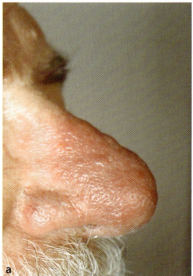

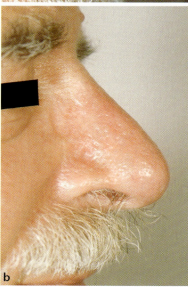

Abb. 17. Rhinophym. **a** Präoperativ. **b** Resultat nach Vaporisation mit dem CO_2-Laser (Block des N. infraorbitalis kombiniert mit Lokalanästhesie).

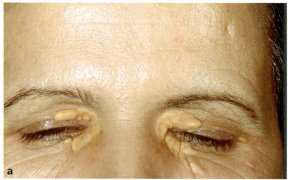

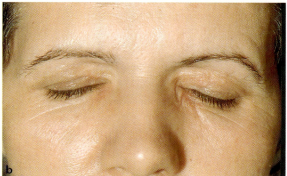

Abb. 18. Ausgedehnte Xanthelasmen der Ober- und Unterlider sowie der medialen Kanthi. **a** Vor der Behandlung. **b** Resultat nach vier Sitzungen mit dem CO_2-Laser in Etappen (Lokalanästhesie).

■ **Phakomatosen**

Zur Entfernung von Neurofibromen sollte die Haut in Richtung der Hautspaltlinien mit dem fokussierten Laserstrahl inzidiert und das Neurofibrom danach durch diesen Schlitz luxiert werden. Manchmal luxiert die Läsion vollständig. Geschieht das nicht, muss sie durch den schlitzförmigen Zugang abgetragen werden. Die Abheilung erfolgt unter täglichem Ausduschen der Wunden und Applikation von antibiotischen Cremes (z.B. Silbersulfadiazin) per secundam intentionem.

Die Behandlung des Adenoma sebaceum bei tuberöser Sklerose gehört zu den dankbarsten Indikationen des CO_2-Lasers. Nach dem ersten Pass, der zur Planierung der gröbsten Unebenheiten dient und mit einer höheren Energie pro Fläche vorgenommen werden kann, sollten die verbleibenden kleinkegeligen Angiofibrome in einem zweiten Durchgang fokussiert abgetragen werden [9].

Xanthelasmen können in mehreren Schritten therapiert werden (Abb. 18 a, b). Wir raten auch davon ab, das Oberlid, das Unterlid und den medialen Kanthus in einer Sitzung freizulegen, da die Narbenkontraktion bei der sekundären Wundheilung dann zur Ausbildung eines Epikanthus führen kann.

Sicherheit

Ein Augenschutz aus Glas oder aus Plastik absorbiert den CO_2-Laser-Strahl vollständig. Ärzte ohne Brille müssen deshalb im Operationssaal eine Schutzbrille aufsetzen, während Brillenträger keinen zusätzlichen Augenschutz benötigen. Die Patienten tragen ebenfalls einen Augenschutz. Wenn wir nicht im Kopfbereich arbeiten, tragen die Patienten eine Plastikschutzbrille. Für Eingriffe im Kopfbereich bevorzugen wir formbare dünne Bleiplättchen, die auf den geschlossenen Augen befestigt werden können. Für Eingriffe in der Periorbitalregion, insbesondere an den Lidern, stehen Haftschalen zur Verfügung, die nach der Verabreichung von lokalanästhetischen Augentropfen unter die Lider direkt auf das Auge gelegt werden [1, 2, 7].

Bei der CO_2-Laser-Chirurgie, aber auch bei der Elektrochirurgie von HPV-induzierten verrukösen Haut- und Schleimhautveränderungen wurde im Laserrauch virale RNA nachgewiesen [11]. Die Kontagiosität des Laserrauchs ist bis heute kaum untersucht, hingegen gibt es Studien, die zeigen, dass Ärzte, die häufig Kondylome mit dem Laser abtragen, ein erhöhtes Risiko für Warzen in der Gesichtsregion und möglicherweise auch in der Nase aufweisen [4]. Eine Ansteckung mit HIV über Laser- oder Elektrokauterrauch wurde bis heute nicht beobachtet, wodurch ein theoretisches Risiko jedoch noch nicht ganz ausgeschlossen werden kann. Wir benutzen daher bei der Behandlung von anogenitalen und oralen Kondylomen unabhängig vom HIV-Status des Patienten generell Kohlefilter-Atemschutzmasken und doppelte Operationshandschuhe.

Literatur

1. Alster TS (2000) Manual of cutaneous laser techniques. Lippincott Williams & Wilkins, Philadelphia
2. Bisaccia E, Scarborough DA (2002) The Columbia Manual of dermatologic cosmetic surgery. McGraw-Hill, USA
3. Carrozza PM, Merlani GM, Burg G, Hafner J (2002) CO_2-laser surgery for extended anogenital condyloma acuminatum in males: A retrospective long-term study on 19 HIV-positive and 45 HIV-negative men. Dermatology 205:255–259
4. Gloster HM, Roenigk RK (1995) Risk of acquiring human papilloma virus from the plume produced by the carbon dioxide laser in the treatment of warts. J Am Acad Dermatol 32:436–441
5. Hafner J, Hohenleutner U (2001) A flat plastic cylinder derived from a disposable syringe effectively achieves hemostasis in CO_2-laser surgery. J Am Acad Dermatol 45:277–278
6. Läuchli S, Dragieva G, Kempf W, Hafner J (2003) CO_2-laser treatment of warts in immunosuppressed patients. Dermatology 206:148–152
7. Landthaler M, Hohenleutner U (1999) Lasertherapie in der Dermatologie. Springer, Berlin
8. Ozluer SM, Chuen BY, Barlow RJ, Markey AC (2001) Hypertrophic scar formation following carbon dioxide laser ablation of plantar warts in cyclosporin-treated patients. Br J Dermatol 145: 1005–1007
9. Querings K, Fuchs D, Küng E, Hafner J (2001) CO_2-Lasertherapie stigmatisierender Hautveränderungen bei tuberöser Sklerose (Bourneville-Pringle) und bei Neurofibromatose Typ I (von Recklinghausen). Schw Med Wschr 130:1738–1743
10. Rubenstein R, Roenigk HH, Stegman SJ, Hanke CW (1986) Atypical keloids after dermabrasion of patients taking isotretinoin. J Am Acad Dermatol 15:280–285
11. Sawchuk WS, Weber PJ, Lowy DR, Dzubow LM (1989) Infectious papillomavirus in the vapor of warts treated with carbon dioxide laser or electrocoagulation: detection and protection. J Am Acad Dermatol 21:41–49
12. Tschanz C, Salomon D, Skaria A, Masouye I, Vecchietti GL, Harms M (2001) Vulvodynia after CO_2-laser treatment of the female genital mucosa. Dermatology 202:371–372

CO_2-Laser und Er-YAG-Laser

KAPITEL 13 Intense-pulsed-light-(IPL-)Technik

G. KAUTZ, I. KAUTZ

Einleitung

Die ästhetische Dermatologie nimmt einen immer wichtiger werdenden Platz in unserer täglichen Praxis ein. Daher ist ein profundes Wissen über die Grundlagen und Anwendungsmöglichkeiten der Blitzlampen-(IPL-)Therapie notwendig. Auch fundierte Kenntnisse über die zu therapierenden Befunde und Krankheiten und alternative oder kombinierbare Behandlungsmethoden sind von immer größerer Relevanz. Eine korrekte und somit auch Erfolg versprechende Therapie ist zudem nur möglich, wenn sich dem Arzt der physikalische Hintergrund erschließt. Kenntnisse über die zum Einsatz kommenden Wellenlängen und deren unterschiedliche Wirkungen auf mögliche Zielgewebe vermitteln einen Überblick über Machbares und Unmögliches.

Bei der IPL-Technik handelt es sich um hoch energetische Blitzlampen, die im Gegensatz zu Lasern polychromatisches Licht verschiedener Wellenlängen (ab 400 nm aufwärts) ausstrahlen und dabei in Wellenlänge, Pulsdauer und Pulssequenz variabel sind. Durch diese Variationsmöglichkeiten bietet die IPL-Technik eine große Auswahl an Behandlungsparametern für ein breites Spektrum verschiedener Hautveränderungen an. So finden sich im angewendeten Lichtspektrum hohe Absorptionswerte z. B. für Hämoglobin und Melanin. Dies ist die physikalische Grundlage für die Effektivität der IPL-Technik bei Gefäßmissbildungen und pigmentierten Hautveränderungen. Bei der Epilation ist das Pigment der Haarmatrix das Hauptziel. Je nach der zu behandelnden Hautveränderung und dem dabei vorliegenden Hauttyp können so bei der IPL-Technik spezielle Parameter gewählt werden, die bei maximaler Zielwirkung optimale Schonung der umgebenden Strukturen bieten. Das Wirkungsprinzip der IPL-Technik basiert dabei wie bei den zahlreichen nicht ablativen Lasersystemen auf dem Prinzip der selektiven Photothermolyse [12, 16]. In den vergangenen Jahren hat sich in zahlreichen Studien gezeigt, dass die IPL-Technik der Lasertechnik hinsichtlich der Effektivität zumindest ebenbürtig ist, oft bei deutlich geringerer Nebenwirkungsrate. Bei einigen Indikationen kann zudem durch Kombination der IPL-Technik mit photosensibilisierenden Substanzen (z. B. ALA, MAOP) als photodynamische Therapie eine weitere Verbesserung der Effektivität erzielt werden [1].

Indikationen

■ Angeborene Gefäßanomalien wie Säuglingshämangiome und Naevi flammei

Bei den angeborenen Gefäßanomalien ist eine frühzeitige Erkennung und Diagnostik mit konsequenten Verlaufskontrollen erstes Gebot. Neben der klinischen Dokumentation ist die sonographische Untersuchung betroffener Areale unabdingbar. Idealerweise kann so möglichst früh eine Entscheidung getroffen werden, ob es sich bei den Befunden um dringend behandlungspflichtige Veränderungen handelt, z. B. rasch wachsende Hämangiome im Gesichtsbereich oder an Körperöffnungen, oder etwa „laterale" Naevi flammei oder ob gar ein reines Abwarten ohne jegliche Therapie langfristig ebenso gute Erfolge erwarten lässt, so z. B. bei Storchenbiss oder kleinen nicht wachsenden Hämangiomen an kosmetisch unproblematischen Körperregionen.

Bei der Behandlung kindlicher Hämangiome stehen verschiedene Therapiemöglichkeiten zur Verfügung. Neben der Kontaktkältetherapie eignet sich der gepulste Farbstofflaser und für initiale kleinste oberflächliche Hämangiome z. B. auch der Diodenlaser. Diese Techniken sollten jedoch unbedingt auf rein oberflächliche Läsio-

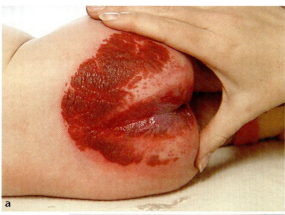

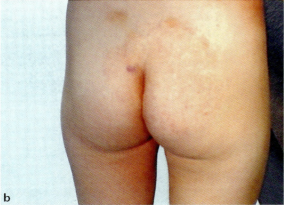

Abb. 19. a Hämangiom genitoanal, **b** nach IPL-Therapie.

nen beschränkt bleiben, die Befunddicke sollte wenige Millimeter nicht überschreiten. Ideal ist der gepulste Farbstofflaser. Dieser ist auch Therapie der Wahl bei großflächigen rein kutanen Hämangiomen wie auch bei Feuermalen. Dickere Hämangiome, insbesondere mit ausgedehnten subkutanen Anteilen und sog. kavernöse Hämangiome bedürfen z.B. zusätzlich einer Nd-YAG-Laser-Therapie, um die tief gelegenen Anteile sicher zu erreichen [11, 12]. Die IPL-Technik ist ähnlich dem Farbstofflaser bei der Behandlung von Hämangiomen und Feuermalen einsetzbar. Der Vorteil der IPL-Technik bei der Behandlung der Säuglingshämangiome besteht grundsätzlich darin, dass durch das breitere Wellenlängenspektrum eine leicht verbesserte Tiefenwirkung zu verzeichnen ist und dass ausgedehnte Befunde effektiver, schneller und nebenwirkungsärmer therapierbar sind. Zudem zeigt sich gerade auch bei den dicken Hämangiomen bei mehrfacher IPL-Anwendung eine Verbesserung in der bindegewebigen Organisation. Durch die IPL-Therapie kommt es selbst bei

ausgedehnten Befunden mit deutlich gestörter Hauttextur langfristig zu einer Neuorganisation des Bindegewebes und somit zu einer Glättung und Angleichung an das übrige Hautniveau (Abb. 19a, b). Studien zur Gewebewirkung der IPL-Therapie belegen diese Effekte [10].

Mittlerweile sind in mehreren Studien Vergleiche zwischen IPL und Farbstofflasertherapie bei Hämangiomen und Feuermalen durchgeführt worden und haben die Ebenbürtigkeit der Methoden nachgewiesen. Auch bei Feuermalen, die sich gegen Farbstofflasertherapie als therapieresistent erwiesen haben, kann oft mittels IPL eine Verbesserung erzielt werden. Auch hinsichtlich der Nebenwirkungen hat die IPL-Therapie das günstigere Wirkungsprofil [2, 6]. Die mit einer Lichtapplikation behandelte Fläche ist bei IPL mit bis zu 5 cm^2 Behandlungsfläche pro Schuss um ein Vielfaches größer als bei Farbstofflasern. Gerade auch bei ausgedehnten Naevi flammei kann es durch die geringere Spotgröße der Lasersysteme zu unerwünschten punktförmigen „Musterbildungen" kommen. Diese Nebenwirkung ist bei der IPL-Technik deutlich geringer.

■ Erworbene Gefäßanomalien

Für die erworbenen Gefäßanomalien gilt prinzipiell Gleiches wie für die angeborenen. Auch hier können mit IPL-Technik effektiv und nebenwirkungsarm selbst große Areale an fast allen Körperstellen behandelt werden. Die Effektivität der IPL-Therapie ist der Lasertechnik mindestens gleichwertig bei geringerer Nebenwirkungsrate. Spider-Nävi und senile Angiome bis hin zu Erythrosis interfollicularis colli sind ebenso behandelbar wie progressive disseminierte Teleangiektasien oder kleine Besenreiser [16]. Je nach Lokalisation, Grunderkrankung und erschwerenden Risikofaktoren sind ein eingeschränkter Therapieerfolg oder Rezidive jedoch wie bei der Lasertherapie in diesen Fällen eher wahrscheinlich. Dies sollte dem Patienten vor der Therapie klar vor Augen geführt werden.

■ Entzündliche Erkrankungen der Talgdrüsen

Die Rosazea bietet ein hervorragendes Behandlungsfeld für die IPL-Technik (Abb. 20a, b). Medikamentös konnte hier bislang erst ab Stadium 2 mit entzündlichen Veränderungen interveniert werden, da für die sog. Flusher im Stadium 1

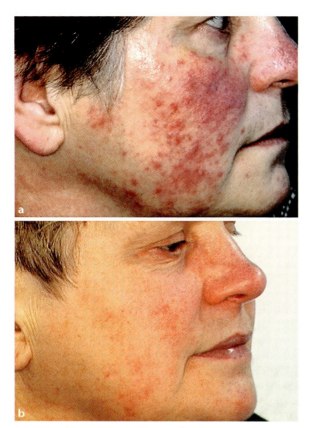

Abb. 20. a Rosazea Grad II, **b** nach IPL-Therapie – über 3 Jahre stabiler Befund.

keine effektive Behandlung zur Verfügung stand. Gerade diese frühen Gefäßstörungen bieten aber ein optimales Ziel für die IPL-Technik. Rötung, Brennen und Flush-Attacken können deutlich gemindert werden. Die Ausprägung der späteren typischen Gefäßektasien im Gesicht kann verhindert werden. Aber auch die Stadien 2 und 3 können selbst bei aktiven Entzündungen mit IPL behandelt werden. Hier zeigen sich oft ganz erstaunliche Erfolge. Patienten, die jahrelang mit Antibiotika etc. nur schwer behandelt werden konnten, kommen oft nach mehreren IPL-Sitzungen ohne weitere Medikationen aus. Neben den erweiterten Gefäßen sind bei dieser Indikation auch Lichteffekte auf die Talgdrüsen von entscheidender Bedeutung. Bei der Behandlung zeigt sich nämlich, dass so nicht nur erweiterte Gefäße verschwinden, sondern auch die typische grobporige Haut feiner wird und hyperplastische Talgdrüsen sich verkleinern [9, 17].

Auch bei der juvenilen Akne sind ähnliche Effekte zu verzeichnen (Abb. 21 a–d). Frische

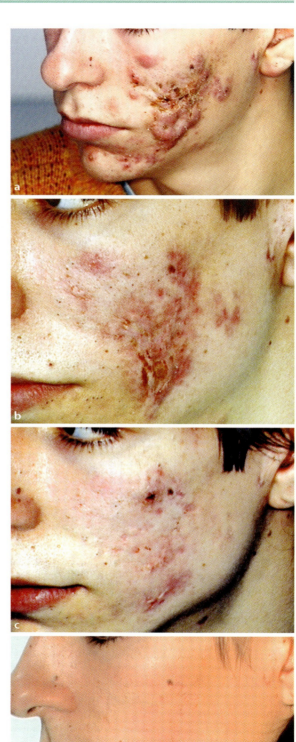

Abb. 21. a Acne conglobata, **b–d** vollständige Abheilung unter IPL-Therapie.

entzündliche Rötungen verblassen schneller bei deutlich verringerter Rezidivrate, Talgzysten werden kleiner, Poren verfeinern sich und auch alte postinflammatorische Verfärbungen in Aknenarben lassen sich bessern. Sowohl bei der Therapie der Akne wie auch bei der Rosazea kann die Kombination der IPL-Technik mit der Anwendung photosensibilisierender Substanzen als photodynamische Therapie zudem noch weitere Verbesserungen erzielen [8].

■ Pigmentierte Läsionen

Neben hyperpigmentierten Aknenarben können im Übrigen auch alle anderen Arten von postinflammatorischen Verfärbungen behandelt werden. Das Spektrum reicht hier von rein epidermalen Läsionen wie Lentigines oder Café-au-lait-Flecken bis hin zu Chloasmata, kongenitalen Nävi und den bereits erwähnten postinflammatorischen Hyperpigmentierungen. Wichtig ist jedoch bei der Pigmenttherapie für alle Anwendungen ganz besonders der langfristige und konsequente Lichtschutz. Da eine komplette und langfristige Schädigung der Pigment bildenden Zellen nicht erreicht wird, sind Repigmentierungen insbesondere bei weiterer Lichtexposition möglich. Prinzipiell können alle Läsionen behandelt werden, die dunkler gefärbt sind als die umgebende Haut. Vor der Therapie steht jedoch ganz besonders im Fall der pigmentierten Läsionen die genaue Diagnose. Es sollten in jedem Fall nur sicher gutartige Hautveränderungen behandelt werden. Da bei einer Lasertherapie die Möglichkeit der histologischen Untersuchung wenn überhaupt nur eingeschränkt möglich ist, ist immer die genaue Diagnosestellung durch den dermatologischen Facharzt notwendig. Nävuszellnävi und unklare pigmentierte Läsionen sollten vor jeder Art von Lichtexposition geschützt werden und somit weder direkt noch indirekt (z.B. im Rahmen einer Epilation mit ILP oder Laser) behandelt werden [5, 13].

Eine Sonderstellung bei der Pigmentbehandlung stellen die Tätowierungen dar. Die Diagnosestellung erübrigt sich hier zwar, dennoch müssen vor Therapie eine genaue Abschätzung der Effektivität und entsprechende Patientenaufklärung erfolgen. Der Erfolg der Behandlung hängt stark ab von den zum Tätowieren eingesetzten Pigmenten. Ähnlich wie bei den meisten lichtgestützten Verfahren reagieren besonders schwarze und grüne Pigmente gut auf IPL-Therapie. Andere Farbanteile, insbesondere rotes Pigment, sprechen nicht effektiv auf die IPL-Behandlung an. Bei solchen Tätowierungen muss daher bereits im Vorfeld die möglicherweise notwendige Folgebehandlung z.B. mit anderen Lasersystemen angesprochen werden. Auch verlangt die Behandlung von Tätowierungen oft sehr viel Geduld, um optimale Ergebnisse bei maximaler Hautschonung zu erreichen. Da gerade bei Tätowierungen besonders viel „Zielstrukturen" (Chromophore) in der Haut vorhanden sind, kommt es auch zu starker Energieabsorption und in fast allen Fällen somit zu nachfolgend ausgeprägten Entzündungsreaktionen mit Rötungen, Schwellungen, Krusten und Blasenbildungen, die oft nur langsam und über Wochen abheilen.

■ Narben und Keloide

Wulstnarben, gerötete oder hyperpigmentierte Narben und Keloide bieten ein weiteres Behandlungsfeld der IPL-Technik. Das postinflammatorische Pigment ebenso wie die oft ausgeprägten Gefäßektasien der Narben stellen hier das primäre Behandlungsfeld dar. Die Behandlung sollte idealerweise möglichst frühzeitig, bereits bei Verdacht auf überschießende Narbenbildung erfolgen. Je ausgeprägter das Narben- oder Keloidgewebe ist, desto langwieriger wird die erforderliche Behandlung. Es zeigen sich durch IPL-Therapie aber oft nicht nur Besserungen der Verfärbungen und Rötungen und damit verbundener Dysästhesien wie Brennen oder Juckreiz. Bei intensiver und konsequenter Therapie scheint gerade bei Wulstnarben auch eine gewisse Reorganisation des Bindegewebes zu erfolgen. Sonographisch kann im Behandlungsverlauf häufig auch eine kontinuierliche Abnahme der Narbendicke und der Verhärtungen erzielt werden. Die Wirkungen auf das Bindegewebe sind durch erste klinische Studien belegt [3].

■ Falten

Anhand der neuesten Erfahrungen und Ergebnisse zur Wirkung der IPL-Technik auf das Bindegewebe wird außerdem mittlerweile auch der Einsatz zur Faltentherapie propagiert. Primär empfehlen wir hierbei jedoch nur die Behandlung kleiner oberflächlicher Falten bzw. eine Auffrischung des gesamten Hautbildes im Sinne einer sog. Photorejuvenation [4, 15] anzustreben. Zur Behandlung ausgeprägter tiefer Falten und Mimikfalten sind derzeit schneller wirksame Alternativen in großer Zahl verfügbar. Eine Kombination von IPL mit Botulinumtoxin ist sinnvoll und intensiviert die Effektivität bei der Hautstrukturverbesserung [18]. Interessant und viel versprechend sind auch die langfristigen Ergebnisse bei frühzeitigem und öfter wiederholtem Anwenden der IPL-Technik zur Verhinderung der Faltenentstehung. Da die ersten wissenschaftlichen Ergebnisse eine Aktivierung des Bindegewebes verzeichnen, kann unter Umständen eine langfristige und kontinuierliche IPL-Behandlung hier auf Dauer Strukturverbesserungen im Hautbild erzielen [4].

■ Epilation

Im Fall der Photoepilation ist die eigentliche Zielstruktur möglicherweise die Bulbusregion des Haars und/oder die Papillenregion. Als Hauptchromophor dient das Melanin des Haars. Aufgrund des Absorptionsmaximums von Melanin und der notwendigen höheren Eindringtiefe in die Haut bis zur Haarwurzelregion sind bei der Behandlung von unerwünschtem Haarwuchs andere (700–1000 nm) Wellenlängenbereiche notwendig als z. B. bei der Gefäßbehandlung. Durch verschiedene Cut-off-Filter können bei der IPL-Technik die kürzeren Wellenlängenbereiche herausgefiltert werden, um unerwünschte epidermale Nebenwirkungen zu minimieren. Mit bis zu 5 cm² Behandlungsfläche bieten die IPL-Geräte dabei auch wieder den Vorteil der schnellen und effektiven Behandlung selbst größerer Hautareale.

Zur Effektivität der Epilation mit Blitzlampen und Lasern liegen mittlerweile zahlreiche klinische Studien und Veröffentlichungen vor. Grundlegende Unterschiede oder Vorteile insbesondere bei den Langzeitergebnissen sind jedoch bei keiner der Techniken zu ermitteln. Bei allen Techniken ist, wie auch bei der IPL-Technik, der Erfolg vom zugrunde liegenden Ausgangsbefund abhängig. Hormonelle, medikamentöse oder sonstige ungünstige Einflüsse sollten soweit möglich ermittelt und ausgeschaltet werden. Gerade bei der hirsuten Patientin ist dabei die enge Zusammenarbeit mit dem betreuenden Gynäkologen dringend ratsam. Die Effektivität hängt ab vom Pigmentgehalt des Haars; weißes Haar kann nur schwer oder gar nicht effektiv behandelt werden. Der Haarwachstumszyklus bestimmt ebenso wie die Tiefe des Haarfollikels zudem den Erfolg [15, 18].

Allgemeine Risiken und Nebenwirkungen

Die Behandlung wird üblicherweise als unangenehmer, heller, stechend-brennender Schmerz empfunden. Eine Kühlung der zu behandelnden Regionen ggf. vor und während der Behandlung kann diese unerwünschten Empfindungen deutlich bessern. Es ist allerdings zu beachten, dass durch eine zu starke Vorkühlung die Effektivität z. B. durch Gefäßkontraktion bei Gefäßläsionen gemindert werden kann. Unterschiedliche Kühlsysteme während und nach der Behandlung haben aber nachweislich eine Verminderung der Schmerzempfindung wie auch der möglichen Nachwirkungen zur Folge.

Unmittelbar nach der Behandlung kommt es zu transienten Erythemen und/oder leichten periläsionalen Ödemen, die üblicherweise innerhalb von 72 Stunden abheilen. Nebenwirkungen wie Blasen, Krusten und Pigmentverschiebungen sind selten und üblicherweise durch konsequente Aufklärung des Patienten über die einzuhaltenden Maßnahmen, insbesondere Lichtschutz vor und nach der Therapie, ganz zu umgehen. Krusten und Blasen heilen meist nach 1–2 Wochen folgenlos ab. Hypo- oder Hyperpigmentierungen sind ebenfalls vorübergehend, können aber bis zu mehreren Monaten anhalten. Hypopigmentierungen entstehen oft bei Anwendung zu hoher Energie auf gebräunter/lichtexponierter Haut, üblicherweise nach Krustenbildung. Hyperpigmentierungen bilden sich meist durch übermäßige Lichtexposition im Anschluss an die IPL-Therapie. Sonnenbäder, Solariumbesuche etc. sind daher mehrere Wochen vor und nach geplanter IPL-Therapie dringend zu meiden. Bei Einnahme lichtsensibilisierender Substanzen sollte ebenfalls keine Behandlung durchgeführt werden.

Diskussion

Die IPL-Technik bietet ein enorm breites Anwendungsfeld. Die eigentlichen Zielstrukturen und die durch die Behandlung erzielten Effekte sind dabei jedoch bei weitem noch nicht ausreichend wissenschaftlich ausgearbeitet. Bislang wurden nur einzelne Bausteine (Melanin, Blutfarbstoff) genauer untersucht. Mittlerweile geht der allgemeine Trend der Therapie glücklicherweise weg von der Behandlung solitärer Befunde wie z. B. einzelner Altersflecke hin zum Therapie-konzept der allgemeinen Hautverbesserung, etwa von Lichtschäden (Zielstruktur Gefäße, Pigment, Kollagen, Talgdrüsen etc.) durch IPL [4, 15]. Dieses neuartige Konzept der sog. Photorejuvenation führte dabei auch zu weiteren Studien über die Wirksamkeit der IPL-Technik auf bisher vernachlässigte Hautstrukturen und die Möglichkeiten von sinnvollen Kombinationen mit anderen Therapiemethoden. Die weitere Erforschung der IPL-Wirkung auf alle in der Haut befindlichen Strukturen und daraus abgeleitet das gesamte erweitere Spektrum der möglichen Einsatzgebiete ist dringend zu wünschen.

Literatur

1. Alster TS, Tanzi EL, Welsh EC (2004) Photorejuvenation of facial skin with topical 20% 5-aminolevulinic acid and intense pulsed light treatment: a split-face comparison study. J Drugs Dermatol 3:41–49
2. Angermeier MC (1999) Treatment of facial vascular lesions with intense pulsed light. J Cut Laser Ther 1:95–100
3. Bellew SG, Weiss MA, Wiess RA (2005) Comparison of intense pulsed light to 595-nm long-pulsed dye laser for treatment of hypertrophic surgical scars: a pilot study. J Drugs Dermatol 4:448–452
4. Bitter PH (2000) Noninvasive rejuvenation of photodamaged skin using serial, full-face intense pulsed light treatments. Dermatol Surg 26:835–843
5. Bjerring P, Christiansen K (2000) Intense pulsed light source for treatment of small melanocytic nevi and solar lentigines. J Cut Laser Ther 2:177–181
6. Bjerring P, Christiansen K, Troilius A (2003) Intense pulsed light source for the treatment of dye laser resistant port-wine stains. J Cosmet Laser Ther 5:7–13
7. Brasil J, Owens P (2003) Long-term clinical results of IPL photorejuvenation. J Cosmet Laser Ther 5:168–174
8. Gold MH, Bradshaw VL, Boring MM, Bridges TM, Biron JA, Lewis TL (2004) The use of a novel intense pulsed light and heat source and ALA-PDT in the treatment of moderate to severe inflammatory acne vulgaris. J Drugs Dermatol 3 (6 Suppl):S15–19
9. Gold MH, Bradshaw VL, Boring MM, Bridges TM, Biron JA, Lewis TL (2004) Treatment of sebaceous gland hyperplasia by photodynamic therapy with 5-aminolevulinic acid and a blue light source or intense pulsed light source. J Drugs Dermatol 3(6 Suppl):S6–9
10. Goldberg DJ (2000) New collagen formation after dermal remodeling with an intense pulsed light source. J Cut Laser Ther 2:59–61
11. Kautz G, Cremer H (1998) Hämangiome. Springer, Berlin
12. Kautz G (1999) Hämangiomtherapie mit dem Photoderm. In: Plettenberg A, Meigel WN, Moll I (Hrsg) Dermatologie an der Schwelle zum neuen Jahrtausend. Aktueller Stand von Klinik und Forschung. Springer, Berlin, S 702–704
13. Kautz G, Sandhofer M, Rick K (2004) Photoepilation. Steinkopff, Darmstadt
14. Lask G, Eckhouse S, Slatkine M, Waldman A, Kreindel M, Gottfried V (1999) The role of laser and intense light sources in photo-epilation: a comparative evaluation. J Cut Laser Ther 1:3–13
15. Prieto VG, Sadick NS, Lloreta J, Nicholson J, Shea CR (2002) Effects of intense pulsed light on sun-damaged human skin, routine, and ultrastructural analysis. Laser Surg 30:82–85
16. Raulin C, Greve C (2001) Laser und IPL-Technologie in der Dermatologie und Ästhetischen Medizin. Schattauer, Stuttgart
17. Schroeter CA, Haaf-van Below S, Neumann HA (2005) Effective treatment of rosacea using intense pulsed light systems. Dermatol Surg 31: 1285–1289
18. Semchyn NL, Kilmer SL (2005) Does laser inactivate botulinum toxin? Dermatol Surg 31:399–404
19. Troilius A, Troilius C (1999) Hair removal with a second generation broad spectrum intense pulsed light source – a long-term follow-up. J Cut Laser Ther 1:173–178

KAPITEL 14

Haarentfernung mit dem Laser

M. WYSS

Einleitung und Wikungsmechanismus

Die Haarentfernung mit dem Laser war ursprünglich eine Zufallsentdeckung bei der Behandlung pigmentierter Hautveränderungen und Tätowierungen. Die Laserepilation beruht auf einem photothermischen Prinzip. Das Melaninpigment des Haarschafts fungiert dabei als Chromophor und absorbiert das Laserlicht. Die Erwärmung des Haarschafts führt über Wärmediffusion ebenfalls zu einer Erhitzung und demzufolge einer Eiweißdenaturierung der Stammzellen im Bereich der äußeren Wurzelscheide und der dermalen Papille. Somit können die Zielstrukturen geschädigt werden, die für das zyklische Haarwachstum notwendig sind.

Wichtige Parameter bei der Laserbehandlung sind:

■ **Wellenlänge.** Um eine Erhitzung des Haarschafts zu erhalten, braucht es ein Chromophor, das bevorzugt im Haarfollikel, möglichst wenig aber in der umgebenden Haut vorkommt. Diese Eigenschaft erfüllt Melanin. Deshalb werden Laser mit einer Wellenlänge verwendet, die von Melanin absorbiert wird (694–1064 nm). Dabei gilt: Je größer die Wellenlänge, desto größer die Eindringtiefe. Je kleiner die Wellenlänge, desto stärker die Melaninabsorption. Letzteres ist bei der Wahl des geeigneten Lasers von Bedeutung: Nicht nur der pigmentierte Haarschaft, sondern auch die Epidermis enthält Melanin. Das bedeutet, dass bei Lasern mit einer starken Melaninabsorption (z. B. Ruby-Laser und Alexandritlaser) ein größeres Risiko unerwünschter Wirkungen (z. B. Hyperpigmentierungen) bei der Behandlung dunkler Hauttypen besteht. In diesen Fällen ist ein Laser mit größerer Wellenlänge zu bevorzugen.

■ **Pulsdauer.** Die Wirksamkeit der Lasergeräte ist im Wesentlichen von der Pulsdauer abhängig, die mindestens der thermalen Relaxationszeit (TRT) entsprechen sollte. Diese ist definiert als die Zeit, die ein Objekt benötigt, um auf die Hälfte der Temperatur abzukühlen, die unmittelbar nach der Laserexposition erreicht wird. Für das menschliche Terminalhaar variiert die TRT zwischen 10 und 100 ms. Um eine dauerhafte Haarreduktion zu erreichen, wird angenommen, dass Stammzellen im Bereich der äußeren Wurzelscheide [26] sowie Matrixzellen im Haarbulbus genügend lange erhitzt werden müssen. Dieses Konzept basiert auf der „thermal damage time", der Zeit, die benötigt wird, um eine Hitzediffusion vom pigmentierten Haarschaft bis zu diesen Zielstrukturen zu gewährleisten [1]. Man nimmt an, dass es dafür eine Pulslänge von mindestens 5–10 ms braucht. Neuerdings werden auch Lasergeräte mit sehr langer Pulsdauer (200–1000 ms) verwendet [22].

■ **Energiedichte.** Je höher die Energiedichte, umso höher ist die Wirksamkeit und somit auch das Risiko unerwünschter Wirkungen. Die Energiedichte wird daher individuell dem Hauttyp angepasst. Für eine dauerhafte Haarreduktion ist wahrscheinlich ein Mindestwert von 15–20 J/cm^2 Voraussetzung.

■ **Fleckgröße.** Die Eindringtiefe hängt nicht nur von der Wellenlänge, sondern wesentlich auch von der Fleckgröße in mm (engl. „spotsize") ab (Abb. 22). Bei der Wahl des Lasergeräts sollte dies berücksichtigt werden.

■ **Kühlsystem.** Die umgebende Haut enthält ebenfalls Melanin und muss darum speziell geschützt werden. Das Kühlsystem ist daher von großer Bedeutung [12]. Es werden dazu verschiedene Kühlsysteme verwendet (Kühlspitze aus Saphirglas, Gels, Kryogenspray).

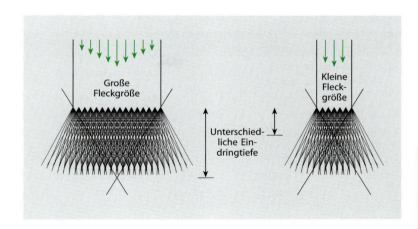

Abb. 22. Abhängigkeit der Eindringtiefe von der Fleckgröße.

Gerätetypen

Die Entwicklung der Lasertechnologie schreitet rasch voran; es werden ständig neue Geräte bzw. verbesserte Versionen bereits bestehender Gerätetypen auf den Markt gebracht. Zur Zeit werden vorwiegend folgende Gerätetypen verwendet, wobei die Aufzählung keine Vollständigkeit beansprucht (Tabelle 38).

■ **Langgepulster Rubinlaser, 694 nm** (Epilaser/ E2000 [Palomar], EpiPulse Ruby [Sharplan], Rubystar [Aesculap Meditec]). Die erste kontrollierte Studie über die Wirksamkeit und Dauerhaftigkeit der Laserepilation wurde am Rubinlaser durchgeführt [3]. Aufgrund der starken Melaninabsorption ist dieser Lasertyp nur für sehr hellhäutige Personen (Hauttyp I und II nach Fitzpatrick) geeignet und wird nur noch selten für die Epilation verwendet.

■ **Langgepulster Alexandritlaser, 755 nm.** Es sind verschiedene Alexandritlaser zur Laserepilation auf dem Markt, die sich durch verschiedene Kühl- und Scannersysteme unterscheiden (Tabelle 38).

■ **Gepulster Diodenlaser, 800 nm.** Die verchiedenen Diodenlasermodelle sind in Tabelle 38 aufgeführt. Der LightSheer-Laser arbeitet mit einer gekühlten Saphirspitze, die bei der Behandlung gegen die Haut gedrückt wird. Diese Kompressionstechnik hat den Zweck, den Abstand zu den Haarwurzeln zu verringern und die Blutgefäße zu komprimieren, die ein kompetitierendes Target (Hämoglobin) enthalten. Verschiedene Studien belegen den Langzeiteffekt der Methode [4, 16].

■ **Q-switched Nd-YAG-Laser, 1064 nm** (Softlight [Thermolase], Medlite IV [ConBio]). Als erster erhielt 1995 der Softlight-Laser die FDA-Zulassung zur Laser-Haarentfernung. Die Behandlung bedeutete die Applikation eines exogenen Chromophors (Carbonlösung) vor der Laserbehandlung. Man stützte sich dabei aber auf eine Studiendauer von lediglich 3 Monaten [7], die sich als zu kurz erwies. Da dieser Lasertyp im Nanosekundenbereich arbeitet, ist nur eine vorübergehende Haarreduktion zu verzeichnen.

■ **Langgepulster Nd-YAG-Laser, 1064 nm.** Auch für diesen Lasertyp wurden Langzeitstudien publiziert [15]. Wegen der geringen Melaninabsorption können mit diesem Laser auch Patienten bis zum Hauttyp V behandelt werden.

■ **Intensiv gepulste Lichtquelle, 590–1200 nm.** Es handelt sich dabei nicht um Laser-, sondern um Blitzlampengeräte. Einige dieser Geräte bieten die Möglichkeit, durch Wechsel der Filter das Spektrum an den jeweiligen Hauttyp anzupassen [24]. Das Wirkungsprinzip entspricht dem der Epilationslaser. Für die kleineren Blitzlampengeräte liegen zur Zeit kaum Langzeitstudien vor.

■ **Mit Radiofrequenz kombinierte Geräte.** Es handelt sich um Geräte, bei denen Radiofrequenztechnologie mit einer Blitzlampe und einem Diodenlaser kombiniert wird (Tabelle 38). Es wird diskutiert, ob sie auch die Behandlung von hellen Haaren ermöglichen [23].

Tabelle 38. Übersicht Geräte zur Photoepilation (Auswahl)

Lasertyp	Gerätenamen	Wellenlänge	Pulsdauer	Energiedichte	Spotgröße	Hersteller
■ **Long-pulsed Alexandrite**	GentleLASE	755 nm	3 ms	10–100 J/cm^2	bis 18 mm	Candela
	Apogee 5000/ Apogee Elite	755 nm	5–40 ms	bis 50 J/cm^2	12/15 mm	Cynosure
	Arion	755 nm	1–50 ms	5–40 J/cm^2		WaveLight
■ **Long-pulsed Diode**	LightSheer ET	800 nm	5–400 ms	10–100 J/cm^2	9×9 mm	Lumenis
	LightSheer ST	800 nm	5–100 ms	10–40 J/cm^2	9×9 mm	Lumenis
	LightSheer XT	800 nm	5–400 ms	10–100 J/cm^2	12×12 mm	Lumenis
	Lumenis One	800 nm	5–100 ms	10–100 J/cm^2	12×12 mm	Lumenis
	MeDioStar XT	808 nm	bis 500 ms	bis 90 J/cm^2	10/12 mm optional 4, 6, 14 mm	Asclepion
	MedArt 435	810 nm	10–1000 ms	bis 200 J/cm^2	8 mm	MedArt A/S
■ **Long-pulsed Nd-YAG**	GentleYAG	1064 nm	0,25–300 ms	bis 600 J/cm^2	12 mm	Candela
	CoolGlide CV	1064 nm	10–100 ms	10–100 J/cm^2		Cutera
	CoolGlide Excel	1064 nm	1–300 ms	50–300 J/cm^2	10 mm	Cutera
	CoolGlide Xeo/ CoolGlide Vantage	1064 nm	0,1–300 ms	bis 300 J/cm^2		Cutera
	Apogee Elite/ Acclain 7000	1064 nm	0,4–300 ms	bis 300 J/cm^2	12 und 15 mm	Cynosure
	Smartepil II Plus	1064 nm	bis 100 ms	bis 200 J/cm^2	2,5, 4, 7, 10 mm	DEKA
	Lyra i/Gemini	1064 nm	20–100 ms	5–900 J/cm^2	1–5, 10 mm	Laserscope
	Lumenis One	1064 nm	2–20 ms	10–225 J/cm^2	3, 6, 9 mm	Lumenis
	Mydon	1064 nm	20–200 ms	15–50 J/cm^2	3/10 mm	WaveLight
■ **Pulsed Light**	Ellipse Flex	600–950 nm 645–950 nm	bis 88,5 ms	bis 21 J/cm^2		Danish Dermatologic
	Photosilk Plus	500, 550, 650–950 nm	3–25 ms	bis 32 J/cm^2	14×18, 46×10, 21×10 mm	DEKA
	IPL Quantum HR	695–1200 nm 755–1200 nm	6–18 ms	20–45 J/cm^2	34×8 mm	Lumenis
	MediLux	650–1200 nm	10–100 ms	bis 30 J/cm^2		Palomar
	EsteLux	650–1200 nm	10–100 ms	bis 28 J/cm^2		Palomar
	NeoLux	650–1200 nm	10–20 ms	bis 25 J/cm^2		Palomar
	StarLux	650–1200 nm	5–500 ms	bis 50 J/cm^2		Palomar
■ **Kombination mit Radiofrequenz**	Aurora DSR (RF und IPL)	680–980 nm	bis 200 ms bis 200 ms	10–30 J/cm^2 IPL 5–25 J/cm^2 RF		Syneron
	Polaris Comet	810 nm		bis 40 J/cm^2 (Diode) bis 30 J/cm^2 (RF)	8×12 mm	Syneron
	Galaxy	580–980 nm	bis 200 ms	bis 140 J/cm^2 (IPL) bis 100 J/cm^2 (ELOS)		Syneron

■ **Photodynamische Therapie.** Die photodynamische Therapie wurde bereits 1995 zur Epilation untersucht [10]. Kürzlich erschien eine Pilotstudie zu PDT in Kombination mit bipolarer Radiofrequenz [9]. Es wird auch an Photosensibilisatoren geforscht, die eine erhöhte Affinität zum Follikelepithel aufweisen und somit ein selektiveres Target darstellen könnten.

Praktische Hinweise

■ Indikationsstellung

Vor der Behandlung muss eine eingehende Anamnese und Hautinspektion erfolgen, um die Fälle zu erkennen, die einer weiteren endokrinologischen und gynäkologischen Abklärung bedürfen. Es wird dabei zwischen Hypertrichose (androgenunabhängig) und Hirsutismus (androgenabhängig, z.B. Syndrom der polyzystischen Ovarien – PCO) unterschieden. Dabei wird das Hauptaugenmerk auf die Verteilung, Dicke, Farbe und Art der Haare (Terminal-, Vellus- oder Lanugohaare) gelegt. Die Patientinnen werden vor der Erstvorstellung angehalten, die Haare nicht zu entfernen, um sich ein Bild über das Ausmaß der vermehrten Behaarung machen zu können. Es empfiehlt sich, die Dimension des Hirsutismus mit einem Score (z.B. Ferriman-Gallway-Score) zu dokumentieren. Ebenso sollten Symptomkomplexe wie das polyzystische Ovarsyndrom und assoziierte Hautveränderungen wie Akne oder Alopezie mit berücksichtigt werden. Neben Hypertrichose und Hirsutismus stellen auch entzündliche Veränderungen des Haarfollikels eine gute Indikation dar: Pseudofolliculitis infolge Pili incarnati sowie Fälle von Folliculitis decalvans. Weitere Indikationen sind z.B. die umschriebenen Hypertrichosen (Faunschwanz, Becker-Nävus), behaarte Transplantate und der Pilonidalsinus.

■ Vor der Laserbehandlung

Die Fotodokumentation ist ein wichtiges Hilfsmittel, um den Behandlungserfolg zu verifizieren.

Bei gebräunter Haut besteht ein erhöhtes Risiko unerwünschter Wirkungen wie vorübergehende Pigmentstörungen. Strikte Sonnenschutzmaßnahmen müssen 8 Wochen vor und 2 Wochen nach der Behandlung gewährleistet sein.

Vor der Behandlung können auch zur Melanozytensupprimierung Hydrochinon-haltige Externa angewendet werden.

Der Laser kann nur wirken, wenn sich das Haar in der Haut befindet, d.h. vor der Behandlung dürfen die Haare weder mit Wachs epiliert noch ausgezupft, sondern nur rasiert werden. Kontraindikationen wie z.B. ein aktiver Herpesinfekt sollten vor jeder Behandlung beachtet werden. Eine Herpesprophylaxe bei der Behandlung der Oberlippe, wie sie beim Skin Resurfacing empfohlen wird, ist nur in Ausnahmefällen indiziert. Bei der Verwendung von Blitzlampengeräten sollte man darauf achten, ob photosensibilisierende Medikamente eingenommen werden.

Der Erfolg der Laserepilation steht und fällt mit der richtigen Indikationsstellung und einer guten Patienteninformation. Die Aufklärung über Wirkung und Nebenwirkungen sollte dokumentiert werden und eine Unterschrift („informed consent") des Patienten vorliegen. Ein wesentlicher Bestandteil der Information ist es, unrealistische Erwartungen zu korrigieren. Dabei muss auf folgende Punkte geachtet werden:

■ Das individuelle Ansprechen ist nicht exakt voraussehbar und kann sehr variieren. Das gilt vor allem auch bei hirsuten Frauen mit Hormonstörungen.

■ Nach der Lasersitzung erscheinen die behandelten Areale zwar als „haarlos", ein Teil der Haare wächst dann aber wieder nach.

■ Es braucht meistens mehrere Sitzungen, der Endpunkt richtet sich dabei nach den individuellen Bedürfnissen der Patienten. In gewissen Fällen, besonders bei endokrinologischen Erkrankungen, kann auch eine Dauertherapie mit Sitzungen in größeren Abständen notwendig sein.

■ Hellhäutige Personen mit dunkel pigmentierten Haaren eignen sich am besten für die Laserepilation. Weiße Haare sprechen nicht, blonde Haare praktisch nie auf die Behandlung an.

■ Feine Terminalhaare sind schlecht zu behandeln. Dies gilt auch für die Haare, die durch die Laserbehandlung dünner geworden sind und somit auf die Behandlung nicht mehr ansprechen. Dieses Problem wird vor allem bei mediterranen Patientinnen mit Hypertrichose oder Hirsutismus im Gesichtsbereich beobachtet.

■ Sehr selten kann es zu einem vermehrten Haarwachstum auch der angrenzenden Areale kommen. Auch dies ist vor allem bei mediterranen Frauen zu beobachten.

■ Selbst bei gutem Ansprechen auf die Behandlung ist es unmöglich, eine „definitive Haarlosigkeit" zu erreichen.

■ Die Behandlungskosten werden meistens nicht von der Krankenkasse übernommen.

■ Behandlungstechnik

Entgegen der Behauptung einiger Herstellerfirmen ist die Laserepilation keinesfalls schmerzlos. Es kann eine Vorbehandlung mit einer anästhesierenden Creme (Emla) unter Okklusion erfolgen. Zum Schutz der Zähne können angefeuchtete Watterollen ins Vestibulum oris eingelegt werden. Vor jeder Behandlung wird kontrolliert, ob die Haare ausreichend rasiert sind. Große Behandlungsflächen können z.B. mit weißem Kajalstift abgeteilt werden. Die Behandlungsparameter (Energiedichte, Pulsdauer) werden nach Hauttyp individuell eingestellt. Bei guter Verträglichkeit kann die Energiedichte mit jeder Folgesitzung gesteigert werden. Vor jeder Sitzung muss eine Zwischenanamnese durchgeführt werden, insbesondere zur Kontrolle, dass die UV-Expositionsprophylaxe eingehalten wurde.

Eine Probelaserung (Testfeld) empfiehlt sich zur Sicherheit bei dunklen Hauttypen und an Stellen mit sehr dichter Behaarung (z.B. Bart des Mannes, Indikation Pseudofollikulitis). Man sollte hier vorsorglich zu Beginn immer mit niedrigen Energieparametern behandeln. Bei nach wie vor bestehender Unklarheit der Effekte des Laserlichts auf Nävuszellen und Melanozyten sollten dunkle Pigmentnävi von der Behandlung ausgeschlossen werden [25].

Während der Behandlung kommt es zu einer vorübergehenden Rötung und Schwellung, vor allem um die Follikelostien herum. Nach der Therapie empfiehlt sich eine Kühlung der Haut mittels Coldpack, bei intensiverer Rötung und Schwellung die Applikation einer Steroidcreme. In der Regel blassen diese Erytheme innerhalb weniger Stunden ab.

Vor kurzem wurden Guidelines der European Society for Laser Dermatology veröffentlicht [6]. Eine sehr gute Übersicht mit praktischen Hinweisen bietet auch das 2004 erschienene Buch zur Photoepilation [11].

■ Nach der Behandlung

Die behandelten Areale sollten für 1–2 Wochen keiner direkten Sonnenbestrahlung ausgesetzt sein. Sie sollten nicht traumatisiert werden, auf Wunsch kann ein Make-up aufgetragen werden. Gelegentlich sind die Patieninnen nach der ersten Laserbehandlung irritiert, da das Ausstoßen der behandelten Haarschäfte mit einem Nachwachsen verwechselt werden kann. Die nächste Lasersitzung sollte erst erfolgen, wenn die Haare wieder nachgewachsen sind, dies hängt vom Haarzyklus der behandelten Stelle ab. So kann im Gesichtsbereich bereits nach 4 Wochen, im Bereich der unteren Extremitäten 2–3 Monaten erneut behandelt werden (Abb. 23 a, b; 24 a, b).

Unerwünschte Wirkungen

Eine harmlose Begleiterscheinung ist ein perifollikuläres Ödem; dies ist auch ein Indikator dafür, dass genügend Energie den Haarschaft erreicht hat. Gelegentlich kann es zu einer Leu-

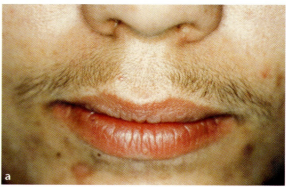
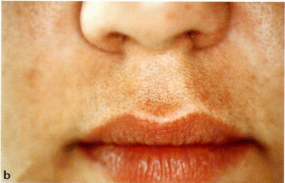

Abb. 23. Patientin mit idiopathischem Hirsutismus, die je drei Behandlungen mit Alexandrit- und Diodenlaser erhielt. **a** Vor der Therapie. **b** 6 Monate nach der letzten Behandlung.

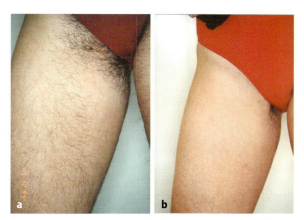

Abb. 24. Bikinizone, die in drei Sitzungen mit dem LightSheer-Diodenlaser behandelt wurde. **a** Vorher, **b** 2 Jahre nach der letzten Behandlung.

kotrichie kommen, die dann leider keiner erneuten Laserbehandlung zugänglich ist, da kein Chromophor mehr vorhanden ist [21]. Die häufigsten unerwünschten Wirkungen sind meist transiente Hyper- und Hypopigmentierungen [20]. Unter der Anwendung zu hoher Energiedichten sind Verbrennungen bis zu Narbenbildungen beschrieben worden [8]. Laser- wie auch IPL-Geräte bergen hier die gleichen Risiken. Diese Tatsache ist den Betroffenen oft nicht bewusst, die IPL-Behandlungen in Kosmetikstudios durchführen lassen [29]. Bei einer Behandlung des Augenoberlids ohne entsprechende Schutzmaßnahmen (Augenschalen) wurde über eine Pupillenasymmetrie und Koagulation des Ziliarkörpers berichtet [28].

Nach einer erfolgten systemischen Goldmedikation (z.B. bei chronischer Polyarthritis) wurden in den USA Fälle beobachtet, bei denen nach einer Behandlung mit dem Q-switched Nd-YAG-Laser Hyperpigmentierungen aufgetreten waren. Diese Nebenwirkung ist theoretisch nur bei gütegeschalteten Lasergeräten möglich. Farbveränderungen sind auch nach Laserung von Hautarealen, die mit Permanent-Make-up und Tätowierungen versehen sind, möglich.

Eine seltene Nebenwirkung ist eine Phlebitis einer oberflächlichen Halsvene nach Behandlung mit dem Diodenlaser (eigene Beobachtung). Ein ähnlicher Fall wurde nach einer Therapie mit dem langgepulsten Nd-YAG-Laser im Rahmen einer an 480 Patienten durchgeführten Multizenterstudie publiziert [13]. Die Köbnerisation einer reaktiven perforierenden Kollagenose wurde 2003 beschrieben [5]. Weitere seltene Neben-

wirkungen sind ein retikuläres Erythem [14] und eine Urtikariavaskulitis [18]. Ein ähnlicher Fall in unserer Sprechstunde zeigte ein purpuriformes Erythem und Unterschenkelödem. Die Patientin hatte einen Tag zuvor 500 mg Acetylsalicylsäure eingenommen, was diese Reaktion getriggert haben könnte.

Ein seltener unerwünschter Effekt ist die Stimulierung des Haarwachstums während der IPL- oder Laserbehandlung, die sich auch auf die umgebenden nicht behandelten Areale ausdehnen kann [19]. Der genaue Induktionsmechanismus ist nicht bekannt, er tritt vor allem bei jüngeren mediterranen Patientinnen auf. Es ist wichtig, vor der Behandlung nicht nur das zu behandelnde Areal fotografisch zu dokumentieren, sondern auch die angrenzenden Bezirke. Sind diese induzierten Haare genug dick und pigmentiert, sind sie ebenfalls einer Laserbehandlung zugänglich.

Ergebnisse

Die zu Beginn der Laser-Haarreduktionsära veröffentlichten unkritischen Artikel in der Laienpresse [2] weckten bei den Betroffenen unrealistische Erwartungen. Da die einzelne Sitzung im Vergleich z. B. zur Wachsepilation teuer ist, ist die Frage nach der Dauerhaftigkeit des Haarverlustes sowie der benötigten Anzahl der Behandlungen für die Betroffenen ausschlaggebend.

Von der FDA (Food and Drug Administration) zur Laserepilation zugelassene Geräte haben das Prädikat „FDA approved for laser hair removal". Dies sagt aber nichts über einen nachgewiesenen Langzeiteffekt der Behandlung aus. „Permanente Haarreduktion" wurde definiert als eine stabile Langzeitreduktion des Haarwachstums, während einer Zeit, die länger als ein vollständiger Wachstumszyklus der Haarfollikel ist. Die FDA hat folgenden Geräten das Prädikat „permanente Haarreduktion" verliehen: 1998 Epilaser, 1999 LightSheer, 2000 Epilight und GentleLase, 2001 Coolglide. Permanente Haarreduktion darf nicht mit definitiver Haarlosigkeit verwechselt werden, ein Zustand, der auch nach mehreren Lasersitzungen nicht erreicht werden kann.

Angesichts der weiten Verbreitung der Methode und der Fülle von Informationen, mit denen die Laserfirmen potenzielle Anwender versorgen, ist es für die Ärzte oft schwierig, wissenschaftlich begründete von ökonomisch orientierten Argumenten zu unterscheiden. Leider liegen nur wenige aussagekräftige Langzeituntersuchungen vor. Für eine kritische Wertung der Studien ist auf folgende Punkte zu achten: Anzahl der Probanden, Beobachtungsdauer von mindestens 6 Monaten plus die der Dauer eines Haarzyklus, Beurteilungsmethode (Auszählung der Haare oder nur Schätzung der Haardichte).

Es gibt einzelne Fallberichte über eine dauerhafte Haarreduktion nach einer einzigen Laserbehandlung [27]. Die ersten kontrollierten Studien über die Wirksamkeit und Dauerhaftigkeit der Laserepilation wurden am Ruby-Laser und LightSheer-Diodenlaser durchgeführt [3, 4]. Diese Studien zeigten, dass sich die Haardichte bei guten Voraussetzungen mit jeder Behandlung um 20–30% reduzieren lässt. Daraus lassen sich aber keine Voraussagen für den Einzelfall ableiten. Gerade bei Patientinnen mit Hormonstörungen können auch später regelmäßige Behandlungen notwendig sein. Das kosmetische Resultat ist nicht nur von der Reduktion der Anzahl der Haare abhängig, die noch nachwachsenden Haare werden auch dünner, heller und kürzer, was ebenfalls zum kosmetisch zufriedenstellenden Ergebnis beiträgt.

Zusammenfassung

Die Entwicklung von medizinischen Lasergeräten brachte auf dem Gebiet der Epilation große Fortschritte. Hypertrichose und Hirsutismus werden tabuisiert und führen oft zu einer erheblichen psychischen Belastung. Für die Betroffenen ist die neue Entwicklung von großer Bedeutung, können doch dank Lasertechnik nun auch große Flächen schnell, sicher und effektiv epiliert werden. Der Wirkungsmechanismus der Laserepilation beruht auf einem photothermischen Prinzip. Das Melaninpigment des Haarschafts fungiert hierbei als Chromophor und absorbiert das Laserlicht. Somit sprechen dunkle Haare auf heller Haut am besten an. Mit Lasergeräten längerer Pulsdauer und größerer Wellenlänge gelingt es, auch dunklere Hauttypen sicher zu behandeln. Die Laserepilation stellt nicht nur für den Hirsutismus und die Hypertrichose, sondern auch für Pseudofollikulitis, Folliculitis decalvans, behaarte Vollhauttransplantate sowie Pilonidalsinus eine gute Behandlungsmodalität dar. Nach wie vor bleibt es eine Herausforderung, eine effektive Epilationsmethode für helle Haare zu finden.

Schlussbetrachtung

Mit der Lasertechnologie wurden große Fortschritte bei der Behandlung von Hirsutismus, Hypertrichose und Pseudofollikulitis erzielt. Mit den neuen Lasergeräten ist es möglich, auch dunkle Hauttypen sicher zu behandeln. Angesichts der hohen Erwartungshaltung der Patienten ist eine eingehende Information sehr wichtig. So bringt die Methode den Betroffenen, die oft einen erheblichen Leidensdruck aufweisen, eine deutliche Steigerung der Lebensqualität. Eine Herausforderung für die Zukunft wird es sein, dass auch helle Haare wirkungsvoll angegangen werden könnten. Weitere wissenschaftlich fundierte Studien sind notwendig, um die Therapieparameter zu optimieren und noch mehr Auskunft über Langzeiteffekte zu geben.

Literatur

1. Altshuler GB, Anderson RR, Monstein D, Zenzie HH, Smirnov MZ (2001) Extended theory of selective photothermolysis. Lasers Surg Med 29: 416-432
2. Blick (1998) Männertraum wird wahr. Nie mehr rasieren. Ausgabe vom 4.4.1998
3. Diericks CC, Grossmann MC, Farinelli WA, Anderson RR (1998) Permanent hair removal by normal-mode ruby laser. Arch Dermatol 134:837–842
4. Diericks CC, Grossmann MC, Farinelli WA (1998) Hair removal by a pulsed, infrared laser system. Lasers Surg Med S 10, 198
5. Doshi SN, Levy ML, Markus R (2003) Koebnerization of reactive perforating collagenosis induced by laser hair removal. Lasers Surg Med 32:177–179
6. Drosner M, Adatto M, European Society for Laser dermatology (2005) Photoepilation: Guidelines for care from the European Society for Laser Dermatology (ESLD). J Cosmet Laser Ther 7:33–38
7. Goldberg DJ, Littler CT, Wheeland RG (1997) Topical suspension-assisted Q-switched Nd:YAG laser hair removal. Dermatol Surg 23:741–745
8. Goldberg DJ (2000) Laser Hair Removal. Dunitz, London

9. Goldberg DJ, Marmur ES, Hussain M (2005) Treatment of terminal and vellus non-pigmented hairs with an optical/bipolar radiofrequency energy source – with and without pre-treatment using topical aminolevulinic acid. J Cosmet Laser Ther 7:25–28

10. Grossmann MC, Wimberely J, Dwyer P, Flotte T (1995) Photodynamic therapy for hirsutism. Lasers Surg Med Suppl 7:205

11. Kautz G, Rick K, Sandhofer M (2004) Photoepilation. Steinkopff, Darmstadt

12. Klavuhn KG, Green D (2002) Importance of cutaneous cooling during photothermal epilation: Theoretical and practical considerations. Lasers Surg Med 31:97–105

13. Lanigan SW (2003) Incidence of side effects after laser hair removal. J Am Acad Dermatol 49:882–886

14. Lapidoth M, Shafirstein G, Ben Amitai D, Hodak E, Waner M, David M (2004) Reticulate erythema following diode laser-assisted hair removal: a new side effect of a common procedure. J Am Acad Dermatol 51:774–777

15. Lorenz S, Brunnberg S, Landthaler M, Hohenleutner U (2002) Hair removal with the long pulsed Nd:YAG laser: A prospective study with one year follow-up. Lasers Surg Med 30:127–134

16. Lou WW, Quintana AT, Geronemus RG et al (2000) Prospective study of hair reduction by diode laser (800 nm) with long-term follow-up. Dermatol Surg 26:428–432

17. McDaniel DH, Lord J, Ask K et al (1999) Laser hair removal: A review and report on the use of the long-pulsed alexandrite laser for hair reduction of the upper lip, leg, back and bikini region. Dermatol Surg 25:425–430

18. Moreno-Arias GA, Tiffon T, Marti T, Camps-Fresneda A (2000) Urticaria vasculitis induced by diode laser photoepilation. Dermatol Surg 26:1082–1083

19. Moreno-Arias GA, Castelo-Branco C, Ferrando J (2002) Paradoxical effects after IPL photoepilation. Dermatol Surg 28:1131–1134

20. Moreno-Arias GA, Camps-Fresneda A (2003) Long lasting hypopigmentation induced by long-pulsed alexandrite laser photo-epilation. Dermatol Surg 29:420–422

21. Radmanesh M, Mostahimi M, Yousefi I (2002) Leucotrichia developed following application of intense pulsed light for hair removal. Dermatol Surg 28:572–574

22. Rogachefsky AS, Silapunt S, Goldberg DJ (2002) Evaluation of a new super-long-pulsed 810 nm Diode Laser for the removal of unwanted Hair: The concept of thermal damage time. Dermatol Surg 28:410–414

23. Sadick NS, Shaoul J (2004) Hair removal using a combination of conducted radiofrequency and optical energies – an 18 month follow-up. J Cosmet Laser Ther 6:21–26

24. Schroeter CA, Groenewegen JS, Reineke T, Neumann M (2004) Hair reduction using intense pulsed light source. Dermatol Surg 30:168–173

25. Soden CE, Smith K, Skelton H (2001) Histologic features seen in changing nevi after therapy with an 810 pulsed diode laser for hair removal in patients with dysplastic nevi. Int J Dermatol 40:500–504

26. Sun TT, Cotsarelis G, Lavker RM (1992) Hair follicular stem cells: The bulge activation hypothesis. J Invest Dermatol 96:775

27. Touma DJ, Rohrer TE (2003) Persistent hair loss 60 months after a single treatment with a 3-millisecond alexandrite (755 nm) laser. J Am Acad Dermatol 50:324–325

28. Wessely D, Lieb W (2002) Okulare Komplikationen bei Diodenlaserepilation im Gesichtsbereich. Pupillenentrundung und Pigmentblattdefekte sowie Koagulation des Ziliarkörpers mit intraokularem Reizzustand durch Laserbehandlung. Ophthalmologe 99:60–61

29. Positionspapier der Schweizerischen Gesellschaft für Dermatolgie und Venerologie, SGDV (2005) Anwendung der IPL- oder Blitzlampen-Technologie in Medizin und Kosmetik – vor nichtmedizinischem Einsatz wird gewarnt. BAG Bulletin 47:864–865

KAPITEL 15

Neue Laser-ähnliche Verfahren

M. GÜTLING

Grundlagen

Der Wunsch nach nichtinvasiven Anti-Aging-Maßnahmen in der ästhetischen Medizin wird immer größer. Es werden zunehmend neue Verfahren entwickelt, die durch eine gezielte Aktivierung bestimmter Stoffwechselprozesse im Gewebe diesem Wunsch näher kommen, ohne dass die gewohnte private oder berufliche Tätigkeit unterbrochen werden müsste.

Laser-ähnliche Verfahren setzen als Energieträger polychromatisches inkohärentes Licht ein, ähnlich wie die IPL-Systeme. Im Gegensatz zur Blitzlampentechnologie wird die Energie nicht während Millisekunden, sondern während längeren, einige Sekunden dauernden Pulsen emittiert. Gegenüber der Photomodulation mit LED (Light Emitting Diode) ist die emittierte Energie bei den Laser-ähnlichen Verfahren um ein Vielfaches höher.

Die heute verfügbaren Laser-ähnlichen Systeme arbeiten mit Infrarotquellen (1000–2000 nm). Durch den Einsatz verschiedener Filter wird der Spektralbereich dieser Lampen noch zusätzlich optimiert, um eine ideale Absorption der Energie in der Zielstruktur zu erreichen. Spektralbereiche, die zu unerwünschten Nebeneffekten führen könnten, werden herausgefiltert. Die emittierte Infrarotenergie wird im Gewebe vom Wasser absorbiert und in Wärme umgewandelt.

Die Wirkung der Infrarottechnologie beruht auf den bekannten thermischen Effekten im dermalen Bindegewebe:

- Die Temperaturerhöhung in der Dermis denaturiert das Kollagen, die Kollagenfibrillen verkürzen sich und bewirken so eine unmittelbare Gewebestraffung (Abb. 25).
- Langfristig stimuliert das Aufheizen der Dermis eine Neokollagenese, ähnlich wie es auch von den ablativen Verfahren mit CO_2- oder Erbium-YAG-Lasern bekannt ist. Es kommt zu einer reaktiven Neusynthese des Kollagens mit einer Neuausrichtung der Fibrillen im dermalen Gewebe.

Diese Prozesse können eine laxe Haut wieder festigen und straffen. Die ästhetisch störenden Hautfalten können geglättet oder reduziert werden.

Gerätetypen

Die Titantechnologie (Cutera Inc. Brisbane, CA, USA) ist eine neuartige nichtinvasive Methode zur Hautstraffung und zum Faltenglätten. Mittels einer Infrarotquelle (1100–1800 nm) wird die Dermis gezielt erwärmt. Der Spektralbereich der Titanlampe ist so konfiguriert, dass ein bandförmiges Erwärmen des dermalen Gewebes

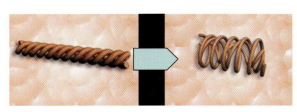

Abb. 25. Denaturierung und Thermokontraktion des Kollagens.

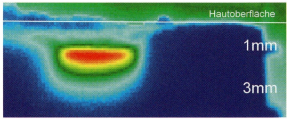

Abb. 26. Wärmeprofil in der Dermis während des Infrarot-Impulses.

in 1–3 mm Tiefe erreicht wird (Abb. 26). Wellenlängen, die das epidermale Gewebe zu stark aufheizen würden, werden herausgefiltert. Zusätzlich wird die Epidermis während der Pulsabgabe durch eine kontinuierliche Oberflächenkühlung vor thermischen Schäden geschützt. So wird gewährleistet, dass in der Zielstruktur, in der retikulären Dermis, eine weitgehend homogene Temperatur um 50°C erreicht wird. Höhere Temperaturen >70°C würden neben dem Kollagen auch andere Strukturproteine im Gewebe denaturieren, mit einem entsprechenden Nebenwirkungsrisiko.

Praktische Hinweise

Nur in wenigen Fällen reicht eine einzige Behandlung aus, um die gewünschte Wirkung zu erzielen. In den meisten Fällen sind wiederholte Applikationen in 3- bis 4-wöchigen Intervallen notwendig. Um die Neokollagenese in Gang zu halten, empfiehlt es sich, die Infrarotapplikation in 4- bis 6-wöchigen Abständen zu wiederholen.

In vereinzelten Fällen kann eine Gewebestraffung, bedingt durch die unmittelbare Thermokontraktion des Kollagens, schon unmittelbar nach der Behandlung beobachtet werden. Die Neokollagenese, für den Effekt weitaus wichtiger, setzt erst verzögert ein und kann einige Wochen bis 3 Monate anhalten. Das Ausmaß der Besserung ist individuell unterschiedlich. Es hängt von der Qualität des dermalen Bindegewebes und auch von der Ausgangssituation ab.

Die Behandlungsparameter variieren und sind teils gerätespezifisch. Um die erwünschte Wirkung zu erreichen, sind Energiedichten von 25–30 J/cm^2 erforderlich. Die optimalen Gewebetemperaturen sowohl für die Kollagendenaturierung als auch für die Neokollagenese sowie die dazu erforderlichen Energiemengen müssen noch evaluiert werden.

Die Applikation der Infrarotenergie kann leicht schmerzhaft sein. Die Missempfindung lässt aber unmittelbar nach Beendigung des Impulses nach. Direkt nach der Behandlung können sich ein mildes Erythem und/oder eine leichte Schwellung bilden. Beides sind gute Indizien, dass ausreichend Energie appliziert wurde. Im Übrigen haben die Patienten keine nennungswerten Reaktionen oder Missempfindungen.

Nebenwirkungen

Als Nebenwirkungen können kleinvesikuläre Reaktionen oder eine passagere Verkrustung auftreten. In der Regel heilen beide in wenigen Tage narbenlos ab. Postläsionäre Pigmentunregelmäßigkeiten, Veränderungen an der Hauttextur oder eine Atrophie des dermalen Binde-/Fettgewebes sind bisher unbekannt. Areale mit oberflächlichen Nervenverläufen sollten vom Behandlungsareal ausgespart bleiben, damit eine thermische Schädigung der Nervenfasern vermieden werden kann.

Indikationen

Zu den Hauptindikationen zählen die Gewebestraffung zur Faltenglättung sowie die Festigung des Gewebes, um dem schwergewichtsbedingten

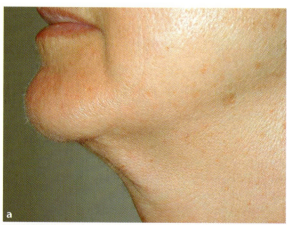
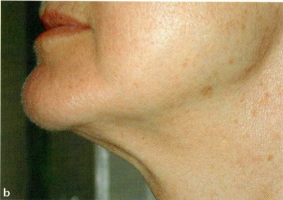

Abb. 27. Submentale Region, **a** vor der Behandlung, **b** 4 Wochen nach einer Behandlung mit 32 J und 120 Impulsen.

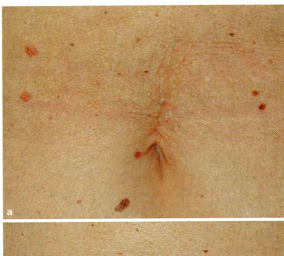

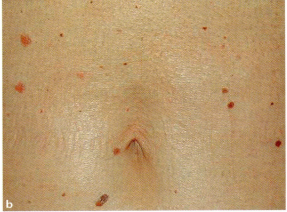

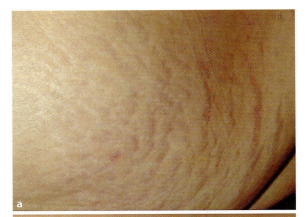

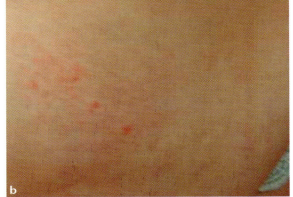

Abb. 28. Supraumbilikale Region, **a** vor der Behandlung, **b** 4 Wochen nach 2-maliger Behandlung mit 3 Zyklen à 40 J und 80 Impulsen.

Abb. 29. Abdomen, **a** vor der Behandlung, **b** Ergebnis 3 Monate nach 2-maliger Behandlung mit 3 Zyklen à 42 J und 100 Impulsen.

Absinken des Gewebes entgegenzuwirken (z.B. Augenbrauenptosis oder „Hamsterbacken"). Geeignete Regionen sind Gesicht, Hals, Abdomen, Oberarm- und Oberschenkelinnenseiten. Als Voraussetzung für eine gute Wirksamkeit sollte die Haut im behandelten Areal einen deutlich reduzierten Tonus haben und „lax" sein.

Indikationsbeispiele (Abb. 27–29):
- Falten im Wangen- und Halsbereich,
- Doppelkinn,
- „Hamsterbacken",
- Augenbrauenptosis,
- erschlaffte Haut im Bereich der Oberarm- und Oberschenkelinnenseiten,
- Hautstraffung am Abdomen altersbedingt, nach Schwangerschaft, Gewichtsreduktion oder nach Liposuktion,
- „touch-up" nach invasiven Maßnahmen (Gesichtslifting, Resurfacing).

Die Infrarot-Gewebestraffung ergänzt sich ausgezeichnet mit anderen Anti-Aging-Maßnahmen, z.B. einer Augmentation, Botulinumtoxin-Injektionen oder Peelings. Sie ist insbesondere für Patienten geeignet, die zu einer invasiven Behandlung (noch) nicht bereit sind, aber dennoch eine Besserung wünschen.

Literatur

Alster TS, Lewis AB (1996) Dermatologic laser surgery: a review. Dermatol Surg 22:797–805

Fitzpatrick RE, Tope WD, Goldmann MP, et al (1996) Pulsed carbon dioxide laser: a comparative clinical and histological study of cutaneous resurfacing in a porcine model. Arch Dermatol 132:469–471

Fournier N, Mordon S (2005) Nonablative remodelling with a 1540 nm Erbium:Gas Laser. Dermatol Surg 31:1227–1236

Grema H, Raulin C, Greve B (2002) „Skin rejuvenation" durch nichtablative Laser- und Lichtsysteme. Hautarzt 53:385–392

Lawrence N (2000) Laser skin rejuvenation. CO_2, erbium and non-ablative lasers. J Cutan Laser Ther 2:83–90

Rosse V, Sajben FB, Miller CH (1999) Non-ablative skin remodeling: selective dermal heating using an IR Laser with surface cooling. Lasers Surg Med Suppl 1:25–26

Troy TL, Thennadil SN (2001) Optical properties of human skin in the near infrared wawelength range of 1000 to 2200 nm. J Biomed Opt 6:167–176

Zelickson B, Ross V, Kist D, Sanner R, Counters J, Scott D, Spooner G (2005) Ultrastructural Effects of Titan Infrared Handpiece on Forehead and Abdominal Skin. Abstracts of 25th Annual Meeting of ASLM Orlando

■ Ionisierende Strahlen

KAPITEL 16 Schutz vor Schäden durch ionisierende Strahlung

G. KUNZ

Aufgabe des Strahlenschutzes

Die physikalischen, chemischen und biologischen Reaktionen von ionisierender Strahlung in einer Zelle und die daraus entstehenden Veränderungen und Schäden am Leben zeigen, dass mit ionisierender Strahlung sorgsam umgegangen werden muss. Die Aufgabe des Strahlenschutzes besteht darin, Menschen, Tiere, Gegenstände und Umwelt vor den Gefahren bei der Nutzung der ionisierenden Strahlung zu schützen. Er hat des Weiteren die Aufgabe, im Rahmen eines noch vertretbaren Aufwands und dem Stand der Technik entsprechend die Strahlenbelastung zu reduzieren, die Strahlung quantitativ zu messen, zu kontrollieren und zu überwachen. Erst durch den Strahlenschutz wird der verantwortungsvolle Umgang mit Strahlung von der Herstellung bis zur sinnvollen Anwendung der Strahlung gewährleistet. Gesetze, Verordnungen, Richtlinien und Normen geben Hilfestellung für den sorgsamen Umgang und regeln die Anwendung innerhalb des Betriebs, z. B. in einer Klinik. Die Regelungen stützen sich auf das Wissen und die Erkenntnisse, die aus der Erforschung der Wechselwirkung zwischen Strahlung und Materie, Zellen und Organismen gewonnen werden (Abb. 30).

Äquivalentdosis und effektive Dosis

Die grundlegende Dosisgröße für den Strahlenschutz ist die Äquivalentdosis ($H_{T,R}$), während für Patienten der Strahlentherapie die Energiedosis D der bestimmende physikalische Parameter ist. Die Äquivalentdosis wird zur Beschreibung der Strahlenbelastung für nicht strahlenexponierte und für beruflich strahlenexponierte Personen sowie für die Strahlenexposition von Patienten in der Röntgendiagnostik oder Nuklearmedizin verwendet, da hier (nur) das stochastische Strahlenrisiko im Vordergrund steht. Die Äquivalentdosis ist die durch die Strahlung R in einem Teil des Körpers T verursachte Energiedosis [5, 15, 22, 24]:

$$H_{T,R} = w_R \cdot D_{T,R}$$

Die Einheit der Äquivalentdosis ist das Sievert (Sv). Die Werte für w_R sind in Tabelle 39 angegeben. Hierbei bezeichnet

- T einen Teilkörper (Gewebe, Körperteil, Organ, Teil eines Organs),
- R die Art und Qualität (Energie) einer Strahlung,
- w_R den Strahlungsgewichtungsfaktor für die Strahlung R; er berücksichtigt (nur) das stochastische Strahlenrisiko (Tabelle 39),

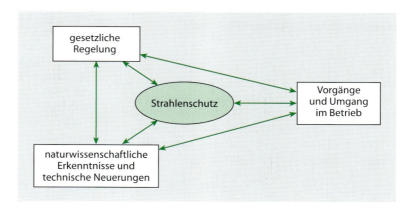

Abb. 30. Strahlenschutz im Umfeld von gesetzlichen Regelungen, Naturwissenschaft, Technik und Betrieb.

Tabelle 39. Strahlungsgewichtungsfaktoren für das stochastische Strahlenrisiko

Strahlungsart	Energiebereich	Strahlungsgewichtungsfaktor w_R (Sv/Gy)
■ Photonen (Röntgenstrahlung, γ)	beliebig	1
■ Elektronen, Positronen, Myonen	beliebig	1
■ Neutronen	< 10 keV	5
	10 keV–100 keV	10
	> 100 keV–2 MeV	20
	> 2 MeV–20 MeV	10
	> 20 MeV	5
■ Protonen, außer Rückstoßprotonen	> 2 MeV	5
■ Heliumkerne, Spaltfragmente, schwere Ionen	beliebig	20

In den Dosisberechnungen mit Neutronen können Schwierigkeiten beim Einsatz der Werte aus Tabelle 39 auftreten, da dort w_R stückweise definiert ist. In diesen Fällen kann die Benutzung der folgenden stetigen Funktion vorzuziehen sein: $w_R = 5 + 17 \cdot \exp(-[\ln 2E]^2/6)$, wobei E die Neutronenenergie in MeV ist.

■ $D_{T,R}$ die über einen Teilkörper T gemittelte Energiedosis durch die Strahlung R.

Die Äquivalentdosis $H_{T,R}$ ist die (mittlere) Teilkörperdosis, gemittelt über ein Körperteil, ein Organ, ein Teil eines Organs oder eine bestrahlte Fläche der Haut, z.B. Lungendosis oder Hautdosis.

Für Photonenstrahlung gilt z.B. $H_{T,\gamma} = (1\,\text{Sv/Gy}) \cdot D_{T,\gamma}$.

Besteht die Strahlung aus mehreren Arten und Energien, so gilt für die gesamte Äquivalentdosis H_T im Teilkörper T:

$$H_T = \sum_R H_{T,R} = \sum_R w_R \cdot D_{T,R}$$

Die effektive Dosis (E) bezeichnet die Summe der gewichteten Äquivalentdosen in allen Teilkörpern aus interner und externer Strahlenexposition und beschreibt die stochastische Wirkung kleiner Dosen auf den menschlichen Körper. Sie wird definiert durch

$$E = \sum_T w_T H_T = \sum_T w_T \sum_R w_R \cdot D_{T,R}$$

Tabelle 40. Teilkörpergewichtungsfaktoren für das stochastische Strahlenrisiko

Teilkörper T	Teilkörpergewichtungsfaktor w_T
■ Gonaden	0,20
■ Rotes Knochenmark	0,12
■ Dickdarm	0,12
■ Lunge	0,12
■ Magen	0,12
■ Blase	0,05
■ Brust	0,05
■ Leber	0,05
■ Speiseröhre	0,05
■ Schilddrüse	0,05
■ Haut	0,01
■ Knochenoberfläche	0,01
■ Andere relevante Organe oder Gewebe	0,05

Die Werte für w_T sind in Tabelle 40 angegeben. Hierbei ist w_T der Teilkörpergewichtungsfaktor für den Teilkörper T. Er berücksichtigt die Strahlenempfindlichkeit eines Teilkörpers T.

Dosisgrenzwerte

Durch die Harmonisierung von Gesetzen, Richtlinien, Verordnungen und Normen in Europa, insbesondere im Strahlenschutz, und durch die Umsetzung der EURATOM-Richtlinien unterscheiden sich die Grenzwerte im Strahlenschutz europaweit nur wenig [7, 9–11, 14–17, 19–22, 24].

Beruflich strahlenexponierte Personen sind Personen, die aufgrund ihrer beruflichen Tätigkeit oder bei ihrer Ausbildung durch eine kontrollierbare Strahlung eine effektive Dosis von mehr als 1 mSv pro Jahr akkumulieren können oder regelmäßig in Strahlenschutzbereichen arbeiten oder ausgebildet werden. Hierzu zählen u.a. Medizinisch-technische Assistenten, Ärzte, Medizinphysiker und Pfleger, die in der Therapie oder Diagnostik mit ionisierender Strahlung arbeiten.

Für beruflich strahlenexponierte Personen darf die effektive Dosis den Grenzwert von 20 mSv pro Jahr nicht überschreiten. Zur Ausführung von wichtigen Arbeiten beträgt der Dosisgrenzwert ausnahmsweise und mit Einwilligung der Aufsichtsbehörde bis zu 50 mSv pro Jahr, sofern die Summendosis der letzten 5 Jahre einschließlich des laufenden Jahres unter 100 mSv liegt. Die Äquivalentdosis darf für beruflich strahlenexponierte Personen die folgenden Grenzwerte nicht überschreiten: für die Augenlinse 150 mSv pro Jahr und für die Haut, die Hände, die Unterarme und die Füße 500 mSv pro Jahr. Unter 18 Jahren darf die effektive Dosis den Grenzwert von 1 mSv bzw. 5 mSv pro Jahr nicht überschreiten. Ab Kenntnis einer Schwangerschaft bis zu ihrem Ende darf für beruflich strahlenexponierte Frauen die Äquivalentdosis an der Oberfläche des Abdomens 2 mSv und die effektive Dosis als Folge einer Inkorporation 1 mSv nicht überschreiten. Stillende Frauen dürfen keine Arbeiten mit radioaktiven Stoffen ausführen, bei denen die Gefahr einer Inkorporation oder radioaktiven Kontamination besteht [24, § 55; 17, § 31; 22, Art. 35, 36; 20; 9; 10; 15, Art. 9, 10, 11]. Für nicht beruflich strahlenexponierte Personen darf die effektive Dosis den Grenzwert von 1 mSv pro Jahr nicht überschreiten.

Zur Ermittlung der Körperdosis beruflich strahlenexponierter Personen wird in der medizinischen Diagnostik und Therapie die Personendosis gemessen. Sie ist die Äquivalentdosis, gemessen an einer für die Strahlenexposition repräsentativen Stelle der Körperoberfläche. Die Dosimeter für die Personendosismessung werden in der Regel an der Vorderseite des Rumpfes getragen und monatlich von gesetzlich autorisierten Stellen ausgewertet. Die Anzeige dieses Dosimeters wird als Maß für die effektive Dosis genommen, sofern die Körperdosis für einzelne Körperteile, Organe oder Gewebe nicht genauer ermittelt worden ist.

Bei beruflich strahlenexponierten Personen ist die externe Strahlenexposition individuell und monatlich zu ermitteln. Die Aufsichtsbehörde legt im Einzelfall fest, wie und in welchen Zeitabschnitten die interne Strahlenexposition zu prüfen ist. Sie berücksichtigt dabei die Arbeitsbedingungen und die Art der verwendeten Radionuklide [14, 24, § 41; 17, § 35; 21, Art. 12; 22, Art. 42, 44; 7, § 36].

Natürliche und zivilisatorische Strahlenexposition

Jeder Mensch ist, unabhängig von der beruflichen Tätigkeit, der natürlichen und zivilisatorischen Strahlenbelastung ausgesetzt (Tabelle 41).

Tabelle 41. Durchschnittliche natürliche und zivilisatorische Strahlenbelastung (effektive Dosis [mSv] im Jahr 2004) [6, 12, 23]

Quelle	Deutschland	Österreich	Schweiz
Kosmische Strahlung	0,3	0,4	0,35
Terrestrische Strahlung	0,4	0,6	0,45
Radon und Folgeprodukte (Inhalation)	1,1	1,6	1,6
Radionuklide im Körper (Ingestion)	0,3	0,3	0,4
Medizinische Anwendung	1,9	1,3	1,0
Sonstiges (Industrie, Krankenhäuser, Tschernobyl-Unfall, Flugreisen)	0,02	0,02	0,02
Summe	4,0	4,2	3,8

Die natürliche Strahlenbelastung setzt sich aus der kosmischen Höhenstrahlung und der terrestrischen Strahlung zusammen. Hierbei kann die Exposition sowohl von außen als auch von innen herrühren. Zur körperinternen Exposition zählen Inhalation und Ingestion mit natürlichen Radionukliden. Die externe Exposition beinhaltet die Belastung durch direkte Strahlung aus dem Weltraum und von der Erde.

Die zivilisatorische Strahlenbelastung ist überwiegend durch die medizinischen Strahlenanwendungen bedingt. Ferner führen Flugreisen, Fallout von Kernwaffen, Anwendungen von ionisierender Strahlung in der Industrie und von Industrieprodukten zu zivilisatorischer Strahlenexposition.

Anwendung ionisierender Strahlung in der Medizin

Für einen optimalen Strahlenschutz ist es notwendig, die verschiedenen Arten und Energien der ionisierenden Strahlung zu kennen und einen Überblick über die medizinisch applizierten Dosen zu gewinnen. In der Medizin wird ionisierende Strahlung für die Diagnostik vorwiegend zur Bildgebung oder zur Funktionsbestimmung von Organen, in der Therapie zur Schmerzlinderung oder Heilung verwendet. Es kommen unterschiedliche Arten von Strahlung mit unterschiedlicher Energie und unterschiedlichen Strömen (Teilchen pro Zeit) zur Anwen-

Tabelle 42. Anwendung ionisierender Strahlung in der Medizin (Auswahl)

Anwendung	Strahlungsquelle	Strahlungsgerät oder -stoff	Art der Strahlung	Energie der Strahlung
■ **Diagnostik**	Elektronenbeschleuniger	Röntgenröhre	Röntgenstrahlung	30–150 keV
	offene radioaktive Stoffe	Tc-99m	γ-Strahlung	140,5 keV
		Cr-51	γ-Strahlung	320,1 keV
		I-131	γ-Strahlung	364,5 keV
		F-18	γ-Strahlung	511 keV
■ **Therapie**	Teilchenbeschleuniger	Röntgenröhre	Röntgenstrahlung	10–400 keV
		Elektronen-Linear-beschleuniger	Photonen, Elektronen	4–25 MeV
		Megavolt-CT (Tomotherapie)	Photonen	6 MeV
		Protonen- und Schwer-ionenbeschleuniger	Protonen, α-Strahlung, schwere Ionen	MeV-GeV-Bereich
	umschlossene radioaktive Stoffe	I-125	γ-Strahlung	35,5 keV
		Cs-137	γ-Strahlung	662 keV
		Ir-192	γ-Strahlung	390 keV
		Co-60	γ-Strahlung	1,25 MeV
	offene radioaktive Stoffe	I-131	β-Strahlung	606,3 keV
			γ-Strahlung	364,5 keV

dung wie Bremsstrahlungsphotonen, γ-(Photonen aus Radionukliden), β-(Elektronen, Positronen), α-Strahlung (Heliumkerne), Protonen, Neutronen, schwere Ionen (Tabelle 42). Die Strahlung kann durch Teilchenbeschleuniger, offene oder umschlossene Radionuklide erzeugt werden. Der Strahlungsstrom ist wesentlich für die applizierte Dosis verantwortlich. Die in der Therapie verwendeten Energiedosen liegen meist im Bereich von 2 bis 80 Gy für einen Teilbereich des Körpers, die in der Diagnostik verwendeten Teilkörperdosen können bis zu 0,5 Sv betragen. Die Tabellen 43–45 geben einen groben Überblick über die Größenordnung der in der Medizin angewendeten Dosen, auch wenn die applizierte Dosis im Einzelfall davon abweicht.

In der therapeutischen Dermatologie wird vorwiegend Photonenstrahlung aus einer Röntgenröhre oder Elektronenstrahlung eines Linearbeschleunigers angewendet [13]. In seltenen Fällen wird die Photonenstrahlung eines Linearbeschleunigers oder die γ-Strahlung eines Afterloading-Geräts (radioaktives Cs oder Ir) appliziert. In einer Röntgenröhre werden Elektronen auf eine Schwermetall-Anode beschleunigt und dort abgebremst, sodass Photonen entstehen, die für die medizinische Anwendung genutzt werden können. In einem Linearbeschleuniger

Tabelle 43. Mittelwerte der effektiven Dosis bei unterschiedlichen Röntgenuntersuchungen [23]

Untersuchungsart	Effektive Dosis (mSv)
■ **Röntgenaufnahme**	
Zahn	<0,01
Knochendichtemessung	<0,01–0,3
Extremitäten	0,01–0,1
Schädel	0,03–0,1
Thorax (1 Aufnahme)	0,02–0,08
Mammographie (4 Aufnahmen)	0,2–0,6
Hüfte	0,07–0,4
Becken	0,5–1,0
Wirbelsäule in 2 Ebenen	0,1–1,8
Abdomen	0,6–1,1
■ **Röntgenaufnahme und Durchleuchtung**	
Magen	6–12
Darm	10–18
Galle	1–8
Harntrakt	2–5
Bein-Becken-Phlebographie	0,5–2
Arteriographie und Interventionen	10–30
■ **Röntgen-Computertomographie**	
Schädel	2–4
Wirbelsäule	2–11
Thorax	6–10
Abdomen	10–25

Tabelle 44. Hautdosis für Röntgenuntersuchungen; Streubreite der Hautdosis Faktor 0,4 bis 2,5

Anwendungsbereich	Hautdosis (mSv)
■ Herzkatheterangiographie	410
■ Nierenangiographie	300
■ Magen/Darm	160
■ Galle	45
■ Mammographie	25
■ Becken	20
■ Thorax	1,4

Tabelle 45. Typische in Fraktionen verabreichte Energiedosen bei Tumoren in der Strahlentherapie

Tumor	Energie-dosis (Gy)
■ Prostatakarzinom	70
■ Mammakarzinom	55
■ Karzinome im Kopf-Hals-Bereich	70
■ Glioblastom	60
■ Leukämie (Ganzkörperbestrahlung)	12
■ Malignes Melanom	60
■ Mycosis fungoides (Ganzhautbestrahlung)	35
■ Palliative Behandlungen	30

werden Elektronen beschleunigt, die entweder direkt genutzt werden oder auf ein Schwermetall-Target treffen. Dort werden sie abgebremst und erzeugen die nutzbaren Bremsstrahlungsphotonen. Durch die Wahl der Energie der Strahlung kann die Eindringtiefe bzw. therapeutische Tiefe der Strahlung festgelegt werden. Die Maximalenergie der Röntgenstrahlung liegt vorwiegend zwischen 10 und 400 keV, die Energie der Elektronen von einem Linearbeschleuniger zwischen 4 und 12 MeV, die der Photonen von einem Linearbeschleuniger bei 4–6 MeV. Als Weichstrahltherapie bezeichnet man die Röntgenstrahlung, die durch Elektronen mit einer Beschleunigungsspannung von 10–100 kV erzeugt wird. Bei der Hartstrahltherapie wird die Röntgenstrahlung durch Elektronen mit einer Maximalspannung von 100–400 kV generiert.

Abschirmung von ionisierender Strahlung

Ionisierende Strahlung muss je nach Art und Energie der Strahlung auf unterschiedliche Weise abgeschirmt werden.

Photonenstrahlung (Bremsstrahlung, γ-Strahlung) wird am besten durch Elemente hoher Ordnungszahl (Schwermetalle, Bleilegierungen) abgeschirmt. Der Photoeffekt ist bei niedriger Energie (< 400 kV), der Comptoneffekt bei mittlerer Energie, der Paarbildungseffekt bei hoher Energie (> 20 MeV) der wahrscheinlichste Wechselwirkungsprozess im Abschirmungsmaterial.

Für eine Photonenpunktquelle kann die Verminderung der Strahlung durch Abschirmung näherungsweise durch folgende Gleichung beschrieben werden:

$$\Phi = C \cdot \dot{\Phi}_0 \cdot t \cdot r^{-2} \cdot \exp(-\mu d)$$

Es bedeuten

Φ Photonenfluenz hinter der Abschirmung.

C Proportionalitätskonstante.

$\dot{\Phi}_0$ Photonenstrom ($\rightarrow$ Aktivität); nimmt exponentiell ab bei Radionukliden; ist im zeitlichen Mittel konstant für einen Teilchenbeschleuniger im Strahlungsbetrieb.

t Dauer der Photonenstrahlung ($\rightarrow$ Aufenthaltszeit).

r Abstand der Photonenquelle vom Messort ($\rightarrow$ Abstand).

μ Material- und energieabhängiger Absorptionskoeffizient ($\rightarrow$ Abschirmung).

d Dicke des Abschirmmaterials ($\rightarrow$ Abschirmung).

Die Grundsätze des Strahlenschutzes außerhalb eines therapeutischen Zielvolumens lassen sich in der so genannten 4A-Regel zusammenfassen. Bis auf den Proportionalitätsfaktor repräsentieren die Faktoren auf der rechten Seite der Gleichung ein „A" der oben beschriebenen Regel. Die *Aktivität* einer Strahlungsquelle sollte so gering wie möglich gehalten werden. Die *Aufenthaltszeit* bei der Strahlungsquelle sollte so kurz wie möglich sein. Bei kurzlebigen Radionukliden kann ein Abwarten möglichst vieler Halbwertszeiten eine Strahlenschutzmaßnahme sein. Der *Abstand* von der Strahlenquelle sollte so groß wie möglich sein. Die *Abschirmung* der Strahlungsquelle sollte durch die Dicke der Abschirmung und die Wahl der Abschirmungsmaterialien so effizient wie möglich sein.

Schutz vor Schäden durch ionisierende Strahlung

Tabelle 46. Mittlere Reichweite von Strahlung in Luft oder Wasser

Energie (MeV)	Luft (mm)			Wasser (mm)		
Teilchen	Elektron	Proton	α-Strahlung	Elektron	Proton	α-Strahlung
0,1	120	1,3	1,2	0,14	0,0016	0,0014
0,5	1400	8,0	3,2	1,7	0,0098	0,0039
1,0	3300	23	5,0	4,0	0,028	0,0061
5,0	21000	330	32	25	0,4	0,039
10	41500	1200	95	50	1,47	0,12
50	–	20000	1600	250	24	1,9
100	–	65000	5500	400	78	6,6

Eine Abschirmung von niederenergetischen schweren Ionen und von α-Strahlung ist aufgrund der geringen Reichweite der Teilchen in Materie nicht notwendig (Tabelle 46). Die direkte Berührung von schweren Ionen oder α-Strahlung mit Haut (Kontamination), Inhalation und Ingestion müssen vermieden werden. Für die höherenergetische Strahlung eignen sich Stoffe, die aus dem gleichen oder ähnlichen Material wie die Strahlung selbst bestehen. Die Sekundärstrahlung, die durch Abbremsung der Teilchen oder durch Kernreaktion entsteht, muss zusätzlich abgeschirmt werden.

Für die Abschirmung von Neutronen und Protonen eignen sich am besten wasserstoffhaltige Stoffe (Wasser, Kunststoffe), da die Energie der Neutronen oder Protonen durch elastische Stöße auf andere Protonen übertragen werden kann (Tabelle 46). Die durch Kernreaktion oder Abbremsung der Protonen entstehende Photonenstrahlung muss entsprechend abgeschirmt werden.

Direkte Elektronenstrahlung wird durch Elemente mit niedriger Ordnungszahl (Aluminium) abgeschirmt (Tabelle 46). Die niedrige Ordnungszahl des Abschirmmaterials bewirkt eine gemäßigte Abbremsung der Elektronen, sodass die entstehende Photonenbremsstrahlung energieärmer ist als die durch schwere Elemente entstehende Photonenstrahlung und deshalb mit weniger Aufwand abgeschirmt werden kann.

Strahlenschutz in der Medizin

■ Grundsätze

Wenn ionisierende Strahlung in der Medizin eingesetzt wird, müssen folgende Grundsätze eingehalten werden [7, 11, 15, 17, 21, 22, 24]:

■ **Grundsatz der Notwendigkeit und Rechtfertigung.** Neue Arten von Tätigkeiten, mit denen Strahlenexpositionen verbunden sein können, müssen gegenüber der möglicherweise von ihnen ausgehenden gesundheitlichen Beeinträchtigung gerechtfertigt sein. Die Rechtfertigung bisheriger Tätigkeiten soll überprüft werden, sobald neue Erkenntnisse vorliegen. Medizinische Strahlenexpositionen müssen einen hinreichenden Nutzen für den Patienten erbringen. Der diagnostische bzw. therapeutische Nutzen für den Einzelnen und für die Gesellschaft ist abzuwägen gegenüber der möglichen Schädigung.

■ **Grundsatz der Begrenzung und Überwachung der individuellen Dosis.** Die Strahlendosis von beruflich strahlenexponierten Personen darf die für die jeweiligen Bedingungen festgelegten Grenzwerte nicht überschreiten. Die Dosis wird von gesetzlich bestimmten Stellen überwacht.

■ **Grundsatz der Optimierung.** Jede Strahlenexposition muss so niedrig gehalten werden, wie es unter Berücksichtigung wirtschaftlicher und sozialer Faktoren – auch unterhalb der Grenzwerte – vernünftigerweise erreichbar ist. Jede unnötige Einwirkung ist zu vermeiden.

Bei strahlentherapeutischen Anwendungen ist die Dosis außerhalb des medizinischen Zielvolumens so niedrig zu halten, wie dies unter Berücksichtigung des Behandlungszwecks erreichbar ist. Der Optimierungsprozess umfasst insbesondere die Auswahl der Geräte, die konsistente Gewinnung geeigneter diagnostischer Informationen oder therapeutischer Ergebnisse, die konkrete Durchführung von medizinischen Expositionen, die Qualitätssicherung, einschließlich Qualitätskontrolle, sowie die Ermittlung und Bewertung von Patientendosen und zu verabreichenden Aktivitäten [7, § 4].

■ Maßnahmen

Um dem Schutz vor ionisierender Strahlung in Kliniken und Arztpraxen nachzukommen, müssen folgende Maßnahmen durchgeführt werden.

■ Baulicher Strahlenschutz. Die Räume, in denen ionisierende Strahlung als Nutzstrahlung angewendet wird, müssen gekennzeichnet sein und die Strahlung unter den gesetzlich vorgegebenen Grenzwert abschirmen. Hierzu kann es je nach Energie und Art der Strahlung notwendig sein, dass die Räume, in denen die Strahlung angewendet wird, mit Abschirmungsmaterial ausgekleidet werden. Der Zugang zu diesen kontrollierten Zonen erfolgt über Türen, die beim Öffnen die Strahlung unterbrechen oder die Strahlungsquelle hinter eine Abschirmung (Tresor) fahren. Der visuelle Kontakt mit dem behandelten Patienten kann über eine Videokamera oder durch ein Bleiglasfenster erfolgen. Die akustische Überwachung kann mittels einer Gegensprechanlage oder Zurufen durchgeführt werden.

■ Apparativer Strahlenschutz. Es dürfen nur Geräte verwendet werden, deren Bauart gesetzlich zugelassen ist. Es wird dadurch sichergestellt, dass die Qualität des Strahlungsgeräts den gesetzlichen Sicherheitsbestimmungen genügt, insbesondere, dass die Strahlungsquelle optimal gegen die Leckstrahlung abgeschirmt ist und dass Sicherheitsmechanismen des Geräts Fehlbestrahlungen möglichst verhindern. Ebenso können Personal und Patienten gegen Streustrahlung durch fahrbare Abschirmwände, Westen, Schürzen oder Spezialbrillen geschützt werden. Bei Weichstrahltherapiegeräten kann sich das Schaltpult mit Bleiglasfenster im Therapieraum befinden, bei Hartstrahltherapiegeräten muss das Schaltpult außerhalb des Therapieraumes installiert sein. Es müssen in regelmäßigen Abständen gesetzlich vorgeschriebene Kontrollen bzw. Konstanzprüfungen durchgeführt werden, die die Qualität des Strahlungsgeräts sicherstellen.

Bei Röntgentherapiegeräten, wie sie in der Dermatologie eingesetzt werden, müssen u. a. folgende Prüfungen durchgeführt werden [1–4, 8, 18, 25]: die Homogenität des Strahlenfelds, die Strahlenqualität (Energie der Strahlung), die Größe und Lage des Strahlenfelds, das Lichtfeld, sofern vorhanden, und dessen Übereinstimmung mit dem Strahlenfeld. Mit dem Lichtfeld wird der Ort am Patienten beleuchtet, der anschließend bestrahlt werden soll. Weitere Prüfpunkte sind die Genauigkeit der Bestrahlungsuhr, die Funktionskontrolle der Schalter für den Abbruch und die Unterbrechung der Strahlung und die Linearität der Dosis mit der Bestrahlungszeit oder den Monitoreinheiten des Bestrahlungsgeräts. Ferner muss ein Röntgentherapiegerät eine Sicherung bzw. eine Anzeige des Strahlungsfilters besitzen.

■ Organisatorischer Strahlenschutz. Der Betreiber eines Strahlungsgeräts muss sicherstellen, dass die Betriebsvorgänge so organisiert sind, dass die gesetzlichen Vorschriften eingehalten werden können. Hierzu gehört u. a. die Bestimmung der Verantwortlichen und Beauftragten für den Strahlenschutz, die Verwaltung der Bewilligungsunterlagen der Strahlungsgeräte, die dosimetrische Überwachung beruflich strahlenexponierter Mitarbeiter, die Organisation der Qualitätssicherungen an diagnostischen und therapeutischen Bestrahlungsgeräten und deren Dokumentation und Archivierung, die Überwachung und Kontrolle der Strahlenschutzbereiche, die Einweisung in die Geräte und die vor Ort geltenden Regeln und Betriebsvorgänge durch Sachkundige im normalen Ablauf und bei außergewöhnlichen Vorkommnissen, die Erstellung eines Notfallplans und die Durchführung von Notfallübungen, der Umgang mit Patienten- und Begleitpersonenschutz, die Überwachung der Abgabe und Entsorgung radioaktiver Stoffe an die Umwelt.

■ Methodischer Strahlenschutz am Patienten. Für die Behandlung muss eine gerechtfertigte Indikation gegeben sein. Die Behandlung muss nach dem Stand von Wissenschaft und Technik erfolgen. In der Strahlentherapie muss vor der Behandlung ein Bestrahlungsplan erstellt werden, der Dosis und Behandlungsposition festlegt. Die Behandlung muss kontrolliert oder verifiziert und anschließend dokumentiert werden. Durch eine geeignete Lagerung des Patienten kann in vielen Fällen eine unerwünschte Strahlenbelastung reduziert werden. Eine geeignete Fixierung oder Immobilisation des Patienten erhöht die lokale Zielgenauigkeit der Strahlung und damit die Qualität der Behandlung. Insbesondere muss die Dauer einer Strahlungsanwendung bei der Fixierung des Patienten berücksichtigt werden: Längere Bestrahlungszeiten erfordern eine stabilere und für den Patienten bequemere Lagerung als kurze Bestrahlungszeiten.

Literatur

1. DGMP-Bericht Nr. 5 (1986) Praxis der Weichstrahldosimetrie
2. DGMP-Bericht Nr. 15 (2000) Messverfahren und Qualitätssicherung bei Röntgentherapieanlagen mit Röhrenspannungen zwischen 100 kV und 400 kV
3. DIN 6809-4 (1988) Klinische Dosimetrie – Anwendung von Röntgenstrahlen mit Röhrenspannungen von 10 bis 100 kV in der Strahlentherapie und in der Weichteildiagnostik. Beuth, Berlin
4. DIN 6809-5 (1996) Klinische Dosimetrie – Anwendung von Röntgenstrahlen mit Röhrenspannungen von 100 bis 400 kV in der Strahlentherapie. Beuth, Berlin
5. ICRP (1991) International Commission on Radiological Protection, 1990 Recommendations of the ICRP, Publication 60. Ann ICRP 21, No. 1–3. (Pergamon Press, New York)
6. Jahresbericht 2004 der Abteilung Strahlenschutz. Bundesamt für Gesundheit (BAG, Schweiz) (www.bag.admin.ch)
7. Medizinische Strahlenschutzverordnung (MedStrSchV; Österreich, BGBl. II, 28.10. 2004 – Nr. 409/2004) (www.ris.bka.gv.at)
8. ÖNORM S 5214-2: 2002 11 01: Medizinische Röntgeneinrichtungen und -anlagen – Regeln für die Prüfung des Strahlenschutzes – Teil 2: Röntgeneinrichtungen und -anlagen für Therapie, Österreichisches Normungsinstitut, Wien
9. ÖNORM S 5255-1: 2001 09 01: Messunsicherheiten und Grenzwerte im Strahlenschutz – Teil 1: Grundlagen. Österreichisches Normungsinstitut, Wien
10. ÖNORM S 5255-2: 2002 04 01: Messunsicherheiten und Grenzwerte im Strahlenschutz – Teil 2: Beurteilung von Messungen im Hinblick auf Grenzwerte. Österreichisches Normungsinstitut, Wien
11. Qualitätssicherung und Qualitätskontrolle auf dem Gebiet des Strahlenschutzes im Bereich der Humanmedizin (Österreich, Erlass GZ. 32.240/2 – IX/11/2001) 3. Juli 2001
12. Radioaktivitätsmessungen in Österreich 2003 und 2004, Daten und Bewertung, BMGF Sektion III und BMLFUW Sektion V. Eigentümer, Herausgeber und Verleger: Republik Österreich (www.bmgf.gv.at)
13. Reisner K, Haase W (2005) Die Strahlentherapie von Hautkarzinomen aus heutiger Sicht. Dtsch Ärztebl 102: A1454–A1459)
14. Richtlinie für die physikalische Strahlenschutzkontrolle zur Ermittlung der Körperdosen Teil 1: Ermittlung der Körperdosis bei äußerer Strahlenexposition (§§ 40, 41, 42 StrlSchV; § 35 RöV, Deutschland) vom 8.12. 2003
15. Richtlinie 96/29/EURATOM des Rates vom 13. Mai 1996 zur Festlegung der grundlegenden Sicherheitsnormen für den Schutz der Gesundheit der Arbeitskräfte und der Bevölkerung gegen die Gefahren durch ionisierende Strahlungen (Amtsblatt Nr. L 159 vom 29. Juni 1996, S. 1)
16. Richtlinie 97/43/EURATOM des Rates vom 30. Juni 1997 über den Gesundheitsschutz von Personen gegen die Gefahren ionisierender Strahlung bei medizinischer Exposition und zur Aufhebung der Richtlinie 84/466/EURATOM (Amtsblatt Nr. L 180 vom 09. Juli 1997, 22–27)
17. Röntgenverordnung Verordnung über den Schutz vor Schäden durch Röntgenstrahlung (RöV, Deutschland) vom 30. April 2003 (BGBl. I Nr. 17 S. 605)
18. SGSMP Empfehlungen Nr. 9 (Mai 2001) Dosimetrie von Röntgenstrahlen im niederen und mittleren Energiebereich, ISBN 3-908125-28-6
19. Strahlenschutz in der Medizin: Richtlinie nach der Verordnung über den Schutz vor Schäden durch ionisierende Strahlen (Deutschland) vom 22. April 2002
20. Strahlenschutz-EU-Anpassungsgesetz 2002 (Österreich, BGBl. I, 20.8.2002 – Nr. 146/2002), Hrsg. Bundeskanzleramt, Wiener Zeitung Digitale Publikationen GmbH
21. Strahlenschutzgesetz (StSG), SR 814.50 vom 22. März 1991 (Stand am 28. Dezember 2004). Bundesamt für Gesundheit (Schweiz) (www.bag.admin.ch)
22. Strahlenschutzverordnung (StSV), SR 814.501 vom 22. Juni 1994 (Stand am 12. Juli 2005). Bundesamt für Gesundheit (Schweiz) (www.bag.admin.ch)
23. Umweltradioaktivität und Strahlenbelastung im Jahr 2004. Bundesministerium für Umwelt, Naturschutz und Reaktorsicherheit (BMU, Deutschland); Unterrichtung durch die Bundesregierung (www.bmu.de)
24. Verordnung über den Schutz vor Schäden durch ionisierende Strahlen (Strahlenschutzverordnung – StrlSchV, Deutschland) vom 20. Juli 2001 (BGBl. I S. 1714) amtlich berichtigt am 22. April 2002 (BGBl. I S. 1459), zuletzt geändert 1. September 2005 (BGBl. I S. 2618)
25. Weisung R–08–09: Qualitätssicherung bei Röntgentherapieanlagen. Bundesamt für Gesundheit (Schweiz), Abteilung Strahlenschutz, Sektion Aufsicht und Bewilligungen, 21.4.2005

KAPITEL 17

Wechselwirkungen und Biologie ionisierender Strahlen

W. BURKARD

Mechanismen der biologischen Strahlenwirkung

■ Einleitung

Strahlenbiologie ist eine interdisziplinäre Wissenschaft, die als Grundlagenforschung und angewandte Forschung ausgeübt wird. Sie analysiert durch biophysikalische, biochemische, molekularbiologische, genetische, zytogenetische, entwicklungsbiologische und physiologische Untersuchungen strahlenbedingte Veränderungen in Zellen und Zellsystemen. Die Strahlenbiologie stellt zudem Grundlagen für die Radiotherapie und den Strahlenschutz bereit, indem wesentliche Daten zur Erfassung, Aufklärung, Behandlung und Vermeidung von Strahlenschäden geliefert werden.

Die strahlenbiologische Wirkung kann sich auf verschiedenen Organisationsebenen äußern und ist das Ergebnis eines zunächst rein physikalischen Prozesses, nämlich der Energieübertragung auf lebende Materie. Ziel der strahlenbiologischen Grundlagenforschung ist es, strahlenbedingte molekularbiologische und zelluläre Veränderungen zu erfassen und ihre Mechanismen zu verstehen. Zudem sollen möglichst realistische und objektive Schätzungen des gesundheitlichen Risikos durchgeführt werden. Schließlich sind Strahlenrisiken mit dem Nutzen der Strahlenanwendung in Beziehung zu setzen und mit anderen Risiken unseres Lebens zu vergleichen.

Bei der Absorption von Energie im Gewebe wird in zeitlicher Aufeinanderfolge eine äußerst komplexe Kette von unterschiedlichen Reaktionen ausgelöst, an deren Ende die Manifestation einer biologischen Wirkung stehen kann. Diese sog. strahlenbiologische Wirkungskette ist in Abb. 31 schematisch dargestellt. Sie beginnt mit der Auslösung physikalischer Primärereignisse innerhalb 10^{-18} bis 10^{-14} Sekunden, wie Ionisations- und Anregungsprozesse. Dadurch werden chemische und biochemische Prozesse wie Radikal- und Peroxidbildung ausgelöst, die innerhalb von Sekunden zu molekularen und zellulären Veränderungen führen können. Sind dabei Körperzellen betroffen, so können im bestrahlten Individuum Folgeschäden auftreten. Strahlengeschädigte Keimzellen werden meist ausgeschieden. Falls sie überleben, können sich eventuelle Schäden erst in den Nachkommen manifestieren.

Aus Abb. 31 ist ebenfalls ersichtlich, dass man bei der Beurteilung des Strahlenrisikos zwischen einer stochastischen und einer deterministischen Wirkungsweise unterscheidet. Bei stochastischen Strahlenwirkungen ist die Wahrscheinlichkeit ihres Auftretens eine Funktion der Dosis. Für die Induktion stochastischer Wirkungen lässt sich keine Schwellendosis festlegen, sodass auch für kleinste Dosen ein Strahlenrisiko nicht ausgeschlossen werden kann. Zu den stochastischen Effekten gehören die Induktion von vererbbaren Störungen (Keimzellmutationen) und Krebs.

Bei der deterministischen Wirkungsweise existiert dagegen eine Schwellendosis, unterhalb der die betreffenden pathologischen Veränderungen nicht ausgelöst werden. Das Ausmaß oder der Schweregrad des Schadens ist dann abhängig von der Dosis. Zu den deterministischen Strahlenwirkungen gehört neben der Strahlenkrankheit, der Induktion von Knochenmarkhypoplasie und der Auslösung von Katarakten unter anderem auch die Strahlenschädigung der Haut. Die erforderlichen Schwellendosen sind der Abb. 32 zu entnehmen.

■ Strahlenschäden an der DNA und in Chromosomen

Auch wenn heute zahlreiche Schädigungsmechanismen bekannt sind, die sich in zytoplasmatischen Zellorganellen, Membranen oder Molekülen der Signalübertragung manifestieren,

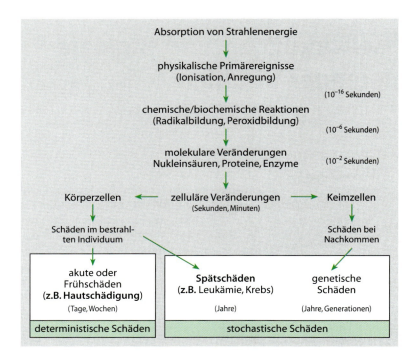

Abb. 31. Strahlenbiologische Wirkungskette (nach [8]).

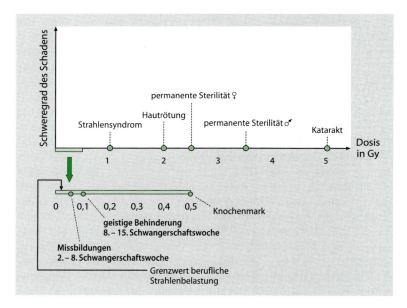

Abb. 32. Schwellenwerte für deterministische Schäden.

wird die Desoxyribonukleinsäure (DNA) nach wie vor als Hauptziel der Strahlenwirkung betrachtet. Von den vielen möglichen Schadensformen an der DNA sind Basenschädigungen, Einzelstrangbrüche und Doppelstrangbrüche hervorzuheben. Sie treten spontan in sehr hoher Frequenz auf und werden durch ionisierende Strahlung in ihrer Häufigkeit erhöht. Tabelle 47 vergleicht die spontane Frequenz solcher chromosomaler Ereignisse mit jener, die durch eine Bestrahlung ausgelöst wird. Die enorme Zahl von 20 000 strahlenbedingten chromosomalen Ereignissen pro Zellkern, die durch eine Dosis von 2 Gy verursacht werden, entspricht jener Anzahl von Ereignissen, die auch ohne Strahlung innerhalb von 2–3 Stunden spontan in jeder Körperzelle ausgelöst werden. Diese Zahlen belegen auf eindrückliche Weise, dass die Zellen

Tabelle 47. Frequenz spontan auftretender und durch Bestrahlung ausgelöster chromosomenrelevanter Ereignisse (nach Billen)

Ereignisart	Strahlenbedingte Ereignisse pro Gy in einer Zelle	Spontane Ereignisse in einer Zelle		
		pro Sekunde	pro Stunde	pro Jahr
■ Einzelstrangbruch	1000	1,4	5000	$\sim\!4{,}4 \times 10^7$
■ Doppelstrangbruch	40	0,4	1500	$\sim\!1{,}4 \times 10^7$
■ Basenschäden	950	0,35	1250	$\sim\!1{,}1 \times 10^7$
■ Andere*	8000			
■ Total	10000	2,2	$\sim\!8000$	$\sim\!7 \times 10^7$

* Weitere strahlenbedingte Veränderungen (z. B. DNA-Protein-Crosslinks, Basenmodifikationen etc.)

über ein ausgezeichnetes Reparatursystem verfügen müssen.

Während Einzelstrangbrüche effizient repariert werden können und damit nur eine geringe biologische Bedeutung erlangen, werden Doppelstrangbrüche im Zusammenhang mit Zelltod, Mutation und Kanzerogenese als wichtigste Läsion angesehen. Das endgültige Ergebnis einer Bestrahlung hängt von der ursprünglichen Schädigung der DNA sowie von der Wirksamkeit der Reparaturvorgänge ab.

Chromosomen sind die Grundkomponenten der zellulären Reproduktion. Jedes Chromosom enthält ein einzelnes, langes Nucleinsäurepolymer (DNA), bestehend aus vielen Millionen von Nucleotiden in unregelmäßiger, aber nicht zufälliger Anordnung. Unter den verschiedenen Typen von strahlenbedingten Chromosomenaberrationen spielen dizentrische Chromosomen, Ringchromosomen und Translokationen die wichtigste Rolle. Chromosomenschäden können durch konventionelle Präparation in der ersten Mitose (Metaphase) nach der Bestrahlung nachgewiesen werden. Translokationen sind durch Fluoreszenz-in-situ-Hybridisierung (FISH-Technik) nachweisbar, wobei auch Kerne von sich nicht teilenden Zellen analysiert werden können (sog. Interphasezytogenetik).

Dizentrische Chromosomen, Ringe und Anaphasenbrücken wirken sich auf die Zellen letal aus, während Translokationen und kleine Deletionen mit dem Zellüberleben vereinbar sind. Translokationen und Deletionen können mit der Krebserkrankung assoziiert sein, indem Onkogene aktiviert werden bzw. Tumorsuppressorgene verloren gehen. Strahlenbedingte Chromosomenaberrationen können quantitativ mit Zellinaktivierung, Zelltod und Mutationen korreliert sein. Ihre Inzidenz weist in den meisten Fällen eine linear quadratische Dosis-Effekt-Beziehung

auf [1]. Dizentrische Chromosomen und Ringchromosomen werden zur biologischen Dosimetrie benützt und ermöglichen die Abschätzung von Ganzkörperdosen > 200 mSv nach unfallmäßiger Strahlenexposition nicht dosimetrierter Personen.

■ Zelltod

Wohl kaum ein anderes Kriterium ist nach Bestrahlung so eingehend untersucht worden wie der Zelltod. Er tritt als Folge einer irreparablen Schädigung von lebenswichtigen Zellstrukturen auf. Dabei unterscheidet man zwischen Interphasenzelltod, reproduktivem Zelltod, Nekrose und Apoptose. Während Interphasenzelltod in sich nicht teilenden, differenzierten Zellen stattfindet und durch hohe Strahlendosen (~10 Gy) induziert wird, ist der reproduktive Zelltod bei proliferierenden Zellen wie z. B. blutbildenden und embryonalen Zellen zu beobachten, und zwar meistens bei Dosen <2 Gy.

Nekrose und Apoptose unterscheiden sich in biochemischen und morphologischen Eigenschaften. Nekrose ist charakterisiert durch eine Anschwellung des Zytoplasmas, Desintegration von Zellorganellen (z. B. Mitochondrien und Zellmembran) und Abbau der DNA. Apoptose, auch programmierter Zelltod genannt, zeichnet sich durch ein starkes Schrumpfen der Zelle, Abschnüren von Zellteilen unter Erhalt der Zellorganellen, Chromatinkondensation und schließlich durch Fragmentierung der DNA aus. Bei der Apoptose handelt es sich um einen physiologischen und genetisch gesteuerten Zelltod, ein Vorgang, der in der Embryonalentwicklung und in der Erhaltung oder Rückbildung von Zellen und Organen eine bedeutende Rolle spielt. So ist die Apoptose wichtig etwa in der Hirnentwicklung, während der 80% der Neuronen abgebaut werden, oder bei der Umwandlung der Kaulquappe zum Frosch. Die Apoptose dient also der gezielten Entfernung von überzähligen oder geschädigten Zellen, wie z.B. Vorstadien von Krebszellen. Diese Beseitigung von Zellen beeinträchtigt dabei benachbarte Zellen und Gewebe nicht, im Gegensatz zur Nekrose, bei der Entzündungen eintreten können. Apoptose tritt spontan in verschiedenen normalen Zellen und Geweben, aber auch in Tumoren auf und kann durch Strahlung, chemische Agenzien und biologische Faktoren induziert bzw. verstärkt werden. So wird postuliert, dass die Verhinderung oder Reduktion der Apoptose durch fehlende Elimination präneoplastischer oder aberranter Zellen zur Tumorbildung oder zu Entwicklungsstörungen führen kann.

Mit sog. Koloniebildungstests in vitro kann die Beziehung zwischen der Strahlendosis und dem Zellüberleben analysiert werden. Dabei wird die Fähigkeit einer Einzelzelle, eine Zellkolonie zu bilden, geprüft. Abb. 33 zeigt die charakteristische Form von Zellüberlebenskurven mit den dazugehörenden Parametern D_0, D_q und n bei linearer (Abb. 33 a) und halblogarithmischer (Abb. 33 b) Darstellung.

In der üblichen Darstellung mit einer linearen Skala für die Dosis und einer logarithmischen für das Zellüberleben beginnt für Röntgenstrahlen der Abfall der Kurve annähernd gerade, geht dann in eine zunehmend steilere Schulter über und endet bei hohen Dosen in einem relativ steilen geradlinigen Verlauf.

Die Schulter der Kurve ist Ausdruck der Reparatur potenziell letaler Schäden.

D_0 entspricht jener Dosis, die benötigt wird, um im geradlinigen Teil der Kurve nach der Schulter die Zahl der jeweils noch überlebenden Zellen auf 37% zu reduzieren. Dieser Parameter ist unabhängig von der initialen Reparaturfähigkeit, welche die Schulter in der Kurve bewirkt. Er wird auch als Maß für die intrinsische Strahlenempfindlichkeit der Zellen gewertet. Für viele Gewebe und klinische Untersuchungen existieren tabellierte D_0-Werte.

D_q („quasi Schwellendosis") ist ein Maß für die Breite der Schulter der Dosis-Effekt-Kurve. Sie ergibt sich aus dem Schnittpunkt der Extrapolationsgeraden mit der Horizontalen bei der 100%-Überlebensrate.

n wird auch Extrapolationszahl genannt. Es handelt sich um den Schnittpunkt der Extrapolationsgeraden mit der Ordinate. Sie stellt ein Maß für die Breite der gesamten Schulter dar. Je breiter die Schulter, desto geringer die Neigung der Extrapolationsgeraden und desto kleiner der Wert für n.

■ Abhängigkeiten biologischer Strahleneffekte

Neben der Abhängigkeit der Strahlenwirkung von der Dosis sind weitere beeinflussende Faktoren wie die zeitliche und räumliche Verteilung der Dosis, Sauerstoff und andere Milieufaktoren, Zellzyklus sowie das Reparaturvermögen der Zelle aufzuführen. Die protrahierte oder fraktio-

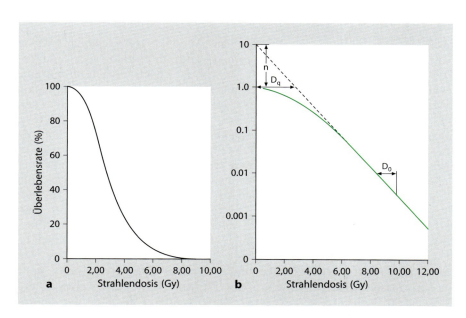

Abb. 33. Beziehung zwischen Dosis und Wirkung beim Überleben von Säugerzellen nach Exposition mit Niedrig-LET-Strahlung. **a** Lineare, **b** halblogarithmische Darstellung.

nierte Dosisverteilung äußert sich meist in einer geringeren biologischen Wirkung. Dieser Schutzeffekt gegenüber einer einmaligen akuten Exposition wird mit der besseren Reparaturmöglichkeit erklärt.

Für die biologische Wirkung ist die räumliche Verteilung der durch die Strahlung im Gewebe deponierten Energie von Bedeutung. Sie wird ausgedrückt als LET (Linearer Energie-Transfer), entsprechend der Energieübertragung der absorbierten Strahlung in keV pro µm Wegstrecke. Röntgenstrahlen gehören zu den locker ionisierenden Strahlen mit einem geringen LET-Wert. Bei dicht ionisierender Strahlung wie Neutronen- oder α-Strahlung wird mehr Energie pro Wegstrecke abgegeben als bei der locker ionisierenden Röntgenstrahlung. Letztere ist daher auch biologisch weniger wirksam als α- oder Neutronenstrahlung. Die Abhängigkeit der Strahlenwirkung vom LET wird mit der relativen biologischen Wirksamkeit RBW beschrieben. Unter RBW wird das Verhältnis von Dosen verstanden, die bei einer Vergleichsstrahlung (^{60}Co-γ oder 250 kV Röntgenstrahlen) und einer Teststrahlung zur gleichen biologischen Wirkung führen. Entsprechend der biologischen Wirksamkeit einer bestimmten Strahlenart sind auch die für den Strahlenschutz relevanten Gewichtungsfaktoren w_R festgesetzt (S. 125).

Ein äußerst wirksamer Strahlenmodifikator ist Sauerstoff, dessen Effekt als Oxygen Enhancement Ratio (OER) angegeben wird. Der Sauerstoffverstärkungsfaktor stellt den Quotienten der Strahlendosen dar, die im sauerstoffarmen und sauerstoffreichen Milieu den gleichen Effekt erzeugen. Für die Überlebensrate von Säugerzellen in vitro werden nach Exposition mit niedriger LET-Strahlung in der Regel OER-Werte zwischen 2,0 und 4,0 beobachtet. Um eine modifizierende Wirkung zu erreichen, muss der Sauerstoff während der Bestrahlung anwesend sein. Dies weist auf eine Beziehung mit frühen physikalisch-chemischen Reaktionen nach der Energieübertragung hin. Der Sauerstoffeffekt und die Reoxygenierung haben weit reichende Implikationen in der Radiotherapie.

Zellkinetik und Proliferationsfähigkeit sind für die Strahlenempfindlichkeit von Zellen von entscheidender Bedeutung. Aus den zahlreichen Zellüberlebenskurven nach Bestrahlung wird ersichtlich, dass Zellen während der Mitose und der G_2-Phase am sensibelsten auf Bestrahlung reagieren und die Synthesephase (S-Phase) den resistentesten Teil des Zellzyklus darstellt [6].

Die Reparatur von Strahlenschäden kann in verschiedenen Abschnitten der biologischen Wirkungskette eintreten. So können auf der physikalischen Ebene Wasserradikale neutralisiert und auf der biochemischen Ebene Schäden an der DNA auf enzymatischem Weg eliminiert werden. Auf dem Niveau der Zellen kann Reparatur (Erholung) durch eine Stimulierung der Proliferation erfolgen, wodurch abgestorbene Zellen ersetzt werden.

Somatische und genetische Strahlenschäden

Unter somatischen Strahlenschäden werden solche Veränderungen verstanden, die nicht durch Mutationen des Erbmaterials von Keimzellen entstehen. Strahlenwirkungen auf Körperzellen müssen jedoch auch im Zusammenhang mit Mutationen betrachtet werden; somatische Mutationen sind aber nicht auf Nachkommen übertragbar. Die Mechanismen der Entstehung von somatischen und genetischen (Keimzell-) Mutationen sind dieselben.

Daten über Schädigungsarten und Dosis-Wirkungs-Beziehungen sind aus Untersuchungen an Patienten, an Unfallopfern und Überlebenden der Atombombenexplosionen bekannt geworden. Vergleichende Untersuchungen liegen aus Tierexperimenten vor.

■ Strahlentod

Jedes Lebewesen ist bezüglich Strahlentod so empfindlich, wie es seine lebenswichtigen Zell- und Organsysteme sind. Wenn ein Gewebe lebenswichtig ist und schwer genug geschädigt wurde, kann dies den Tod des Organismus zur Folge haben. Bei Säugetieren ist das Blut bildende System und der Gastrointestinaltrakt besonders strahlenempfindlich, dementsprechend gehören sie zu den strahlensensibelsten Lebewesen. Für den Menschen wird für Ganzkörperbestrahlungen eine mittlere Letaldosis von ~4 Gy angegeben [6].

■ Strahlenempfindlichkeit von Geweben und Organen

In Tabelle 48 sind drei Empfindlichkeitskategorien für verschiedene Organe und Gewebe aufgeführt. Je nach Applikationsweise der Strah-

Tabelle 48. Strahlenempfindlichkeit von Organen und Geweben (nach Fritz-Niggli sowie Elke u. Roth)

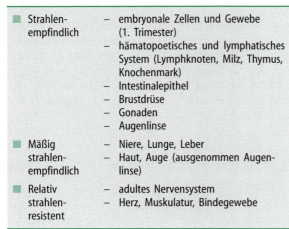

■ Strahlen-empfindlich	– embryonale Zellen und Gewebe (1. Trimester)
	– hämatopoetisches und lymphatisches System (Lymphknoten, Milz, Thymus, Knochenmark)
	– Intestinalepithel
	– Brustdrüse
	– Gonaden
	– Augenlinse
■ Mäßig strahlen-empfindlich	– Niere, Lunge, Leber
	– Haut, Auge (ausgenommen Augenlinse)
■ Relativ strahlen-resistent	– adultes Nervensystem
	– Herz, Muskulatur, Bindegewebe

lung liegen für Früh- und nicht maligne Spätschäden unterschiedliche Schwellendosen vor. Es handelt sich hierbei um sog. deterministische Effekte, die erst nach dem Überschreiten einer Dosisschwelle auftreten. Einer der niedrigsten Schwellenwerte liegt bei 0,15 Sv und gilt für temporäre Sterilität nach akuter Exposition der Hoden. Für herabgesetzte Blutbildung und Linsentrübung sind Schwellendosen von 0,5 und mehr Gy gefunden worden, für die Auslösung eines kurzzeitigen Erythems oder temporärer Epilation liegt die Schwellendosis bei 2–3 Gy.

Strahlensyndrome

Die Symptomatologie der akuten Strahlenkrankheit ist durch Untersuchungen an ganz- oder teilkörperexponierten Personen mit hohen Dosen gut bekannt [14].

In Abhängigkeit von der Strahlendosis werden folgende vier Syndrome beschrieben:
■ hämatopoetisches oder Knochenmarksyndrom,
■ gastrointestinales oder intestinales Syndrom,
■ zerebrales oder zerebrovaskuläres Syndrom,
■ chronisches Syndrom.

Im Dosisbereich von 2–10 Gy dominiert das hämatopoetische Syndrom, bei höheren Dosen tritt das gastrointestinale Syndrom auf und bei Dosen über 20 Gy wird die zerebrale Form des Strahlensyndroms induziert. Die chronische Strahlenkrankheit wird als komplexe neuroregu-

latorische Störung bezeichnet, die nach einer lang andauernden Exposition mit Dosen >50 mGy auftreten kann [11].

Genetische Schäden

Bei der Bestrahlung der Keimdrüsen können Mutationen entstehen, die bei den Nachkommen zu meist schädlichen Störungen führen. Je nach Gesichtspunkt werden phänotypische Mutationen (z. B. sichtbare Mutationen), dominante und rezessive Mutationen sowie Punkt-, Chromosomen- und Genommutationen unterschieden. Strahleninduzierte Mutationen unterscheiden sich nicht von spontan auftretenden Mutationen und zeigen in experimentellen Untersuchungen an verschiedenen Testsystemen eine lineare Dosis-Wirkungs-Beziehung ohne Hinweis auf eine Schwellendosis. Diese Wirkungsweise wird als stochastisch bezeichnet. Über strahlengenetische Wirkungen beim Menschen liegen trotz umfassender Studien bisher keine Hinweise auf erhöhte Mutationsfrequenzen vor. Dies ist ein statistisches Problem und hängt damit zusammen, dass bisher – glücklicherweise – keine genügend große Anzahl von Menschen mit ausreichend hohen Dosen exponiert wurde, die Risikoberechnungen zulassen würden. Angaben über das strahlengenetische Risiko stützen sich daher auf tierexperimentelle Untersuchungen, die hauptsächlich an Mäusen durchgeführt wurden.

Tumorinduktion

Es wird heute angenommen, dass es für die strahlenbedingte Auslösung von DNA-Veränderungen, die zur bösartigen Transformation und schließlich zu Krebs führen, keine Schwellendosis gibt. Bisher nicht endgültig geklärt ist, ob die Schädigung in einer einzelnen somatischen Zelle ausreicht, um Krebs zu erzeugen. Allerdings gibt es Hinweise auf den monoklonalen Ursprung von Neoplasie, sodass bei der Mehrzahl von Tumoren von einer Läsion in einer Einzelzelle ausgegangen werden kann. Auch wenn die Primärschritte der Krebsentstehung und Mutagenese ähnlich sein können, wird bei der Kanzerogenese allgemein ein Mehrstufenprozess angenommen. Er besteht im Wesentlichen aus drei Phasen: der Initiation, der Promotion und der Progression.

Bei der Initiation bewirkt Strahlung oder ein anderes Karzinogen eine irreversible DNA-Veränderung, die eine Transformation einer normalen Zelle zu einer Krebszelle einleitet. Die initiierte Zelle wird während der Promotionsphase durch molekularbiologische Prozesse zur Proliferation angeregt und es können präneoplastische Zellklone entstehen. In der abschließenden Phase der Progression erfolgen Änderungen der Wachstumsrate, der Invasivitäts- und Metastasierungstendenz. Ionisierende Strahlung kann alle diese Prozesse bewirken oder beeinflussen und bei Mensch und Tier ein breites Spektrum von Neoplasien auslösen, ohne dabei aber dominierender Faktor bei der Krebsinduktion zu sein. Bei protrahierter oder fraktionierter Exposition ist zu bedenken, dass Strahlung sowohl zur Initiation als auch zur Progression beitragen kann.

■ Dosis- und Dosisrateneffekte

In-vivo-Studien an Versuchstieren befassten sich eingehend mit der Dosis-Wirkungs-Beziehung sowie mit physikalischen, chemischen und biologischen Faktoren, welche die Strahlenwirkung beeinflussen. Obwohl die Resultate wichtige Aufschlüsse über Abhängigkeiten der Strahlenwirkung lieferten, werden sie nicht für quantitative Schätzungen des Krebsrisikos beim Menschen verwendet.

Als wichtige Schlussfolgerungen sind zu erwähnen:
■ Die niedrigsten, noch kanzerogen wirkenden Dosen von 0,16 und 0,2 Gy (akute Exposition mit Röntgenstrahlen) wurden bei Ovartumoren bzw. bei Mammaadenokarzinomen von Mäusen gefunden.
■ Myeloide Leukämie und Lungentumoren traten bei empfindlichen Mausstämmen nach Dosen von 0,25–0,5 Gy auf, während strahlenresistente Tiere erst bei Dosen >1 Gy (teilweise sogar erst bei 2,5 Gy) an diesen Tumoren erkrankten.
■ Nach akuter Strahlenexposition konnte in den meisten Untersuchungen eine lineare Dosis-Wirkungs-Beziehung festgestellt werden.
■ Niedrige Dosisleistungen bei Langzeitbestrahlungen führten zu eindeutig geringeren Prozentzahlen an erkrankten Tieren als hohe Strahlenintensitäten bei akuten Kurzzeitbestrahlungen.

Aussagen über Dosis- und Dosisrateneffekte beim Menschen beruhen hauptsächlich auf den Untersuchungen an den Überlebenden der Atombombenexplosionen in Japan. Die letzte Analyse der Daten von mehr als 86 000 Personen umfasst den Zeitraum von 1950–1990 und zeigt das Sterberisiko durch Krebs in 20 verschiedenen Organen sowie den Verlust an Lebenszeit durch Krebs [10].

Aus der Studie von Hiroshima und Nagasaki sind folgende Befunde hervorzuheben:
■ Die in Hiroshima und Nagasaki der Strahlung zugeschriebenen Exzesskrebstodesfälle werden mit ungefähr 420 angegeben, wovon 85 durch Leukämie (meist akute myeloide Leukämie) bedingt sind. Ausgehend von diesen relativ kleinen Zahlen wird heute das strahlenbedingte Krebstodesrisiko angegeben.
■ Bei der Leukämie traten die meisten Exzesstodesfälle in den ersten 15 Jahren nach der Exposion auf. Das zeitliche Muster der zusätzlichen Solidtumoren folgt eher einer lebenslangen Erhöhung der spontanen, altersabhängigen Krebstodesrate.
■ Das Exzesstodesfallrisiko bei soliden Tumoren scheint bis zur Dosis von 3 Sv einer linearen Beziehung ohne Dosisschwelle zu folgen.
■ Bei der Leukämie ist eine linear quadratische Dosis-Wirkungs-Beziehung festzustellen.
■ Die niedrigsten Dosen, die noch zu einem statistisch signifikanten Effekt bei Solidtumoren führen, werden heute mit 50–200 mSv angegeben.

Pränatale Bestrahlung

Das Ausmaß und die Art der pränatalen Strahlenwirkungen sind entscheidend abhängig von der Dosis sowie vom Entwicklungsstadium, in dem die Exposition stattfindet [13]. Die Entwicklung von der befruchteten Eizelle bis zum lebensfähigen Neugeborenen wird weitgehend durch Zellteilung, Zelldifferenzierung, Zellwanderung und programmierten Zelltod bestimmt. Jeder dieser Vorgänge kann durch ionisierende Strahlung beeinflusst werden und als Folge davon können sehr unterschiedliche Schädigungsmuster wie Tod, Missbildungen, Wachstumsstörungen, geistige Retardierung und andere funktionelle Störungen, Krebs und vererbbare Erkrankungen entstehen.

Wechselwirkungen/Biologie ionisierender Strahlen

■ Letale Wirkungen

Die Frühentwicklung, die beim Menschen die ersten 10 Tage nach der Konzeption umfasst, zeichnet sich durch eine erhöhte Strahlenempfindlichkeit aus, die zum Tod des Embryos führen kann. Tierexperimentelle Untersuchungen während dieser sog. Präimplantationsphase deuten auf eine Schwellendosis bei etwa 5 cGy (Niedrig-LET-Strahlung) hin. Es gibt aber Hinweise, dass auch bei einer Exposition von Embryonen mit wesentlich höheren Dosen eine normale Weiterentwicklung stattfinden kann. Der Nachweis von letalen Wirkungen durch niedrige Strahlendosen ist beim Menschen infolge der hohen spontanen Verlustrate von Embryonen (ca. 40%) nicht möglich.

■ Teratogene Effekte

In der Hauptorganbildungsphase (beim Menschen die Schwangerschaftswochen 2 bis ~10) kann Strahlung vor allem anatomische Fehlbildungen verursachen. Voraussetzung dafür sind Strahlendosen, die im Tierexperiment und beim Menschen im Bereich von 0,05–0,2 Sv liegen. Missbildungen beruhen hauptsächlich auf Zellabtötung in den aktivsten Stadien der Zellvermehrung und Differenzierung von Organanlagen, wobei neben dem spontan eintretenden Absterben von Zellen ein gewisses Maß an zusätzlichem Zelltod überschritten werden muss, damit ein erkennbarer Schaden auftritt.

Bezüglich Dosis-Wirkungs-Beziehungen zeigt sich bei Versuchstieren ein sigmoider Kurvenverlauf. Dies unterstützt die postulierte deterministische Wirkungsweise bei der strahlenbedingten Auslösung von Missbildungen.

■ Geistige Retardierung

Die Entstehung von geistiger Zurückgebliebenheit wird mit der Schädigung der Zellproliferation, Differenzierungsstörungen und Beeinträchtigung der Wanderung von unreifen Nervenzellen zur Kortikalplatte in Verbindung gebracht. Da diese Prozesse hauptsächlich in der 8.–15. Schwangerschaftswoche stattfinden, ist in den ersten 7 Wochen der Embryonalentwicklung und nach der 26. Woche keine Induktion von geistiger Retardierung beobachtet worden.

Aus dem gleichen Kollektiv zeigten Ergebnisse über Intelligenzprüfungen und Testdaten über Schulleistungen, dass auch bei diesen Kriterien die 8.–15. Woche die strahlenempfindlichste Entwicklungsphase darstellt. Für die Strahleninduktion dieser Form geistiger Retardierung wird eine Schwellendosis von ca. 0,1 Sv angenommen.

■ Krebsinduktion

Embryonen und Feten galten bisher als empfindlich gegenüber strahleninduzierten Krebserkrankungen. Der Beleg zu dieser Aussage ging von der sog. Oxford-Studie aus, eine 1956 begonnene retrospektive Untersuchung über röntgendiagnostische Maßnahmen (überwiegend Pelvimetrie) während der Schwangerschaft [12]. Die Studie beschreibt einen strengen kausalen Zusammenhang zwischen Krebs in der Kindheit und Röntgenuntersuchungen bei Schwangeren.

Die Daten der Oxford-Studie wurden durch die Untersuchungen in Hiroshima und Nagasaki nicht bestätigt. Dennoch wird weiterhin eine kausale Beziehung zwischen röntgendiagnostischen Expositionen in der Schwangerschaft und der Induktion von malignen Erkrankungen angenommen, und zwar aus praktischen Erwägungen und Gründen der Vorsicht [16].

Strahlenrisiko

■ Dosisbegriffe und Dosiseinheiten

In der Radiotherapie erfolgt die Dosierung in Gray (Gy), das ist die Einheit der absorbierten Dosis. Die Dosisangabe in der alten Einheit Röntgen (R), der Einheit der Ionendosis, ist nicht mehr gebräuchlich.

Im Strahlenschutz wird zwischen der Äquivalentdosis und der effektiven Dosis unterschieden. Dieses Konzept erlaubt es, Teilkörperbestrahlungen beruflich strahlenexponierter Personen, z.B. durch Inkorporation, umzurechnen in effektive Ganzkörperdosen. Dadurch wird die Addition von Teil- und Ganzkörperdosen zu einem Zahlenwert möglich, der einem bestimmten stochastischen Strahlenrisiko entspricht.

Die Äquivalentdosis ist das Produkt aus der absorbierten Dosis in Gray infolge der Strahlung R im Gewebe T mit dem Strahlengewichtungsfaktor w_R. Dieser Faktor berücksichtigt die unterschiedliche biologische Wirkung verschiedener Strahlenarten bei gleicher absorbierter

| absorbierte Dosis (D) Einheit = Gray (Gy) = J/kg | Äquivalentdosis (H) Einheit = Sievert (Sv) | = absorbierte Dosis (D) · W_R |
| | effektive Dosis (E) Einheit = Sievert (Sv) | = Äquivalentdosis (H) · W_T |

Strahlenart		W_R	Gewebe, Organ	W_T
Photonen, alle Energien		1	Gonaden	0,20
Elektronen, Myonen		1	Knochenmark, Lunge	
Neutronen	<10 keV	5	Dickdarm, Magen	0,12
	10 keV – 100 keV	10	Blase, Leber, Speiseröhre,	
	100 keV – 2 MeV	20	Brust, Schilddrüse	0,05
	2 MeV – 20 MeV	10	Haut, Knochenoberfläche	0,01
	>20 MeV	5	alle übrigen	0,05
Protonen	>2 MeV	5		
Alphateilchen		20	Summe (Ganzkörperexposition)	1,00

Abb. 34. Dosiseinheiten und Gewichtungsfaktoren im Strahlenschutz.

Dosis und hat für Röntgenstrahlung den Wert 1 (Abb. 34).

Die effektive Dosis ist die Summe der mit den Gewichtungsfaktoren w_T gewichteten Äquivalentdosen in allen Organen und Geweben. Die Gewichtungsfaktoren w_T berücksichtigen das Risiko hinsichtlich stochastischer Effekte, also Krebsinduktion und genetische Schäden der einzelnen Organe. Für eine äußere Ganzkörperbestrahlung ist $w_T = 1$. Die Einheit der Äquivalentdosis und der effektiven Dosis ist das Sievert (Sv). Physikalisch ist 1 Sv = 1 J/kg. Die Angabe der Personendosiswerte beruflich strahlenexponierter Personen erfolgt in mSv (Millisievert). Die Werte für die Gewichtungsfaktoren für Strahlung w_R und für Gewebe w_T finden sich in Anhang 1 der Strahlenschutzverordnung [7]. Der organspezifische Gewichtungsfaktor w_T für die Haut beträgt 0,01. Somit ist eine in der Haut absorbierte Dosis von 2 Gy einer risikorelevanten effektiven Dosis von 0,02 Sv oder 20 mSv gleichzusetzen.

Genetisches Risiko

Zur Beurteilung des genetischen (vererbbaren) Risikos durch ionisierende Strahlen ist die Kenntnis der spontanen Häufigkeit von Erbkrankheiten notwendig. Das natürliche (spontane) Risiko von genetisch bedingten Anomalien ist relativ hoch und wird auf ca. 10% geschätzt. Mittels der sog. Verdoppelungsdosismethode (indirekte Methode) wird diejenige Dosis geschätzt, die gleich viele Mutationen erzeugt, wie sie auch natürlicherweise auftreten. Nach neuesten Angaben wird bei der Exposition mit locker ionisierenden Strahlen und niedriger Dosisrate eine Verdoppelungsdosis von 1 Gy angenommen. Bei der direkten Schätzung des geneti-

schen Strahlenrisikos wird die Induktion von dominanten Skelett- und Kataraktmutationen bei der Maus herangezogen und deren Anteil mit der Zahl sämtlicher Mutationen verglichen.

In der ICRP-Publikation 60 [7] wird das Risiko als Wahrscheinlichkeit des Auftretens genetisch bedingter Leiden in einer Population wie folgt quantifiziert:

– 0,1% pro akkumulierte Dosis von 1 Sv für die ersten zwei Folgegenerationen und
– 1,0% pro Sv für alle späteren Generationen.

■ Krebsrisiko

Zur numerischen Risikoschätzung der Strahlenkanzerogenese werden epidemiologische Studien vor allem an den Überlebenden der Atombombenexplosionen in Hiroshima und Nagasaki verwendet. Die attributive Lebenszeit-Sterbewahrscheinlichkeit durch eine Strahlenexposition wird von der Internationalen Strahlenschutz-Kommission (ICRP) durch sog. nominelle Risikokoeffizienten ausgedrückt. Dabei ist die Wahrscheinlichkeit von tödlich verlaufendem Krebs nach einer Exposition mit niedrigen Dosen und niedriger Dosisleistung mit
– 5% pro Sv (Gesamtbevölkerung) bzw. mit
– 4% pro Sv (erwachsene Beschäftigte) ermittelt worden.

Beurteilt man das Risiko durch eine Hautbestrahlung mit 2 Gy, was einer effektiven Dosis von 20 mSv entspricht, mit diesem Ansatz, ergibt sich daraus ein theoretisches Krebstodesrisiko von 0,1%. Da jedoch das spontane Krebstodesrisiko bei 20% liegt, war es aus statistischen Gründen bisher auch bei der epidemiologischen Untersuchung großer Kollektive wie den Überlebenden der Atombombenexplosionen von Hiroshima und Nagasaki nicht möglich, für

Dosen < 200 mSv einen Zusammenhang zwischen Bestrahlung und Krebsinduktion nachzuweisen. Hier liegt also die Nachweisgrenze für strahleninduzierten Krebs.

Die Kommission gibt zu bedenken, dass die Vielzahl der beteiligten Faktoren zu großen Unsicherheiten bei der Angabe des Strahlenrisikos führen kann. Es ist damit zu rechnen, dass sich mit dem Gewinn von neuen Erkenntnissen die heute verbreiteten und auch unserer Strahlenschutzgesetzgebung zugrunde liegenden Risikoschätzungen ändern werden und die wissenschaftliche Auseinandersetzung zu diesem Fragenkomplex ihre Fortsetzung findet.

■ Risiko von Entwicklungsstörungen

Die Strahlenempfindlichkeit des Embryos und des Fetus wird allgemein höher eingestuft als diejenige von Erwachsenen. Die Periode der Großhirndifferenzierung in der 8.–15. Schwangerschaftswoche hat sich in Bezug auf die Induktion von geistigen Entwicklungsstörungen als besonders empfindlich erwiesen. Für diese kritische Zeit ist ein Risikokoeffizient von 40% pro Sv und für die 16.–25. Woche ein solcher von 10% pro Sv ermittelt worden. Diese Schätzungen beziehen sich auf hohe Dosen und hohe Dosisraten und würden bei ihrer Anwendung im niedrigen Dosisbereich das Risiko wahrscheinlich überschätzen.

In der Oxford-Studie [9] wird ein relatives Risiko für Krebs bis zum Alter von 14 Jahren von ungefähr 1,4 angegeben. Es ist aber zu beachten, dass über die Höhe der Strahlendosen nur ungenaue Informationen vorliegen, womit eine verlässliche Abschätzung des Risikos pro Dosiseinheit in Frage gestellt ist. Nach Ansicht der UNSCEAR 1994 [16] fehlt heute die eindeutige Evidenz für eine Kausalität zwischen pränataler Bestrahlung und Kinderkrebs und es wird neu ein Exzessrisiko für die Krebsentstehung bis zum Alter von 15 Jahren von ~5% pro Gy angegeben.

Literatur

1. Bauchinger M (1989) Zytogenetische Verfahren in der biologischen Dosimetrie. In: Holeczke F, Reiners C, Messerschmidt O (Hrsg) Strahlenexposition bei neuen diagnostischen Verfahren. Fischer, Stuttgart, S 87–98
2. Billen D (1990) Spontaneous DNA damage and its significance for the "negligible dose" controversy in radiation protection. Radiat Res 124:242
3. BEIR-V-Report (1990) Health effects of exposure to low levels of ionizing radiation. Committee on the Biological Effects of Ionizing Radiation. National Research Council, National Academy Press, Washington DC
4. Elke M, Roth J (1983) Überlegungen zum Strahlenrisiko und Strahlenschutz in der Röntgendiagnostik. Schweiz Ärztezeit 75:1306
5. Fritz-Niggli H (1997) Strahlengefährdung/Strahlenschutz. Ein Leitfaden für die Praxis. Huber, Bern
6. Hall EJ (1994) Radiobiology for the Radiologist. Lippincott, Philadelphia
7. ICRP Publication 60 (1990) Recommendations of the International Commission on Radiological Protection. Pergamon Press, Oxford
8. Löster W (1986) Radioaktivität und Strahlung. gsf mensch+umwelt. Gesellschaft für Strahlen- und Umweltforschung, München
9. Muirhead CR, Kneale GW (1989) Prenatal irradiation and childhood cancer. J Radiol Prot 9:209
10. Pierce DA, Shimizu Y, Preston DL, Vaeth M, Mabuchi K (1996) Studies of the mortality of atomic bomb survivors. Report 12, Part I. Cancer 1950–1990. Radiat Res 146:1
11. Reeves GI, Ainsworth EJ (1996) Description of the chronic radiation syndrome in humans irradiated in the former Soviet Union. Radiat Res 142:242
12. Stewart A, Webb J, Giles D, Hewitt D (1956) Malignant disease in childhood and diagnostic irradiation in utero. Lancet II:447
13. Strahlenschutz-Kommission (1989) Wirkungen nach pränataler Bestrahlung. Band 2. Fischer, Stuttgart
14. UNSCEAR-Report (1988) Sources, Effects and Risks of Ionizing Radiation. United Nations Scientific Committee on the Effects of Atomic Radiation. United Nations, New York
15. UNSCEAR-Report (1993) Sources and effects of ionizing radiation. United Nations Scientific Committee on the Effects of Atomic Radiation. United Nations, New York
16. UNSCEAR-Report (1994) Sources and effects of ionizing radiation. United Nations Scientific Committee on the Effects of Atomic Radiation. United Nations, New York

Physikalische und dosimetrische Grundlagen zur Anwendung weicher Röntgenstrahlen

W. BURKARD

Einleitung

Bei der therapeutischen Anwendung ionisierender Strahlen in der Dermatologie kommen neben schnellen Elektronen bevorzugt sehr weiche, d.h. energiearme Röntgenstrahlen zum Einsatz, da diese vorwiegend in den äußersten Gewebeschichten absorbiert werden. Dazu sind Erzeugerspannungen im Bereich zwischen 10 und 50 kV erforderlich (Abb. 35).

Die Behandlung von Hautkrankheiten mit Hilfe weicher Röntgenstrahlung setzt die Kenntnis einiger wichtiger Parameter voraus. Es sind dies insbesondere die Strahlenqualität, die Strahlenquantität sowie die Homogenität und Symmetrie der Bestrahlungsfelder. Diese Größen lassen sich dosimetrisch ermitteln und überprüfen. Der eingehenderen Betrachtung dieser Parameter seien zwei physikalische Grundgesetze vorangestellt, die dabei immer wieder angewendet werden.

Physikalische Grundgesetze

- **Abstandsquadratgesetz.** Es lautet: „Die Intensität (Dosisleistung) der von einer punktförmigen Strahlenquelle ausgehenden Röntgenstrahlung ändert sich umgekehrt proportional zum Quadrat des Abstands". Auch bei kurzen Tubussen ist der Fokus der Röntgenröhre gegenüber dem Abstand Fokus-Hautoberfläche so klein, dass dieses Gesetz streng gilt.
- **Absorptionsgesetz.** Es besagt: „Die Absorption von Röntgenstrahlung ist proportional zur Dicke, Dichte und Ordnungszahl der durchstrahlten Materie und umgekehrt proportional zur Energie der Röntgenquanten".

Strahlenqualität

Die Strahlenqualität bestimmt die Eindringtiefe der Strahlung in das Gewebe. Sie wird festgelegt durch die Wahl der geeigneten Hochspannung (kV) am Röntgengerät und die dazugehörige Filterung (Abb. 36).

Der Hochspannungsbereich von Weichstrahlgeräten liegt zwischen etwa 10 und 100 kV. Bei vielen in der Schweiz benutzten Geräten ist 50 kV der höchste Spannungswert. Allerdings muss auch bei ganz weicher Strahlung, z.B. 12 kV an den Dermexgeräten, noch hinreichend Intensität aus der Röntgenröhre kommen, um die Bestrahlungszeiten nicht zu lang werden zu lassen. Entsprechend dem Absorptionsgesetz muss daher das Strahlaustrittsfenster der Röhre möglichst

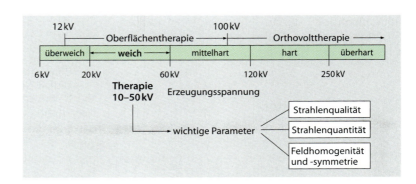

Abb. 35. Energiebereiche in der Strahlentherapie.

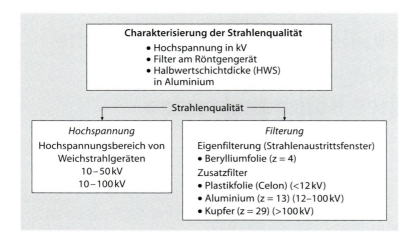

Abb. 36. Bestimmende Größen für die Strahlenqualität.

dünn sein und das Material eine niedrige Ordnungszahl haben. Es besteht aus einer Berylliumfolie (Ordnungszahl $Z = 4$). Die dadurch entstehende Eigenfilterung der Röhre hat dieselbe Absorption wie 0,03 mm Aluminium.

Die Wahl der Zusatzfilterung ist abhängig von der Röhrenspannung. Im Grenzstrahlbereich von 12 kV wird in der Regel eine Plastikfolie, z.B. Celon, verwendet. Für höhere Spannungswerte bis 100 kV gelangen Aluminiumfilter verschiedener Dicken zum Einsatz. Aluminium hat die Ordnungszahl $Z = 13$. Filter aus Kupfer ($Z = 29$) werden nur für Spannungen über 100 kV verwendet.

Um Fehlbestrahlungen, insbesondere Überdosierungen, zu vermeiden, muss das Gerät mit einer Filtersicherung versehen sein, wodurch es sich nur bei fest vorgegebenen, vom Gerätetyp abhängigen Spannungs-Filterkombinationen einschalten lässt.

Zur vollständigen Beschreibung der Strahlenqualität gehört außer der Angabe der Hochspannung in kV und den gewählten Filtern auch die Halbwertschichtdicke (HWS), gemessen in Aluminium unter Einhaltung bestimmter geometrischer Bedingungen. Die HWS bedeutet jene Schichtdicke, durch welche die Intensität der Strahlung auf die Hälfte geschwächt wird. Sie wächst mit der Härte der Strahlung.

Gewebehalbwerttiefe

Die durch die Strahlenqualität festgelegte Eindringtiefe in das Gewebe wird üblicherweise durch die Gewebehalbwerttiefe (GWHT) be-

schrieben. Das ist jene Tiefe im Gewebe, in der die Intensität der Strahlung bzw. die Dosisleistung auf die Hälfte der Oberflächendosisleistung gesunken ist.

Die GWHT wächst mit der Härte der Strahlung. Aufgrund des Abstandsquadratgesetzes ist sie aber zudem auch abhängig vom Fokus-Haut-Abstand (FHA), also der Tubuslänge (Abb. 37). Dieser Faktor ist jedoch nur bei kurzen Fokus-Haut-Abständen von Bedeutung. Für einen FHA von 1,5 cm wird allein aufgrund der Divergenz der Strahlung in 1 cm Gewebetiefe die Intensität der Strahlung auf 36% reduziert. Bei kurzem FHA kann also auch bei Wahl einer härteren Strahlenqualität ein schneller Dosisabfall im Gewebe, d.h. eine kleine GWHT, erreicht werden. Dagegen ist bei größeren Fokus-Haut-Abständen, z.B. 12 und 20 cm am Dermex, der unterschiedliche Dosisabfall im Gewebe aufgrund des Abstandsquadratgesetzes nur noch von geringer Bedeutung. Eine kleine GWHT kann in diesem Fall nur durch die Wahl einer möglichst weichen Strahlenqualität erreicht werden.

Gewebehalbwerttiefen lassen sich heute auf einfache Weise mit Folien und Platten aus wasseräquivalentem Material messen. Tabellen von GWHT finden sich in der Literatur, für die Dermex-/Dermax-Geräte in [1] (Tabelle 49) und für die übrigen dermatologischen Röntgentherapiegeräte in [7].

Besondere Vorsicht ist jedoch angezeigt, wenn Knorpel oder Knochen im Bestrahlungsfeld dicht unter der Hautoberfläche liegen. Niederenergetische Röntgenquanten werden vorwiegend durch den Photoeffekt absorbiert, d.h. proportional zur 3.–4. Potenz der Ordnungszahl. Dadurch wird im Knochen 3- bis 4-mal mehr

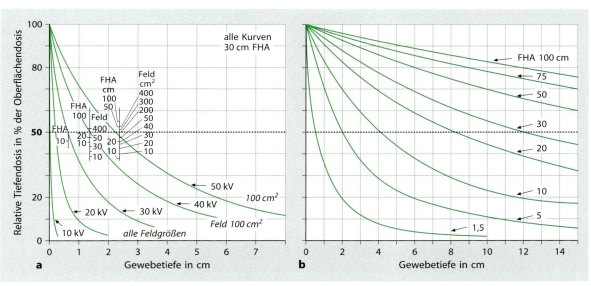

Abb. 37. Beeinflussung des Tiefendosisverlaufs **a** durch Röhrenspannung und **b** durch Fokus-Haut-Abstand (nach Wachsmann u. Vieten) [9].

Tabelle 49. Gewebehalbwerttiefe (GHWT) des Dermax 4000 (Bestrahlungseinheit der Dermatologischen Klinik des Universitätsspitals Zürich) bei den fix vorgeschalteten Filtereinstellungen

| kV | mA | Filter | GHWT (bis 10×10 cm Felder) | | |
			FHA 12 cm	20 cm	200 cm
12	20	1,0 Cell		0.8 mm	–
20	20	0,4 AL		2,6 mm	–
30	10	0,5 AL		4,0 mm	–
40	10	1,0 Al		8,1 mm	–
50	10	2,0 Al	13,3 mm	14,3 mm	–
50	10	–	–	–	2,0 mm*

* für Fernbestrahlung

Energie deponiert als im Wasser oder Weichteilgewebe, das in der gleichen Tiefe liegt. Das kann zu einer gefährlichen Überdosierung im Knochen führen und dahinter zu einer Schattenbildung, d.h. einer Unterdosierung.

Strahlenquantität

Die Strahlenquantität wird durch die Dosisleistung an der Oberfläche der Haut beschrieben. Für die korrekte Applikation der gewünschten Strahlenquantität muss sich der Dermatologe auf eine aktuelle Dosistabelle stützen können, die auf der Vermessung seines Geräts mit einer Weichstrahlkammer beruht. Die Tabelle muss die Dosisleistung an der Oberfläche für alle Tubusse und Spannungs-Filterkombinationen enthalten.

Die Dosierung in der Radiotherapie erfolgt heute in Energiedosis (in der StSV absorbierte Dosis genannt) mit der Einheit Gray (Gy); 1 Gy = 1 J/kg. Da 1 Gy eine ziemlich hohe Dosis bedeutet, werden die Einzelfraktionen häufig in cGy (entsprechend 1/100 Gy) angegeben.

Die Oberflächendosis ist von mehreren Parametern abhängig. Die wichtigsten Größen sind Röhrenstrom, Hochspannung und Filterung sowie Feldgröße.

Die Intensität der Röntgenstrahlung bzw. die Dosisleistung wächst grundsätzlich linear mit dem Röhrenstrom in mA. Eine Verdopplung der mA bedeutet demnach auch eine Verdopplung der Dosisleistung. Bei sehr niedrigen Hochspannungswerten ist jedoch Vorsicht geboten. Hier kann sich bei Überschreiten eines bestimmten Werts an der Kathode eine Ladungswolke bilden, sodass nicht mehr alle Elektronen zur Anode gelangen und dadurch eine weitere Erhöhung des Röhrenstroms zunächst keine Zunahme der Dosisleistung und danach sogar einen Abfall derselben zur Folge haben kann. Zudem ist zu beachten, dass insbesondere bei älteren Therapiegeräten der Röhrenstrom schwanken kann. Eine genaue Kontrolle der mA-Anzeige und gegebenenfalls eine Nachregulierung des

Stroms während der Bestrahlung sind daher unerlässlich.

Die Abhängigkeit der Dosisleistung von der Röhrenspannung ist mehr als linear. Mit der angelegten Hochspannung wächst die kinetische Energie, mit der die Elektronen in der Röntgenröhre auf die Anode prallen. Damit nimmt einerseits die Maximalenergie der erzeugten Röntgenquanten zu, d.h. die Härte der Strahlung. Gleichzeitig wächst aber auch die Zahl der Effekte, die die Elektronen in der Anode erzeugen, und damit die Intensität der Röntgenstrahlung.

Röntgenquanten im Spannungsbereich bis 100 kV werden bei ihrer Wechselwirkung mit Molekülen des Gewebes zu einem großen Prozentsatz in Rückwärtsrichtung gestreut. Das führt zu einer Erhöhung der Oberflächendosis des Gewebes im Vergleich zur Dosis in Luft im selben Abstand vom Fokus. Dieser Streuzusatz wächst mit der Feldgröße und der Hochspannung. Für kleine Felder und niedrige Spannung ist er zu vernachlässigen, während er bei 50 kV und großen Bestrahlungsfeldern bis zu 30% betragen kann.

Neben der Bestrahlungszeit, dem Röhrenstrom, der Hochspannung und der Feldgröße gibt es weitere Parameter, von denen die Oberflächendosis abhängig ist. Diese weniger bekannten Einflussgrößen wurden von H.W. Nemec [4, 5] ausführlich untersucht.

Die häufig verwendeten, individuell zugeschnittenen Bleischablonen verkleinern die Feldgröße und verringern somit je nach Hochspannung und Tubusoberfläche die Oberflächendosisleistung.

Tubusse, die sich bei sonst gleichen Abmessungen nur durch den Durchmesser der röhrenseitigen Blende unterscheiden, können in der Oberflächendosisleistung stark von einander abweichen. Unterschiede bis zu 60% wurden nachgewiesen. Derartige Tubusse sind also gesondert zu vermessen und dürfen nicht verwechselt werden.

Der Einschalteffekt entspricht der reduzierten Dosisleistung während des Ein- und Ausschaltvorgangs und nimmt mit der Röhrenspannung zu. Er wird rechnerisch durch Verlängerung der Bestrahlungszeit kompensiert [7]. Dieser Wert kann bei verschiedenen Geräten des gleichen Typs stark variieren. Er muss daher in jedem Fall überprüft werden und ist gegebenenfalls bei der Berechnung der Bestrahlungszeiten für die Einzelfraktionen zu berücksichtigen.

Werden die beschriebenen Einflussgrößen nicht oder nur zum Teil berücksichtigt, kann es zu erheblichen Fehldosierungen kommen.

Dosismessungen und Qualitätssicherung

Für die Qualitätssicherung bei Röntgentherapieanlagen hat das Schweizerische Bundesamt für Gesundheit (BAG) eine Weisung herausgegeben, welche Art, Umfang, Zuständigkeit und Periodizität der für Sicherheit, Funktionalität und Qualität erforderlichen Maßnahmen festlegt [10].

Die Weisung legt fest, dass für Geräte bis 100 kV jährlich eine Konstanzprüfung und alle drei Jahre eine Zustandsprüfung in Verbindung mit einer Wartung des Gerätes durch die Fachfirma durchzuführen ist. Die dosimetrischen Kontrollen müssen unter Verantwortung eines Medizinphysikers durchgeführt werden und sind entsprechend mit den Wartungen zu koordinieren. Die Durchführung dieser Kontrollen in Arztpraxen und kleinen Spitälern ohne eigenen Medizinphysiker wird durch ein Mentorkonzept ermöglicht. Entsprechende Informationen sind über das BAG erhältlich.

Vor der Inbetriebnahme (Abnahmeprüfung) müssen die Halbwertsschichtdicken für alle Spannungen sowie alle Dosisleistungen für alle in der klinischen Routine verwendeten Tubus/Filter/Spannungs-Kombinationen gemessen werden. Die Messung erfolgt mit einer speziell für diesen Energiebereich konzipierten Weichstrahlkammer. Die Ionisationskammer und das zugehörige Elektrometer müssen für alle verwendeten Strahlqualitäten beim METAS (Bundesamt für Metrologie und Akkreditierung Schweiz) geeicht werden. Die Eichung erfolgt in Wasserenergiedosis mit dem Mittelpunkt des Eintrittsfensters der Messkammer als Bezugspunkt. Die für die Strahlenqualitäten charakteristischen Halbwertsschichtdicken werden gemäß der Empfehlung Nr. 9 der Schweizerischen Gesellschaft für Strahlenbiologie und Medizinische Physik (SGSMP) [2] durch den Medizinphysiker bestimmt. Für die Messung der Dosisraten wird die Kammer in ein Plexiglasphantom eingeschoben, so dass die Oberfläche der Kammer bündig mit der Phantomoberfläche abschließt. Die Messunsicherheit bei der Bestimmung der Dosisraten, die allein durch das Dosimeter (Eichung, Korrektur der Einflussgrößen wie Druck und Temperatur, Langzeitstabilität und Messverfahren) verursacht wird, liegt zwischen 2 und 3%. Besonders bei älteren Geräten addieren sich hier große Unsicherheiten, die durch Strom- und Spannungsschwankungen verursacht werden. Bei Messungen an aufeinanderfolgenden Tagen kann der Unterschied zwischen den gemessenen Dosisraten einige Prozent betragen.

Im Rahmen einer Zustandsprüfung wird auch der Einschalteffekt und die Dosislinearität überprüft.

Kontrollmessungen sind auch bei jeder Reparatur oder Veränderung an dosisbestimmenden Elementen des Gerätes notwendig.

Feldgrößen, Homogenität und Symmetrie

Ein wichtiges Kriterium für die Qualität der Bestrahlung ist die Homogenität und Symmetrie des Bestrahlungsfeldes. Für eine Beurteilung der Güte müssen zum einen medizinische Aspekte und zum anderen die Weisung des BAG beachtet werden. Die Weisung des BAG verlangt im Bereich, der durch 80% der Feldgröße definiert wird, eine Homogenität die ±15% der Dosis im Zentralstrahl entspricht. Besonders bei älteren Geräten ist dieses Kriterium bei größeren Tuben oft nicht über die gesamte nominelle Feldgröße erfüllt.

Die quantitative Beurteilung erfolgt durch Digitalisierung von mit den entsprechenden Tuben belichteten Röntgenfilmen und einer anschließenden Auswertung (Profile in beiden Hauptachsenrichtungen des Tubusses) mit Hilfe einer wissenschaftlichen Software. Die früher übliche Auswertung von Auge ist nicht mehr zulässig.

Während die Feldgrößen (definiert durch 50% der Dosis im Zentralstrahl) jährlich im Rahmen der Konstanzprüfung kontrolliert werden, wird die Homogenität nur alle 3 Jahre im Rahmen einer Zustandsprüfung überprüft. Werden Modifikationen an den Tuben vorgenommen, so müssen die entsprechenden Tuben jedoch umgehend dosimetrisch überprüft werden.

Einige Tuben (insbesondere kleinere Feldgrößen) sind mit einem Plexiglasring verlängert. Hier kann es mit zunehmender Energie zu einem signifikanten Dosisbeitrag im Bereich des Plexiglasringes kommen. Diese und andere Besonderheiten müssen dem ärztlichen und technischen Fachpersonal bekannt sein und müssen entsprechend berücksichtigt werden.

Auch kann es bei Nahbestrahlungen mit einem Fokus-Hautabstand (FHA) von weniger als 5 cm zu Feldinhomogenitäten kommen, falls der Felddurchmesser größer ist als der halbe FHA.

Literatur

1. Cordt I, Panizzon RG (1991) Gewebehalbwerttiefen in der Dermatoröntgentherapie unter besonderer Berücksichtigung der Dermex-/Dermax-Geräte. Dermatol Helv 8:25
2. Dosimetrie von Röntgenstrahlen im niederen und mittleren Energiebereich (2001) SGSMP Empfehlungen Nr. 9
3. Goldschmidt H, Panizzon RG (1991) Modern Dermatologic Radiation Therapy. Springer, Berlin
4. Nemec HW, Elmer E (1994) Zur Qualitätssicherung an dermatologischen Röntgentherapieanlagen in der Schweiz. Dermatol Helv 7:57
5. Nemec HW (1996) Welche Parameter beeinflussen die Oberflächendosis in der Weichstrahltherapie? Dermatol Helv 7:11
6. Physikalische und dosimetrische Kontrollen der Dermatologischen Röntgentherapiegeräte in Arztpraxen und kleinen Spitälern (1990) SGSMP-Empfehlungen Nr. 6
7. Praxis der Weichstrahldosimetrie (1986) DGMP-Bericht Nr. 5
8. Strahlenschutzgesetz (StSG) vom 22. März 1991 und Strahlenschutzverordnung (StSV) vom 22. Juni 1994
9. Wachsmann F, Vieten H (1970) Grundlagen der strahlentherapeutischen Methoden. In: Diethelm L et al (Hrsg) Handbuch der Medizinischen Radiologie Bd 16/1. Springer, Berlin, S 1
10. Weisung R-08-09 des Schweizerischen Bundesamtes für Strahlenschutz: Qualitätssicherung bei Röntgenanlagen (21. 4. 2005)

Physikalische und dosimetrische Grundlagen

KAPITEL 19

Die Strahlentherapie entzündlicher Hauterkrankungen

R. G. PANIZZON

Einleitung

Bevor zu einer Bestrahlung gutartiger Hautveränderungen geschritten werden kann, müssen die Grundregeln dafür berücksichtigt werden [6].

Der bestrahlende Dermatologe sollte, ähnlich wie bei der Radiotherapie maligner Hautveränderungen, Kenntnis über die Tiefenausdehnung der verschiedenen Hautprozesse haben. Denn als Faustregel gilt (analog den Tumoren), dass die Gewebehalbwerttiefe (GHWT) der Tiefenausdehnung des entzündlichen Prozesses entsprechen sollte.

Es gilt darauf hinzuweisen, dass die Totaldosen für Weichstrahlen in der Regel 12 Gy pro Feld und ganzes Leben betragen. Für Grenzstrahlen liegen die Totaldosen bei 50 Gy pro Feld.

Indikationen

■ Ekzem

Die Strahlentherapie stellt wohl kaum die Therapie erster Wahl bei Ekzemen dar, jedoch kann bei hartnäckigen, tylotisch-rhagadiformen bzw. chronischen, verselbstständigten Kontaktekzemen, die eine therapeutische Crux darstellen, die Strahlentherapie durchaus angezeigt sein. Entsprechend der Tiefenausdehnung solcher Ekzeme bzw. aus strahlenökonomischen Gründen ist zuerst an die Grenzstrahlen mit einer Gewebehalbwerttiefe von 1 mm zu denken. Das *Dosierungsschema* lautet etwa wie folgt:

10–15 kV, ohne Filter bzw. Cellonfilter 1 mm, Einzeldosis 0,5–1,0 Gy, Intervall 2–5 Tage, GHWT 1 mm, in 6–12 Sitzungen, d. h. 3–12 Gy Gesamtdosis.

In der Literatur ist bereits beschrieben worden, dass unter Einwirkung von Grenz-, aber auch von Weichstrahlen die Langerhans-Zellen reduziert werden und somit Kontaktekzeme bzw. Ekzeme generell günstig beeinflusst werden können [3]. Einige Autoren beschreiben den sinnvollen Einsatz der Röntgenstrahlen bei Ekzemen. Sind Ekzeme eher hyperkeratotisch, so kann man annehmen, dass die Gewebehalbwerttiefe mit 1 mm nicht tief genug liegt. In diesen Fällen gibt es zwei Möglichkeiten, entweder Keratolyse mit 5% bzw. 10% Salicylvaseline und in erster Linie Grenzstrahlen oder direkt Röntgenweichstrahlen, d. h. 20 kV oder mehr [2].

■ Keloide

Sehr wichtig bei Keloiden ist der möglichst frühe Einsatz der Röntgenstrahlen. Bei länger bestehenden Keloiden sind die Erfolgsaussichten mit Röntgenstrahlen gering. Es empfiehlt sich bei einer vorgesehenen Nachexzision des Keloids, dies mit dem Radiotherapeuten zu besprechen, damit innerhalb der ersten Woche nach Operation gleich mit der Bestrahlung begonnen werden kann [1, 4]. Das *Dosierungsschema* lautet hier etwa wie folgt:

20–50 kV oder mehr, Al-Filter 0,4–2,0 mm oder mehr, Einzeldosis 1 oder 2 Gy, Intervall 2 Tage, GHWT 1–15 mm oder mehr, bis zur Gesamtdosis von 12 Gy.

■ Lymphozytome

Der Einsatz der Röntgenstrahlen bei Lymphozytomen ist stark zurückgegangen, da heute andere Therapiemodalitäten möglich sind. Dennoch gibt es immer wieder knotige Pseudolymphome, die sich trotz Penicillin- oder Corticosteroidtherapie nicht zurückbilden. Hier können die Röntgenweichstrahlen mit Gesamtdosen von 4–8 Gy erfolgreich eingesetzt werden [7]. Die Dosisempfehlung ist hier ähnlich wie für Keloide (s. dort).

■ Psoriasis

An bestimmten Körperlokalisationen ist die Behandlung der Psoriasis auch heute noch schwierig, wie z. B. am Kopfboden bzw. an den Fingernägeln. Mittels der Röntgenstrahlen kann keine Heilung, aber eine lang anhaltende Besserung erzielt werden.

Vorteilhaft ist, dass bei Kopfpsoriasis die Haare nicht unbedingt kurz geschnitten werden müssen, man kann sie auch scheiteln und dann mit den Grenzstrahlen in mehreren Feldern behandeln [5]. Wichtig ist, darauf hinzuweisen, dass die Grenzstrahlen nicht zu einer Alopezie führen, da die Haarwurzeln ja tiefer als 1 mm in der Haut liegen, die Gewebehalbwerttiefe für Grenzstrahlen aber bei ca. 1 mm liegt. Die Dosisempfehlung für die Bestrahlung der Psoriasis des Kopfbodens ist ähnlich wie für oberflächliche Ekzeme (s. dort).

Eine weitere Indikation für Grenz- bzw. Weichstrahlen stellt die Psoriasis der Fingernägel dar (Abb. 38 a, b). Auch hier kann gegenüber

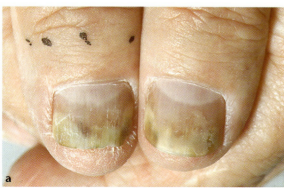
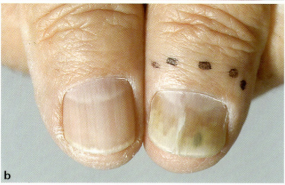

Abb. 38. Psoriasis der Fingernägel. **a** Nägel beider Daumen. **b** Der rechte Daumen wurde mittels Röntgenweichstrahltherapie behandelt. Da es zu einer mehr als 3 Jahre anhaltenden Remission kam, wünschte der Patient eine Radiotherapie auch des Daumennagels an der anderen Hand.

herkömmlichen Therapien eine länger dauernde Erscheinungsfreiheit garantiert werden.

Bei nicht allzu dicken Nägeln können die ökonomischeren Grenzstrahlen empfohlen werden bzw. bei etwas dickeren Nägeln die Röntgenweichstrahlentherapie. *Dosierungsschema:*

12 bzw. 20 kV oder mehr, Cellonfilter 1,0 mm oder kein Filter bzw. Al-Filter 0,4 mm oder mehr, Einzeldosis 1 bzw. 2 Gy, Intervall 3–6 Tage, GHWT über 1 mm oder mehr, Gesamtdosen von 12 Gy für Weichstrahlen (ab 20 kV), Gesamtdosen bis 50 Gy für Grenzstrahlen (12 kV), evtl. in mehreren Serien.

■ Weitere Indikationen

Schmerzhafte Paronychien, Hidradenitiden bzw. schmerzhafte Unterschenkelulzera. Die sog. Kleindosisbestrahlung ist in solchen Situationen eine sehr effektive, strahlenökonomische und für den Patienten hilfreiche Behandlung [7]. Immer wieder kann man feststellen, dass z. B. sehr schmerzhafte, auch kleine Unterschenkelulzera, die mit Lokaltherapeutika und auch Analgetika schwierig zu beeinflussen sind, insbesondere Ulzera mit vaskulitischer Komponente, rasch ansprechen. Hierbei gilt folgendes *Therapieschema:*

20 kV oder mehr, Al-Filter 0,4 mm oder mehr, Einzeldosis 0,2 Gy, täglich, GHWT über 1 mm, Gesamtdosen für 1 Serie (10 Sitzungen) um 2 Gy.

Als weiteres Beispiel sei noch erwähnt der Pemphigus chronicus familiaris benignus Hailey-Hailey, eine sehr therapieresistente Erkrankung mit schmerzhaften und erosiven Veränderungen im Genitoanalbereich, bei der verschiedenste Lokaltherapeutika bis hin zur Dermabrasio empfohlen werden. Hier kann dem Patienten mit wenigen Sitzungen durch Röntgengrenzstrahlen rasch geholfen werden. Die Dosierung hier: s. Ekzem.

Röntgenfernbestrahlung

Für diese Art Röntgenbestrahlung, welche durch die PUVA-Therapie stark zurückgedrängt worden ist, gibt es folgende mögliche Indikationen: hartnäckiger Alterspruritus und hartnäckige Erythrodermien. Kaum eine Therapie führt rascher zur Verminderung eines therapierefraktären, hartnäckigen Pruritus als die Röntgenfernbestrahlung! Der limitierende Faktor ist hier die begrenzte GHWT, die lediglich bei 2 mm liegt. Es wird die Bestrahlungsanlage beim stehenden Patienten in 2 m Entfernung von der Röntgenröhre verwendet. Das *Dosierungsschema* sieht etwa wie folgt aus:

50 kV, ohne Filter, 2 m Fokus-Haut-Abstand, Einzeldosis 0,5 bzw. 1 Gy, Intervall 3–6 Tage, Gesamtdosis bei 12 Gy.

Diese Fernbestrahlung verwenden wir auch als zusätzliche Therapie bei Patienten mit Sézary-Syndrom und starkem Pruritus als mögliche Ergänzung zur Photopheresetherapie.

Zusammenfassung

Nach Beachtung der Grundregeln für die Röntgenweichstrahlentherapie gutartiger Erkrankungen sind auch heute noch einige Indikationen für diese Therapie gegeben. Erfolg versprechend ist der Einsatz der Röntgentherapie bei Ekzemen, Keloiden (bei Letzteren ist der frühzeitige Beginn einer Therapie in der ersten Woche nach Operation sehr wichtig), bei Psoriasis (insbesondere des Kopfbodens und der Nägel), gelegentlich bei Lymphozytomen, bei schmerzhaften Unterschenkelulzera (Kleindosisbestrahlung), beim Morbus Hailey-Hailey und schließlich die Röntgenfernbestrahlung als Ergänzung bei hartnäckigem Alterspruritus bzw. erythrodermatischen Zuständen, wie z. B. beim Sézary-Syndrom.

Literatur

1. Caccialanza M, Piccinno R, Schiera A (2002) Postoperative radiotherapy of keloids: a twenty-year experience. Eur J Dermatol 12:58–62
2. Fairris GM, Mack DP, Rowell NR (1984) Superficial X-ray therapy in the treatment of constitutional eczema of the hands. Br J Dermatol 111:445–449
3. Groh V, Meyer JC, Panizzon R, Zortea C (1984) Soft X-irradiation influences the integrity of Langerhans cells. A histochemical and immunohistological study. Dermatologica 168:53–60
4. Guix B, Henriquez I, Andres A, Finestres F, Tello JI, Martinez A (2001) Treatment of keloids by high-dose-rate brachytherapy: A seven-year study. Int J Radiat Oncol Biol Phys 50:167–172
5. Lindelöf B, Johannesson A (1988) Psoriasis of the scalp treated with Grenz rays or topical corticosteroid combined with Grenz rays. A comparative randomized trial. Br J Dermatol 119:241–244
6. Panizzon R, Veraguth PC (1989) Grundregeln für die Röntgenweichstrahlentherapie gutartiger Hauterkrankungen. Hautarzt 40:175
7. Panizzon R (1991) Radiation therapy of benign tumors, hyperplasias, and dermatoses. In: Goldschmidt H, Panizzon RG (eds) Modern Dermatologic Radiation therapy. Springer, Berlin, pp 139–145

KAPITEL 20 Strahlentherapie bösartiger Hauttumoren

R. G. PANIZZON, R. DUMMER, M. BEYELER

Vor- und Nachteile einer Röntgenweichstrahlentherapie

Von einer Radiotherapie sollten Vor- und Nachteile mit dem Patienten besprochen werden. Besonders *vorteilhaft* ist die Radiotherapie aus folgenden Gründen: Sie ist schmerzlos, gewerbeerhaltend, ambulant durchführbar und auch für großflächige Tumoren anwendbar. Aufgrund der gewerbeerhaltenden Eigenschaften sind große Sicherheitsabstände möglich und gewähren eine bestmögliche Rezidivfreiheit bei der Tumorbehandlung.

Die Radiotherapie ist auch an Körperlokalisationen mit Neigung zu Keloiden einsetzbar. Zudem können anatomisch kritische Bereiche wie die Nase, der Periorbitalbereich und die Ohren großflächig bestrahlt werden ohne Zerstörung der Funktion der Organe.

Diesen Vorteilen steht eine ganze Reihe von *Nachteilen* gegenüber:

Die Radiotherapie muss immer in mehreren Sitzungen erfolgen. In der Regel sind zwischen 6 und 12 Sitzungen notwendig. Bei Karzinombestrahlungen (Basalzellkarzinom und spinozelluläres Karzinom) sind später keine Zweitbestrahlungen möglich. Nach Karzinomdosen kommt es zu Haarverlust. Das kosmetische Resultat ist vor allem an Stamm und Extremitäten nicht immer befriedigend, im Gegensatz zum Resultat im Gesichtsbereich, das in der Regel äußerst positiv ausfällt.

Indikationen

■ Basalzellkarzinom, spinozelluläres Karzinom und Keratoakanthom

Mittelgroße Basalzellkarzinome und spinozelluläre Karzinome im Gesicht stellen die optimale Indikation innerhalb der dermatologischen Radiotherapie dar. Bei der Behandlung dieser relativ häufigen Hauttumoren erwarten wir, insbesondere im Gesicht, ein einwandfreies funktionelles Ergebnis. Die Radiotherapie erweist sich hier, vor allem an Lokalisationen wie Augenlidern, Nase, Lippen und Ohrmuscheln, als ausgezeichnetes Verfahren und bringt kaum zu überbietende Ergebnisse. Mit Hilfe der Gewebehalbwerttiefe (GHWT), die in etwa der Tumorausdehnung in die Tiefe entsprechen sollte, können wir diese Tumoren bei bestmöglicher Schonung der normalen Haut optimal therapieren (Abb. 39 a, b) [4]. Das von Miescher empirisch aufgestellte Fraktionierungsschema hat sich dabei bewährt [8]. Die von uns angewandten Dosen finden sich in Tabelle 50. In Knorpel oder Knochen infiltrierende Basalzellkarzinome oder spinozelluläre Karzinome sind keine Indikation für die Röntgenweichstrahlentherapie, eignen sich aber für eine Therapie mit schnellen Elektronen [3]. Besonders zu beachten ist die Histologie dieser Tumoren, da entdifferenzierte Basalzellkarzinome (sklerodermiforme Wachstumsformen) und entdifferenzierte spinozelluläre Karzinome auf die übliche Dosierung weniger gut ansprechen. Anhand eigener Untersuchungen konnten wir feststellen, dass bei 433 Basalzellkarzinomen die gut differenzierten soliden Formen lediglich eine Rezidivrate von 5,1%, die sklerodermiform wachsenden hingegen eine Rezidivrate von mindestens 31% aufwiesen. Ähnlich war es mit den 490 spinozellulären Karzinomen, wo bei gut differenzierten Tumoren eine Rezidivrate von 7,6%, bei entdifferenzierten Formen eine solche bis 50% festgestellt wurde [8]. Dies soll nicht heißen, dass in Einzelfällen nicht trotzdem eine Radiotherapie durchgeführt werden kann; allerdings müssen dann die Bestrahlungsparameter angepasst werden, z.B. durch höhere Einzeldosen oder durch Behandlung mit schnellen Elektronen [3, 4, 8].

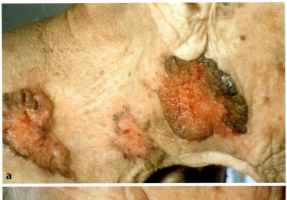

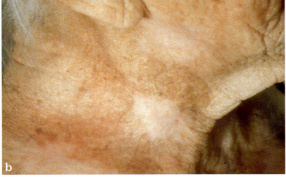

Abb. 39. Ausgedehnte, inoperable Basalzellkarzinome am Hals einer 92-jährigen Patientin. **a** Vor Radiotherapie, **b** 3 Monate nach Radiotherapie (Dosierung s. Tabelle 49).

Untersuchungen am Universitätsspital Zürich ergaben ebenfalls, dass der sklerodermiforme Typ des Basalzellkarzinoms ein erhöhtes Rezidivrisiko nach Röntgenoberflächenbestrahlung aufwies (27,7% 5-Jahres-Rezidivrate), während noduläre Basalzellkarzinome eine Rezidivrate von 8,2% und oberflächliche Basalzellkarzinome eine solche von 26,1% zeigten. Allerdings traten die Rezidive von oberflächlichen Basalzellkarzinomen erst viel später auf als bei den anderen histologischen Typen, womit nicht auszuschließen ist, dass es sich um neue Tumoren und nicht um Rezidive handelte [10].

In diesem Abschnitt soll auch das Keratoakanthom erwähnt werden, obwohl es als Pseudokarzinom angesehen wird. Dieser Tumor entsteht relativ rasch und kann gelegentlich weder klinisch noch histologisch von einem spinozellulären Karzinom unterschieden werden. Es kann deshalb durchaus sein, dass eine Therapie erforderlich wird. In diesen Fällen wird das Keratoakanthom gleich behandelt wie ein spinozelluläres Karzinom [4].

Tabelle 50. Empfohlene Dosen für maligne Tumoren der Haut

Diagnose	kV	Felddurchmesser (cm²)	Fraktionierung (cGy)	Gesamtdosis	Intervall zwischen Bestrahlungen (Tage)
Lentigo maligna	12	<2	5–6×2000 oder		
			10–12×1000	10000–12000	4–7
Morbus Bowen,	12		8–10×600	4800–6000	4–7
Erythroplasie de Queyrat		<2	3–4×800	2400–3200	3–4
	20	>2	8–10×400	3200–4000	
Aktinische Keratosen	12		5–7×800	4000–5600	4–7
	20	<2	2–3×800	1600–2400	4–7
		>2	5–7×400	2000–2800	3–4
Basalzellkarzinom, spinozelluläres Karzinom	20–50	<2	5–6×800	4000–4800	4–7
		2–5	10–12×400	4000–4800	3–4
		>5	26–28×200	5200–5600	täglich
Lentigo-maligna-Melanom, Melanommetastasen	20–50	variabel	7–9×600	4200–5400	4–7
Kaposi-Sarkom	20–50	<2	3–5×800	2400–4000	4–7
		>2	5–10×400	2000–4000	3–4

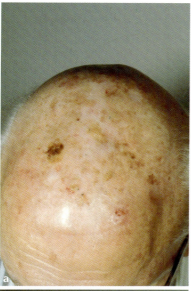

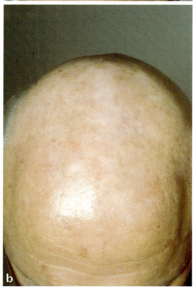

Abb. 40. Multiple aktinische Keratosen im Glatzenbereich eines 86-jährigen Patienten. **a** Vor, **b** nach einer Therapie mit Grenzstrahlen (Dosierung s. Tabelle 50).

■ Ausgedehnte aktinische Keratosen (Präkanzerosen)

Ältere Menschen zeigen sehr oft ausgedehnte, flächenhafte, hyperkeratotische, leicht infiltrierte Läsionen, insbesondere Männer im Stirn-Scheitel-Bereich der Glatze, ferner auch an den Vorderarmen und am Handrücken. Übliche lokale Behandlungen wie 5-Fluorouracil sind sehr oft unbefriedigend und es entwickeln sich rasch Rezidive. Die „Sanierung" mit den Grenzstrah-

len hingegen ist relativ einfach durchzuführen und zeigt auch einen lang anhaltenden Effekt (Abb. 40 a, b) [7]. Da der prämaligne Prozess intraepidermal gelegen ist, eignet sich diese Indikation sehr gut für die Grenzstrahlen, also für eine Strahlenqualität mit 12 kV. Bei Einzeldosierung zwischen 4 und 8 Gy 1- bis 2-mal pro Woche ist der Patient nicht öfter als 5- bis 6-mal einzubestellen. Es ist darauf hinzuweisen, dass sich eine mehr oder weniger starke erythematöse Reaktion entwickeln wird, die sich aber wieder zurückbildet (genaue Dosierung in Tabelle 50). Der Patient ist im Übrigen anzuhalten, nach Beendigung der Therapie die behandelte Stelle vor weiterer Sonneneinwirkung zu schützen. Deswegen führen wir diese Behandlung bevorzugt während der Wintermonate durch.

■ Morbus Bowen und Erythroplasie Queyrat

Diese Veränderungen können sehr ausgedehnt sein, z. B. im Gesicht, an den Händen oder im Genitoanalbereich. Ein operativer Eingriff könnte zu einem funktionell entstellenden Resultat führen, vor allem im Bereich der Glans penis oder der Vulva. Die entsprechende Grenzstrahlen- oder Weichstrahlentherapie hat sich hier als funktionell erhaltend sehr bewährt [7] (entsprechende Dosierung in Tabelle 50). In einer Nachuntersuchung an unserer Klinik von 77 bestrahlten Läsionen bei 52 Patienten waren nach einer durchschnittlichen Kontrolldauer von 3 Jahren nur zwei Rezidive festzustellen, was einer Heilungsrate von 97,4% entspricht [1].

■ Lentigo maligna und Lentigo-maligna-Melanom

Die Lentigo maligna ist eine makuläre pigmentierte Hautveränderung, die typischerweise im Gesicht älterer Patienten mit massivem aktinischen Hautschaden auftritt. Charakteristisch ist für die Lentigo maligna ein horizontales Wachstumsmuster; sie kann in das sog. Lentigo-maligna-Melanom übergehen, das durchaus metastasieren kann. Histologisch ist die Lentigo maligna charakterisiert durch in der Junktionszone liegende atypische, vergrößerte Melanozyten mit Invasion der Haarfollikel. Wir interpretieren diese Erkrankung heute als Variante eines Melanoms in situ. Histologisch kontrollierte vollständige Exzision ist die Therapie der ersten Wahl. Jedoch werden gerade bei älteren Patien-

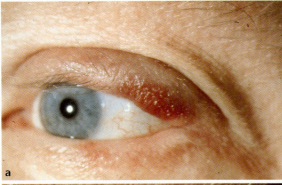
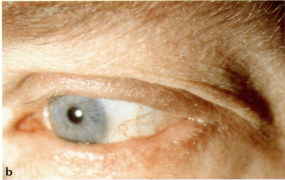

Abb. 41. Kaposi-Sarkom-Läsion am Oberlid eines HIV-positiven Patienten. **a** Vor Therapie, **b** nach Therapie (Dosierung s. Tabelle 50).

ten, die häufig große Läsionen im Gesicht aufweisen, alternative Therapieoptionen benötigt. Die Radiotherapie mit Grenzstrahlen oder weichen Röntgenstrahlen wurde erfolgreich für diese Erkrankung eingesetzt. Die Heilungsrate liegt bei der ambulant durchführbaren und bis auf eine lokale Rötung und gelegentlich Erosion nebenwirkungsarmen Behandlungsmethode bei über 90% [2, 9]. Die entsprechenden Dosierungen sind in Tabelle 50 zusammengefasst.

■ Kaposi-Sarkom

Das Kaposi-Sarkom ist eine multifokale, von Gefäßzellen ausgehende Neoplasie an Haut und inneren Organen, die mit dem humanen Herpesvirus 8 assoziiert ist. Man unterscheidet im Wesentlichen vier Manifestationsformen des Kaposi-Sarkoms:

■ das klassische Kaposi-Sarkom (vor allem bei Männern jenseits des 50. Lebensjahrs an den Extremitäten, mit langsamem zentripetalen Wachstum);

■ das afrikanische Kaposi-Sarkom (eine aggressive Variante, die auch bei Frauen und Kindern auftritt und vor allem bei Kindern die Lymphknoten primär betrifft, während es bei Erwachsenen auch lange, lokal begrenzte Verläufe gibt);

■ das Kaposi-Sarkom bei iatrogener Immunsuppression (eine überwiegend die Haut betreffende Erkrankung, die nach Rekonvaleszenz des Immunstatus spontan wieder abheilt);

■ das epidemische, HIV-assoziierte Kaposi-Sarkom (betrifft disseminiert die Haut und befällt frühzeitig das lymphoretikuläre System und innere Organe).

Bei allen Formen des Kaposi-Sarkoms kann die Radiotherapie mit Röntgenweichstrahlen zu eindrucksvollen Remissionen [5, 6] mit optimalem kosmetischen Resultat führen (Abb. 41 a, b). Deshalb ist insbesondere in exponierter Lokalisation, wie z. B. im Gesicht, die Radiotherapie eine hervorragende Methode für die Behandlung dieser Läsionen. Die verwendeten Dosierungen sind in Tabelle 50 zusammengefasst.

Zusammenfassung

In der dermatologischen Onkologie gibt es einige ausgezeichnete Indikationen für eine Röntgentherapie. Indikationen schlechthin für die Röntgenweichstrahlen stellen Basalzellkarzinome und spinozelluläre Karzinome dar. Je nach Tumorgröße können dem Patienten unterschiedliche Fraktionierungsschemata angeboten werden, d. h. kleinere Tumoren können mit höheren Einzeldosen 1- bis 2-mal pro Woche, größere Tumoren eher mit niedrigeren Einzeldosen 3- bis 5-mal pro Woche bestrahlt werden. Die Lentigo maligna und das Lentigo-maligna-Melanom sind keineswegs als strahlenresistent anzusehen und können bei größerer Ausdehnung und bei älteren Patienten durchaus mit der Radiotherapie angegangen werden. Die Dermatoröntgentherapie kann auch zu sehr guten Ergebnissen im palliativen Bereich beim Kaposi-Sarkom (klassischer Typ oder HIV-assoziiert) führen.

Literatur

1. Blank A, Schnyder UW (1985) Soft X-ray therapy in Bowen's disease and Erythroplasia of Queyrat. Dermatologica 171:89–94
2. Farshad A, Burg G, Panizzon R, Dummer R (2002) A retrospective study of 150 patients with lentigo maligna and lentigo maligna melanoma and the efficacy of radiotherapy using Grenz or soft X-rays. Brit J Dermatol 146:1042–1046
3. Fleming ID, Amonette R, Monaghan T (1995) Principles of management of basal an squamous cell carcinoma of the skin. Cancer 75 (2 Suppl): 699–704
4. Goldschmidt H, Panizzon RG (1991) Modern Dermatologic Radiotherapy. Springer, Berlin, pp 65–85, 87–121, 133–137, 147–153
5. Gressen EL, Rosenstock JG, Xie Y, Corn BW (1999) Palliative treatment of epidemic Kaposi sarcoma of the feet. Am J Clin Oncol 22:286–290
6. Kirova YM, Belembaogo E, Frikha H, Haddad E, Calitchi E, Levy E, Piedbois P, Le Bourgeois JP (1998) Radiotherapy in the management of epidemic Kaposi's sarcoma: a retrospective study of 643 cases. Radiother Oncol 46:19–22
7. Panizzon RG (1992) Die Röntgenweichstrahlentherapie als Alternative bei älteren Patienten. In: Burg G, Hartmann AA (Hrsg) Onkologische Dermatologie. Springer, Berlin, S 263–267
8. Panizzon RG (1993) Die Röntgenweichstrahlen des Basalioms. In Petres J, Lohrisch I (Hrsg) Das Basaliom. Springer, Berlin, S 189–192
9. Schmid-Wendtner MH, Brunner B, Konz B et al. (2000) Fractionated radiotherapy of lentigo maligna and lentigo maligna melanoma. J Am Acad Dermatol 43:477–482
10. Zagrodnik B et al (2003) Superficial radiotherapy for patients with basal cell carcinoma: recurrence rates, histologic subtypes, and expression of p53 and Bcl-2. Cancer 98:2708–2714

Strahlentherapie bösartiger Hauttumoren

KAPITEL 21 Strahlentherapie kutaner Lymphome

R. DUMMER, M. BEYELER

Definition und Klassifikation

Kutane Lymphome gehören zur Gruppe der extranodalen Non-Hodgkin-Lymphome, innerhalb derer sie die zweithäufigste Lymphomform darstellen. Die Inzidenz wird auf eine Neuerkrankung pro Jahr und 100 000 Einwohner geschätzt [39]. Primäre kutane Lymphome entstehen definitionsgemäß in der Haut und bleiben in der Regel über längere Zeit (mindestens 6 Monate) auf das Hautorgan beschränkt, während sekundäre kutane Lymphome kutane Manifestationen von disseminierten, primär nodalen oder extranodalen Lymphomen darstellen [40]. Primäre kutane Lymphome umfassen ein weites, klinisch und histologisch heterogenes Spektrum lymphoproliferativer Neoplasien, wobei 65% der kutanen Lymphome den kutanen T-Zell-Lymphomen (CTCL), 25% den kutanen B-Zell-Lymphomen (CBCL) und 10% weiteren, selteneren Formen von kutanen Lymphomen zugeordnet werden können. Kutane Lymphome und nodale oder extrakutane Lymphome gleicher Zytomorphologie unterscheiden sich erheblich hinsichtlich ihrer klinischen Manifestation, aber auch in den therapeutischen Maßnahmen und prognostischen Charakteristika. Deshalb sollen Patienten mit kutanen Lymphomen in enger Zusammenarbeit zwischen einem spezialisierten Zentrum und dem niedergelassenen Arzt behandelt werden [24].

Initial basierten nahezu alle gängigen Lymphomklassifikationen hauptsächlich auf zytologischen Kriterien [6]. Diese Klassifikationen berücksichtigen kutane Lymphome nicht als eigenständige Entitäten und konnten den klinischen, therapeutischen und prognostischen Eigenheiten von kutanen Lymphomen nicht gerecht werden. 1997 veröffentlichte die Arbeitsgruppe „Kutane Lymphome" der European Organization for Research and Treatment of Cancer (EORTC) eine eigens für kutane Lymphome entwickelte Klassifikation [40]. In Anlehnung an die für nodale und zahlreiche extranodale Lymphome verwendete REAL-Klassifikation beschreiben beide Systeme nosologische Entitäten, die durch klinische, histo- und zytomorphologische sowie phäno- und genotypische Merkmale definiert sind [14].

2005 entstand nach mehreren Konsensustreffen von Vertretern der WHO- und der EORTC-Klassifikation eine neue, sog. WHO-EORTC-Klassifikation. Es wurden dabei vor allem die unterschiedliche Klassifikation von kutanen T-Zell-Lymphomen, die nicht Mycosis fungoides oder dem Sézary-Syndrom zuzuordnen waren, die Klassifikation der CD30+ Lymphome sowie die Terminologie und Klassifikation der kutanen B-Zell-Lymphome vereinheitlicht (Tabelle 51) [35, 41].

Bei den kutanen T-Zell-Lymphomen findet sich das tumoröse Infiltrat in den frühen Krankheitsstadien meist in diffuser Ausbreitung subepidermal mit einer Tiefenausdehnung von ca. 0,5–1 mm. Die kutanen B-Zell-Lymphome manifestieren sich meist in Form solitärer oder gruppiert stehender Knötchen und Knoten mit einer Tiefenausdehnung bis in das subkutane Fettgewebe hinein.

Wenngleich es sich bei allen kutanen Lymphomen um Systemerkrankungen handelt, so ist dennoch dem besonderen Tropismus der Tumorzellen für das Hautorgan bei meist fehlender Proliferation der Tumorzellen in anderen Organen (Lymphknoten, Knochenmark) Rechnung zu tragen.

Die Strahlentherapie kutaner Lymphome kann entweder mit Orthovoltröntgenstrahlen als Bestrahlung einzelner Tumorknoten oder des gesamten Hautorgans (Teleröntgen), andererseits auch mit schnellen Elektronen zur Therapie großer Tumoren in einem umschriebenen Bereich oder als Ganzhaut-Elektronen-Strahlen-Therapie erfolgen.

Tabelle 51. Neue WHO-EORTC-Klassifikation

Kutane T-Zell- und NK-Zell-Lymphome
- ■ Mycosis fungoides
- ■ Mycosis fungoides-Varianten und -Subtypen
  - follikulotrope Mycosis fungoides
  - pagetoide Retikulose
  - Granulomatous Slack Skin
- ■ Sézary-Syndrom
- ■ Adulte T-Zell-Leukämie/-Lymphom (HTLV+)
- ■ Primär kutane CD30-pos. lymphoproliferative Erkrankungen
  - primär kutanes anaplastisches großzelliges Lymphom
  - lymphomatoide Papulose
- ■ Subkutanes Pannikulitis-artiges T-Zell-Lymphom
- ■ Extranodales NK/T-Zell-Lymphom, nasaler Typ
- ■ Primär kutane periphere T-Zell-Lymphome, nicht weiter spezifiziert
  - primär kutanes aggressives epidermotropes CD8-pos. T-Zell-Lymphom (provisorisch)
  - kutanes γ/δ-T-Zell-Lymphom (provisorisch)
  - primär kutanes CD4-pos. klein-/mittelgroßzelliges pleomorphes T-Zell-Lymphom (provisorisch)

Kutane B-Zell-Lymphome
- ■ Primär kutanes Marginalzonenlymphom
- ■ Primär kutanes Keimzentrumlymphom
- ■ Primär kutanes diffuses großzelliges B-Zell-Lymphom der unteren Extremität
- ■ Primär kutanes diffuses großzelliges B-Zell-Lymphom, andere Formen
  - intravasales großzelliges B-Zell-Lymphom

Hämatologische Neoplasien aus Vorläuferzellen
- ■ CD4-pos./CD56-pos. hämatodermische Neoplasien (blastäres NK-Zell-Lymphom)

Diagnostik

Die Mehrheit der Lymphome der Haut kann bereits klinisch vermutet werden, dennoch sind histologische, immunhistologische und molekularbiologische Untersuchungen unerlässlich [13] (Tabelle 52).

Stadieneinteilung

Zur Stadieneinteilung der kutanen T-Zell-Lymphome wird die TNM-Klassifikation verwendet, die auch gewisse prognostische Bedeutung hat (Tabellen 53 und 54). Insbesondere für die Mycosis funoides gilt, dass die frühen Stadien (IA–IIA) in der Regel eine sehr gute Prognose

aufweisen mit mittleren Überlebenszeiten von 10–20 Jahren. Für andere Lymphomtypen ist diese T-Klassifikation schlecht geeignet. Die N-Kategorie ist ebenfalls klinisch nicht optimal (z. B. N2: klinisch unauffällige Lymphknoten werden nicht biopsiert).

Klinik der häufigsten kutanen Lymphome und Indikationen für die Radiotherapie

■ Kutane T-Zell-Lymphome

■ **Mycosis fungoides und follikuläre Muzinose.** Die Mycosis fungoides tritt meist erst im 4.–10. Lebensjahrzent mit Bevorzugung des männlichen Geschlechts auf. Die Mycosis fungoides manifestiert sich zunächst in Form von ekzematösen Hautveränderungen, die sich oft nach jahreoder jahrzehntelangem Bestehen zu plattenartigen Infiltraten (Plaquestadium) und später dann auch zu Tumoren entwickeln. Mit gängigen klinischen und histologischen Methoden ist eine Beteiligung von Lymphknoten, inneren Organen oder Knochenmark – wenn überhaupt – erst in fortgeschrittenen Stadien nachzuweisen. Neben Patches, Plaques und Tumoren treten bei einigen Patienten besondere klinische Erscheinungsbilder auf, wie Mucinosis follicularis, Hyper- oder Hypopigmentierungen.

Eine Radiotherapie ist indiziert bei uniläsionaler Mycosis fungoides und beim Auftreten von Tumoren im Stadium IIb und später. Eine erythrodermatische Mycosis fungoides kann ebenso wie das Sézary-Syndrom mit Röntgenfernbestrahlung therapiert werden.

■ **Pagetoide Retikulose.** Die pagetoide Retikulose ist eine Variante kutaner T-Zell-Lymphome, bei der die malignen Zellen strikt intraepithelial lokalisiert sind. Die Tumorzellen sind in der Regel groß und weisen hyperchromatische und zerebriforme Kerne auf. Die Tumorzellen können CD4- oder CD8-positiv sein und entweder T-Zell-Rezeptoren des α-β- oder des γ-δ-Typs tragen. Unterschieden wird der lokalisierte Typ (Woringer-Kolopp) mit einer sehr guten Prognose von einer disseminierten Form, die oft einen sehr aggressiven Verlauf nimmt.

Die pagetoide Retikulose ist als oberflächlicher lymphoproliferativer Prozess gut für eine Radiotherapie mit weichen Röntgenstrahlen

Tabelle 52. Diagnostik bei kutanen Lymphomen

	Untersuchungen	Bemerkungen
■ **Anamnese**	Dauer, Art und Ausdehnung und Evolution der Hautmanifestationen	
■ **Klinische Untersuchung**	genauer Hautbefund (evtl. Erhebungsbogen oder Fotodokumentation, Lymphknotenstatus), Palpation von Leber und Milz	
■ **Apparative Diagnostik**	Abdomen- und Lymphknotensonographie Röntgenthorax in 2 Ebenen, ggf. CT	bei Mycosis fungoides (Stadium I) und lymphomatoider Papulose nicht notwendig
■ **Laborunter- suchungen**	komplettes Routinelabor (BSG, Blutbild, Differenzialblutbild, Leberenzyme, Nierenwerte, LDH, Elektrolyte), evtl. bei aus dem Ausland zugewanderten Patienten HTLV-Serologie	bei B-Zell-Lymphomen – Knochenmarkbiopsie – Immunelektrophorese aus Serum und Urin bei erythrodermischen T-Zell-Lymphomen: – Blutausstrich auf Sézary-Zellen – CD4/CD8-Ratio, Bestimmung der CD4+CD7−−-Zellen – Klonalitätsnachweis im Blut (Southern-Blot oder PCR) – Knochenmarkbiopsie ist in der Regel nicht indiziert
■ **Biopsie**	Routinehistologie Immunhistologie zusätzlich Biopsien von vergrößerten Lymphknoten und Organen	molekularbiologische Untersuchungen bei B-Zell-Lymphomen – bevorzugt Southern-Blot bei T-Zell-Lymphomen – PCR für die T-Zell-Rezeptor-γ-Kette

oder auch schnellen Elektronen zugänglich. Es werden Dosierungen von 15–30 Gy empfohlen.

■ **Großzelliges CD30-positives kutanes T-Zell-Lymphom.** Klinisch präsentieren sich diese Tumoren mit knotigen Hautläsionen mit einem Durchmesser von 1 bis zu 15 cm. Typischerweise treten sie beim Erwachsenen auf. Meist findet sich ein einziger Knoten oder gruppierte Knoten in einem anatomischen Areal. Die Prognose dieser Erkrankungen ist im Gegensatz zu den CD30-positiven nodalen Lymphomen ausgezeichnet. Spontane Regressionen werden bei bis zu 25% der Patienten beobachtet, obwohl auch bei einem Teil der Patienten ein Befall der regionalen Lymphknoten auftreten kann. Dieser Befall ist nicht mit einer ungünstigeren Prognose verbunden [3].

Neben einer systemischen Therapie mit Methotrexat stellt die Radiotherapie eine häufig angewandte Behandlung für CD30-positive primär kutane Lymphome dar [32]. Die Strahlenqualitäten werden ausgewählt aufgrund der Ausdehnung der Lymphome.

■ **Lymphomatoide Papulose.** Die lymphomatoide Papulose ist eine chronische, zum Teil selbst heilende papulonoduläre Hauterkrankung mit dem histologischen Bild eines kutanen T-Zell-Lymphoms [3]. Die Patienten präsentieren sich mit papulären, papulär-nekrotischen oder nodulären Hautläsionen, die sich in unterschiedlichen Entwicklungsstadien befinden können, und zeigen in der Regel einen gutartigen, aber chronischen Verlauf mit einer Krankheitsdauer von 3 Monaten bis zu 40 Jahren. Die einzelnen Läsionen verschwinden spontan innerhalb einiger Wochen und hinterlassen in der Regel eine kleine Narbe. Etwa 5–20% der Patienten mit lymphomatoider Papulose können vor oder nach dieser Krankheit ein anderes Lymphom entwickeln. Dabei handelt es sich in der Regel um eine Mycosis fungoides, ein CD30-positives großzelliges Lymphom oder um einen Morbus Hodgkin.

■ **Sézary-Syndrom.** Das Sézary-Syndrom beginnt meist mit einer Erythrodermie (Rötung, Infiltration und oft ödematöse Schwellung mit mehr oder weniger ausgeprägter Schuppung des gesamten Integuments), typischerweise mit Befall der Handflächen und der Fußsohlen. Daneben

Tabelle 53. TNM-Stadieneinteilung für Mycosis fungoides und Sézary-Syndrom

Kategorie	Definition
T: Haut	
T1	■ ekzematöse (Patch-)Herde, Plaques < 10% Körperoberfläche
T2	■ ekzematöse (Patch-)Herde, Plaques > 10% Körperoberfläche
T3	■ Tumoren (mehr als einer)
T4	■ Erythrodermie
N: Lymphknoten	
N0	■ klinisch keine Lymphknoten palpabel
N1	■ palpable Lymphknoten; histologisch kein Anhalt für CTCL
N2	■ klinisch keine vergrößerten Lymphknoten; histologisch Infiltrate eines T-Zell-Lymphom
N3	■ palpable Lymphknoten; histologisch Infiltrate eines T-Zell-Lymphoms
B: Peripheres Blut	
B0	■ keine atypischen Lymphozyten im peripheren Blut (< 5 %)
B1	■ atypische Lymphozyten im peripheren Blut (> 5 %)
M: Viszerale Organe	
M0	■ keine Beteiligung viszeraler Organe
M1	■ histologisch gesicherte viszerale Beteiligung

Tabelle 54. TNM-Klassifikation

Stadium	T	N	M
IA	1	0	0
IB	2	0	0
IIA	1/2	1	0
IIB	3	0/1	0
III	4	0/1	0
IVA	1–4	2/3	0
IVB	1–4	0–3	1

finden sich leukämische Blutbildveränderungen und eine generalisierte Schwellung der Lymphknoten [37].

In einem Konsensuspapier der International Society for Cutaneous Lymphomas (ISCL) wurde festgehalten, dass das Sézary-Syndrom definiert ist durch eine Erythrodermie und den Nachweis von Tumorzellen im peripheren Blut. Diese hämatologische Beteiligung lässt sich morphologisch (Nachweis von Sézary-Zellen im Blutausstrich oder im Buffy Coat mittels Elektronenmikroskopie), immunphänotypisch (CD4/CD8-Ratio > 10 oder CD4+/CD7-T-Zellen > 40%) oder molekularbiologisch (Nachweis eines T-Zell-Klons mittels Southern-Blot oder PCR, chromosomale Alterationen) fassen [37].

Zur Unterstützung von systemischen Therapiemaßnahmen wie z. B. PUVA und Interferon [2] oder Photopherese eignen sich strahlentherapeutische Verfahren sehr gut zur Behandlung der Handflächen und Fußsohlen mittels weicher Röntgenstrahlen oder evtl. auch Grenzstrahlen [15]. In Frage kommt auch eine Therapie mit schnellen Elektronen oder Teleröntgentherapie, falls die Erythrodermie nicht anderweitig zu kontrollieren ist.

■ Kutane B-Zell-Lymphome

■ Niedrig maligne primär kutane B-Zell-Lymphome (Keimzentrumslymphom, Marginalzonenlymphom).
Die Patienten zeigen knotige kutane/subkutane Infiltrate, die selten ulzerieren. Häufig finden sich die Läsionen im Bereich des behaarten Kopfes, des Nackens oder des Stamms. Extrakutane Manifestationen sind ungewöhnlich. Aufgrund der morphologischen Ähnlichkeiten werden die niedrig malignen kutanen B-Zell-Lymphome auch als kutane Äquivalente der MALT- (mucosa associated lymphoid tissue-)Lymphome betrachtet und von einigen Autoren in Anlehnung an diesen Begriff auch als SALT-Lymphome bezeichnet. Die Prognose dieser Erkrankungsgruppe ist im Allgemeinen äußerst günstig [4, 7]. Da sich in einigen Fällen infektiöse Partikel (Borrelien-DNA) nachweisen lassen, wird initial eine Behandlung mit einem Breitspektrumantibiotikum empfohlen [8].

Die Differenzierung von reaktiven B-Zellpseudolymphomatösen Prozessen ist in vielen Fällen schwierig. Auch Klonalitätsuntersuchungen können nicht mit Sicherheit reaktive von primären neoplastischen Prozessen abgrenzen.

Bei solitären Läsionen niedrig maligner kutaner B-Zell-Lymphome ist die Radiotherapie eine häufig kurative Therapieoption. In der Regel sind Dosen zwischen 20 und 40 Gy ausreichend. Die Strahlenqualität richtet sich nach Ausdehnung des Befunds [26].

■ Großzelliges B-Zell-Lymphom.
Diese Erkrankung präsentiert sich vor allem bei älteren Patienten mit roten bis bläulichen Knoten oder Tumoren häufig an den unteren Extremitäten.

Im Gegensatz zu den B-Zell-Lymphomen mit follikulärem Aufbau zeigen diese Lymphome eine vergleichsweise schlechte Prognose [17].

Obwohl keine prospektiven Untersuchungen vorliegen, wird zur Behandlung der großzelligen B-Zell-Lymphome der Haut eine aggressivere Therapie empfohlen. Die Radiotherapie mit schnellen Elektronen oder Röntgenweichstrahlen ist eine wichtige Therapieoption. Die empfohlenen Dosen liegen in der Regel zwischen 30 und 40 Gy. Gelegentlich kommt auch Lymphknotenbefall vor, der häufig neben einer systemischen Chemotherapie mittels Orthovolt- oder Megavoltradiotherapie behandelt werden soll.

■ Non-T-non-B-Zell-Lymphome (häufig CD56-positiv)

Fortschritte im Bereich der Immunologie und Phänotypisierung, vor allem auf Paraffingewebe, haben in der letzten Zeit zu neuen Lymphomtypen, besonders im Bereich der sog. zytotoxischen Lymphome, geführt [23]. Hierzu gehören auf der einen Seite T-Zell-Lymphome, die klinisch der Mycosis fungoides sehr ähneln, aber einen zytotoxischen Phänotyp aufweisen [1, 5, 11], und auf der anderen Seite Hautinfiltrate, die CD56-positiv sind [12, 33]. Teilweise gibt es auch Überlappungen zwischen diesen beiden Gruppen. Wichtig bei CD56-positiven kutanen Tumoren ist die Suche nach einer myelomonozytären Leukämie, da CD56-/CD4-positiven Hautmanifestationen oft mit solchen Erkrankungen assoziiert sind [31]. Die CD56-positiven Erkrankungen scheinen mit einem rasch progredienten aggressiven Verlauf mit ungünstiger Prognose verbunden zu sein [29]. Als Behandlung wird überwiegend eine aggressive Polychemotherapie empfohlen, obwohl keinerlei größere Studien oder vergleichende Untersuchungen zum therapeutischen Vorgehen vorliegen.

Neben einer Polychemotherapie wird häufig eine palliative Radiotherapie zur Behandlung von Hautinfiltraten, insbesondere im Gesichtsbereich, empfohlen. Eingesetzt werden können weiche Röntgenstrahlen oder Orthovoltbehandlung bzw. schnelle Elektronen in einer Dosierung von 20–30 Gy zur Kontrolle des Lokalbefunds.

Radiotherapeutische Interventionen

■ Grenzstrahltherapie

Ultraweiche Röntgenstrahlen, sog. Grenzstrahlen, werden erzeugt in einer Röntgenröhre bei einer Röhrenspannung von 12 kV. Aufgrund ihrer nur oberflächlichen Penetration von 1–2 mm kommen sie vor allem für den Einsatz bei ekzematösen Läsionen in Frage. Bewährt hat sich diese Behandlung besonders bei der Therapie palmoplantarer schuppender Herde im Rahmen des Sézary-Syndroms, die anderweitig oft äußerst therapieresistent sind [38].

■ Teleröntgentherapie (Röntgenfernbestrahlung)

Diese Art der Röntgenbestrahlung wurde durch die PUVA-Behandlung stark zurückgedrängt. Sie wird jetzt im Wesentlichen bei therapieresistenten Erythrodermien im Rahmen von kutanen T-Zell-Lymphomen eingesetzt. Insbesondere hilft sie zur Verminderung des hartnäckigen Pruritus. An der Zürcher Klinik wird die Bestrahlungsanlage in 2 m Entfernung von der Röntgenröhre bei stehenden Patienten angewendet. Das Dosierungsschema umfasst eine Röntgenstrahlung mit 50 kV, die ohne Filter in Einzeldosen von 0,5 Gy in 3- bis 6-tägigen Abständen appliziert wird bis zu einer Gesamtdosis von 10 Gy [15, 34, 42].

■ Röntgenweichstrahlen (lokoregionale Orthovolt-Weichstrahlröntgentherapie)

Für die Röntgenweichstrahltechnik werden Bestrahlungsgeräte mit einem Berylliumfenster und einer Röhrenspannung von 20–100 kV verwendet. Damit kann eine Eindringtiefe von bis zu 20 mm erzielt werden. Diese Technik ist äußerst effizient für die Behandlung von Plaqueläsionen bei der Mycosis fungoides, aber auch für noduläre Läsionen bei kutanen B-Zell-Lymphomen oder CD30-positiven Lymphomen. Tabelle 55 fasst die aktuellen Dosierungsempfehlungen zusammen [42].

■ Orthovoltröntgentherapie

Für die palliative Behandlung von Lymphknotenbeteiligung oder viszeralen Läsionen kann eine Orthovoltradiotherapie (100–300 kV) oder

Tabelle 55. Dosisempfehlungen für die Behandlung verschiedener kutaner Lymphome

Diagnose	Röhrenspannung (kV)	Fraktionierungsschema (Gy)	Gesamtdosis (Gy)
■ Mycosis fungoides Plaque- oder Tumorstadium	20–50–100	1–2-mal 4 danach 7–9-mal 2 2 Sitzungen/Woche	15–30
■ Noduläre Läsionen bei primär kutanen B-Zell-Lymphomen oder CD30-positiven kutanen T-Zell-Lymphomen			
■ Erythrodermie bei kutanen T-Zell-Lymphomen (Teleröntgentherapie)	50	8–10-mal 0,5 2 Sitzungen/Woche Abstand 2 m	4–5

eine Megavoltphotonentherapie (ca. 6 MeV) eingesetzt werden. Eine weitere Möglichkeit ist die Behandlung von befallenen oberflächlichen Lymphknoten. In einer Einzeldosis mit schnellen Elektronen wird die Energie an die Lage des Tumors angepasst. In der Regel ist eine Dosis von 20–30 Gy ausreichend für die lokale Kontrolle der Lymphome und die Verbesserung der klinischen Symptome (Abb. 42 a, b).

■ **Ganzhaut-schnelle-Elektronen-Therapie (GHET)**

Schnelle Elektronen zur Behandlung oberflächlicher Läsionen wurden bereits in den 40er und 50er Jahren eingesetzt. Die Entwicklung der Linearbeschleuniger insbesondere in den USA hat in den 70er Jahren zu Berichten über größere Erfahrungen bei Patienten mit Mycosis fungoides geführt [19, 21, 25, 36]. Der große Vorteil beim Einsatz von schnellen Elektronen liegt in der homogenen Durchstrahlung der Haut bis zu einer definierten Tiefe von ca. 6–10 mm (bei 4 MeV) bei gleichzeitiger Schonung der Oberfläche. Ein Nachteil besteht in dem großen technischen und rechnerischen Aufwand.

In der Bestrahlungstechnik nach Stanford werden in einem Abstand von 3–4 m zwischen Bestrahlungsquelle und Patient nach einem definierten Positionsschema sechs Körperfelder über einen Behandlungszeitraum von 8–12 Wochen mit einer Gesamtdosis von 30–36 Gy bestrahlt. Die Röhrenenergie beträgt 4–6 MeV, die Wochendosis 3,5–6 Gy [22].

Insgesamt sind die Ergebnisse der Remissionsraten und der Überlebensraten, soweit sie von den einzelnen Arbeitsgruppen mitgeteilt wurden, sehr unterschiedlich. Die Gründe hier-

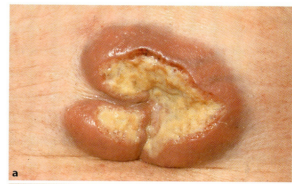

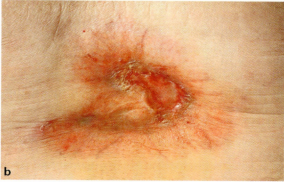

Abb. 42. Kutanes B-Zell-Lymphom. **a** Vor der Behandlung. **b** Nach Behandlung mit 40 Gy.

für liegen sicherlich teilweise in Unterschieden der angewandten Bestrahlungstechniken, größtenteils jedoch in der Heterogenität der Beurteilung einzelner Diagnosegruppen, der Indikationen, des Diagnosezeitpunkts und anderer kontrovers beurteilter Parameter [10, 18].

Ein Vergleich der Ergebnisse zweier großer Studien lässt vermuten, dass bei Einsatz einer höheren Strahlenenergie (6–9 MeV) etwas günstigere Ergebnisse im Hinblick auf das erscheinungsfreie Überleben erzielt werden als bei Einsatz niedriger Strahlenenergie (3–4 MeV) [19]. Dieser Vorteil wird jedoch erkauft mit der größeren Gefahr von Nebenwirkungen einer intensiven Ganzhaut-schnelle-Elektronen-Therapie, die im Sistieren der Schweißsekretion (je nach Bestrahlungsintensität reversibel), Haarverlust und der langsamen Entwicklung einer Fibrose mit praktisch unstillbarem Juckreiz bestehen [9, 27, 28].

Wenngleich die Angaben über die Remissionszahlen und Überlebenszeiten in den Gruppen, die über größere Erfahrungen verfügen, sehr unterschiedlich sind, so kann dennoch insgesamt von einer hohen Wirksamkeit dieser Therapie mit hohen Remissionsraten ausgegangen werden. Eine Verlängerung der Gesamtüberlebenszeiten ist jedoch durch keine der heute möglichen Therapieformen zu erwarten [22].

Zusammenfassung

Vergleichende randomisierte Studien zur Behandlung kutaner Lymphome liegen mit wenigen Ausnahmen [22] nicht vor. Ein Vergleich der Remissionsraten und Überlebensraten zwischen einzelnen Studien darf nur mit großer Zurückhaltung vorgenommen werden, da es sich bei diesen Erkrankungen um eine sehr heterogene Gruppe handelt und die Bewertung diagnostischer Kriterien und klinischer Stadien in den einzelnen Untersucherteams sehr unterschiedlich ist. Dennoch ist unbestritten, dass verschiedene radiotherapeutische Interventionen nebenwirkungsarm und sicher bei Hautlymphomen eingesetzt werden können.

Literatur

1. Agnarsson BA, Vonderheid EC, Kadin ME (1990) Cutaneous T cell lymphoma with suppressor/cytotoxic (CD8) phenotype: identification of rapidly progressive and chronic subtypes. J Am Acad Dermatol 22:569–577

2. Bauch B, Barraud-Klenowssek M, Burg G, Dummer R (1995) Eindrucksvolle Remission einer Mycosis fungoides im Tumorstadium unter low-dose Interferon-α und Acitretin nach erfolgloser Chemotherapie. Z Hautkr 70:200–203

3. Bekkenk MW, Geelen FA, van Voorst Vader PC, Heule F, Geerts ML, van Vloten WA, Meijer CJ, Willemze R (2000) Primary and secondary cutaneous CD30(+) lymphoproliferative disorders: a report from the Dutch Cutaneous Lymphoma Group on the long-term follow-up data of 219 patients and guidelines for diagnosis and treatment. Blood 95:3653–3661

4. Berti E et al. (1988) Reticulohistiocytoma of the dorsum. J Am Acad Dermatol 19:259–272

5. Berti E, Tomasini D, Vermeer MH, Meijer CJ, Alessi E, Willemze R (1999) Primary cutaneous CD8-positive epidermotropic cytotoxic T cell lymphomas. A distinct clinicopathological entity with an aggressive clinical behavior. Am J Pathol 155:483–492

6. Burg G et al. (1994) Classification of cutaneous lymphomas. Dermatol Clin 12:213–217

7. Burg G, Hess M, Küng E, Dommann S, Dummer R (1994) Semimalignant ("pseudolymphomatous") cutaneous B-cell lymphomas. Dermatol Clin 12:399–407

8. Cerroni L, Zochling N, Putz B, Kerl H (1997) Infection by Borrelia burgdorferi and cutaneous B-cell lymphoma. J Cutan Pathol 24:457–461

9. Chinn DM, Chow S, Kim YH, Hoppe RT (1999) Total skin electron beam therapy with or without adjuvant topical nitrogen mustard or nitrogen mustard alone as initial treatment of T2 and T3 mycosis fungoides. Int J Radiat Oncol Biol Phys 43:951–958

10. Dummer R, Häffner AC, Hess M, Burg G (1996) A rational approach to the therapy of cutaneous T-cell lymphomas. Onkologie 19:226–230

11. Dummer R et al (1996) A primary cutaneous non-T non-B CD4+, CD56+ lymphoma. Arch Dermatol 132:550–553

12. Dummer R, Kamarashev J, Kempf W, Haffner AC, Hess-Schmid M, Burg G (2002) Junctional CD8+ cutaneous lymphomas with nonaggressive clinical behavior: a CD8+ variant of mycosis fungoides? Arch Dermatol 138:199–203

13. Dummer R, Sterry W (2005) Deutsche Leitlinie: Kutane Lymphome. In: C Garbe (Hrsg) Interdisziplinäre Leitlinien zur Diagnostik und Behandlung von Hauttumoren. New York, S 83–95

14. Duncan LM (1999) Cutaneous lymphoma. Understanding the new classification schemes. Dermatol Clin 17:569–592

15. Goldschmidt H, Lukacs S, Schoefinius HH (1978) Teleroentgen therapy for mycosis fungoides. J Dermatol Surg Oncol 4:600–605

16. Goldschmidt H (1991) Radiation therapy of other cutaneous tumors. In: Panizzon RG (ed) Modern Dermatologic Radiation Therapy. Springer, Berlin, pp 123–132

17. Grange F, Bekkenk MW, Wechsler J, Meijer CJ, Cerroni L, Bernengo M, Bosq J, Hedelin G, Fink Puches R, van Vloten WA, Joly P, Bagot M, Willemze R (2001) Prognostic factors in primary cutaneous large B-cell lymphomas: a European multicenter study. J Clin Oncol 19:3602–3610

18. Hoppe RT, Wood GS, Abel EA (1990) Mycosis fungoides and the Sézary syndrome: pathology,

staging, and treatment. Curr Probl Cancer 14: 293–371

19. Jones GW, Tadros A, Hodson DI, Rosenthal D, Roberts J, Thorson B (1994) Prognosis with newly diagnosed mycosis fungoides after total skin electron radiation of 30 or 35 Gy. Int J Radiat Oncol Biol Phys 28:839–845

20. Jones GW, Hoppe RT, Glatstein E (1995) Electron beam treatment for cutaneous T-cell lymphoma. Hematol Oncol Clin North Am 9:1057–1076

21. Jones GW, Wilson LD (1997) Mycosis fungoides and total skin electron beam radiation. Blood 89:3062–3064

22. Kaye FJ, Bunn PJ, Steinberg SM, Stocker JL, Ihde DC, Fischmann AB, Glatstein EJ, Schechter GP, Phelps RM, Foss FM, Parlette H, Anderson M, Sausville E (1989) A randomized trial comparing combination electron-beam radiation and chemotherapy with topical therapy in the initial treatment of mycosis fungoides. N Engl J Med 321: 1784–1790

23. Kempf W, Dummer R, Burg G (1999) Approach to lymphoproliferative infiltrates of the skin. The difficult lesions. Am J Clin Pathol 111:84–93

24. Kempf W et al (2001) Klinische und therapeutische Besonderheiten kutaner Lymphome. Dt Ärztebl 98:A697–A703

25. Kim YH, Chow S, Varghese A, Hoppe RT (1999) Clinical characteristics and long-term outcome of patients with generalized patch and/or plaque (T2) mycosis fungoides. Arch Dermatol 135:26–32

26. Kirova YM, Piedbois Y, Le Bourgeois JP (1999) Radiotherapy in the management of cutaneous B-cell lymphoma. Our experience in 25 cases. Radiother Oncol 52:15–18

27. Kirova YM, Piedbois Y, Pan Q, Guo L, Le Bourgeois JP (1999) Radiotherapie des lymphomes cutanes. Cancer Radiother 3:105–111

28. Micaily B, Campbell O, Moser C, Vonderheid EC, Brady LW (1991) Total skin electron beam and total nodal irradiation of cutaneous T-cell lymphoma. Int J Radiat Oncol, Biol, Phys 20:809–813

29. Natkunam Y et al (1999) Aggressive cutaneous NK and NK-like T-cell lymphomas: clinicopathologic, immunohistochemical, and molecular analyses of 12 cases. Am J Surg Pathol 23:571–581

30. Panizzon RG (1993) Die Röntgentherapie maligner Hauttumoren. Ther Umsch 50:835–840

31. Petrella T et al (1999) CD4+ CD56+ cutaneous neoplasms: a distinct hematological entity? Groupe Francais d'Etude des Lymphomes Cutanes (GFELC). Am J Surg Pathol 23:137–146

32. Piccinno R et al (2005) Role of radiotherapy in primary CD30+ and pleomorphic small/medium-sized T-cell lymphomas. Acta Derm Venereol 85:174–175

33. Savoia P, Fierro MT, Novelli M, Quaglino P, Verrone A, Geuna M, Bernengo MG (1997) CD56-positive cutaneous lymphoma: a poorly recognized entity in the spectrum of primary cutaneous disease. Br J Dermatol 137:966–971

34. Schirren CG (1955) Roentgen irradiation at a distance using soft radiation at a distance, using soft radiation from beryllium-window tubes. J Invest Dermatol 24:463–467

35. Slater DN (2005) The new World Health Organization-European Organization for Research and Treatment of Cancer classification for cutaneous lymphomas: a practical marriage of two giants. Br J Dermatol 153:874–880

36. Van Vloten WA et al (1985) Total skin electron beam irradiation for cutaneous T-cell lymphoma (mycosis fungoides). Br J Dermatol 112:697–702

26. Vonderheid EC, Bernengo MG, Burg G, Duvic M, Heald P, Laroche L, Olsen E, Pittelkow M, Russell-Jones R, Takigawa M, Willemze R (2002) Update on erythrodermic cutaneous T-cell lymphoma: report of the International Society for Cutaneous Lymphomas. J Am Acad Dermatol 46:95–106

38. Voss N, Kim Sing C (1998) Radiotherapy in the treatment of dermatologic malignancies. Dermatol Clin 16:313–320

39. Weinstock MA (1994) Epidemiology of mycosis fungoides. Semin Dermatol 13:154–159

40. Willemze R, Kerl H, Sterry W, Berti E, Cerroni L, Chimenti S, Diaz Perez JL, Geerts ML, Goos M, Knobler R, Ralfkiaer E, Santucci M, Smith N, Wechsler J, van Vloten WA, Meijer CJ (1997) EORTC classification for primary cutaneous lymphomas: a proposal from the Cutaneous Lymphoma Study Group of the European Organization for Research and Treatment of Cancer. Blood 90:354–371

41. Willemze R et al (1997) EORTC classification for primary cutaneous lymphomas: a proposal from the Cutaneous Lymphoma Study Group of the European Organization for Research and Treatment of Cancer. Blood 90:354–371

42. Wiskemann A, Buck C (1978) Radiotherapy of mycosis fungoides: twenty years of experience with teleroentgen and low-voltage X-ray therapy. J Dermatol Surg Oncol 4:606–610

Strahlentherapie kutaner Lymphome

KAPITEL 22

Hochvolttherapie bei Hauttumoren und Lymphknotenmetastasen

I. F. CIERNIK, B. BAUMERT

Einleitung

Die Behandlung mit ionisierenden Strahlen ist erfolgreich für viele gut- und bösartige Hauttumoren. Die Mehrheit der Hauttumoren liegt oberflächlich und kann operativ entfernt werden. Das Prinzip der radikalen Entfernung bzw. der vollständigen Behandlung insbesondere einer bösartigen Geschwulst gilt für die Chirurgie wie auch Radiotherapie. Bei Tumoren, die aus medizinischen oder kosmetischen Gründen nicht operiert werden können, ist die Indikation für eine primäre Bestrahlung gegeben. In diesem Kapitel werden die malignen Hauttumoren und die Indikation der Radiotherapie bei Lymphknotenmetastsen besprochen.

Die allgemein verfügbaren Bestrahlungsarten zur Behandlung von Hauttumoren wie die Oberflächentherapie (KV) oder die Hochvolttherapie (MV) unterscheiden sich kaum in ihrer biologischen Wirkungsweise. Der Unterschied in ihrer Energie wirkt sich vorwiegend auf die Eindringtiefe aus. Daraus ergibt sich, dass ein anfänglich oberflächlicher Tumor, der mit einer oberflächlichen Bestrahlung mehrmals und auch mit einer hohen Dosis behandelt wurde, im Rezidivfall nicht mehr mit hoch energetischen Photonen bestrahlt werden kann.

Radiotherapietechniken

Für die Behandlung von Hauttumoren stehen verschiedene Bestrahlungsmöglichkeiten zur Verfügung. Die Radiotherapietechnik wird anhand der Größe, der Tiefenausdehnung und der anatomischen Lage des Tumors festgelegt. Der sichtbare (mit dem Auge oder radiologisch erkennbare) makroskopische Tumoranteil stellt das GTV (gross tumor volume) dar, der nicht sichtbare mikroskopisch befallene Gewebeanteil das CTV (clinical target volume). Das Behandlungsvolumen berücksichtigt zusätzlich physikalische und anatomische Gegebenheiten, sodass die gewünschte Dosis schließlich im finalen Tumorvolumen (Zielvolumen, auch planning target volume = PTV) appliziert wird. Das gesunde Gewebe sollte soweit wie möglich geschont werden.

Die Energie der Strahlung bestimmt die Eindringtiefe (Abb. 43 a–c), die Tumorausdehnung in die Tiefe wiederum die einzusetzende Energie. Die Bestrahlung mit einer Energie von 30–100 kV wird als Oberflächentherapie (Grenz- oder Weichstrahlen) bezeichnet. Bei Energien von 100–300 kV spricht man von Orthovolt- oder konventioneller Therapie, bei Energien über 1 MeV von Hochvolttherapie (Linearbeschleuniger oder ^{60}Co-Gerät).

Bei den meisten modernen Linearbeschleunigern stehen neben Photonen auch Elektronen zur Verfügung. Die Energien sind ebenfalls im Hochvoltbereich und können von 6–20 MeV betragen, je nach Hersteller. Die Elektronen haben eine geringere Eindringtiefe, da sie korpuskulärer Natur sind und sich für oberflächlich gelegene Tumoren gut einsetzen lassen. Meistens werden Elektronen mit einer Energie von 6 oder 9 MeV angewandt. Als Faustregel gilt, ein Drittel der Energie ergibt ungefähr die Eindringtiefe in Zentimeter mit maximaler Dosis (z. B. bei 6 MeV 2 cm). Die Elektronen sind eine moderne Alternative zur konventionellen (Orthovolt-) Therapie. Die Therapie mit Elektronen kann computertechnisch mittels Bestrahlungssimulation auf ihre Qualität und Dosisverteilung im Gewebe überprüft werden. Die Entscheidung für die eine oder andere therapeutische Strahlenqualität ergibt sich aus der klinischen Situation. Orthovoltenergiedosen haben ein Dosismaximum in der Haut, wobei die Dosis in die Tiefe exponentiell abnimmt. Elektronen weisen einen Aufbaueffekt auf, sodass die Dosis an der Haut 10 bis 20% weniger betragen kann als im Dosis-

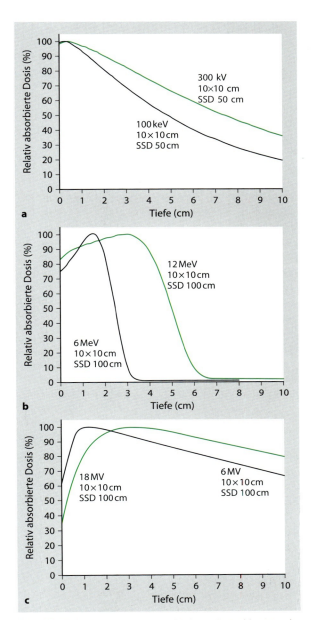

Abb. 43. Tiefendosisvergleich verschiedener Bestrahlungsmodalitäten. **a** Orthovolttherapie (im kV-Bereich). Die maximale Belastung ist auf der Haut. **b** Korpuskuläre Therapie mit Elektronen. Rascher Dosisabfall bei submaximaler Hautdosis. Die Hautdosis kann durch einen Aufbau wie Wachs oder Silikon auf 100% angehoben werden. **c** Hochvolttherapie. Entsprechend der Energie ist die Eindringtiefe modifizierbar.

maximum. Ein Aufbau mittels Plastik oder Wachs über der Haut erlaubt die volle Energiedosis in die Haut zu platzieren, was bei steilerem Dosisabfall der Elektronen als bei der Orthovoltbestrahlung von Vorteil sein kann. Bei tief infiltrierenden Tumoren ist die Energie höher zu wählen, damit eine ausreichende Tiefendosis erreicht wird. Eine weitere Behandlungsmöglichkeit ist die Brachytherapie mit Moulagen oder mit interstitieller Applikation (mit oder ohne Hyperthermie). Als radioaktive Substanz wird meistens ^{192}Ir verwendet.

Hoch energetische Photonen verwendet man häufig bei tief gelegenen, in umliegende Strukturen infiltrierende Tumoren (Knochen, Nerven), für Tumoren in der Nähe von kritischen Organen (Gehirn) oder für lokoregionäre Lymphknotenmetastasen. Hierzu ist häufig ein Computertomogramm zur Planung und Berechnung der Bestrahlung mit Mehrfeldertechniken notwendig, insbesondere in der Kopf-Hals-Region. Ein Beispiel zeigt die Abb. 44 mit einem Bestrahlungsplan für hoch energetische Photonen. Das schraffierte Volumen ist ein entlang der Nasenscheidewand in die Tiefe infiltrierendes Spinaliom (bei einem immunsupprimierten Patienten). Es wird mit zwei Feldern (von a.-p. und von links lateral) bestrahlt.

Ähnlich wie die Strahlenqualität sollte auch das Fraktionierungsschema individuell gewählt werden. Das Verhältnis zwischen Strahlenenergie, Volumen, Einzeldosis, Gesamtdosis und Strahlentoleranz im normalen Gewebe ist schon mehrfach untersucht worden [2, 7, 10] (Tabelle 56). Da im Vergleich zur konventionellen Therapie und der Therapie mit Elektronen bei der Hochvoltradiotherapie eine deutlich größere Volumenbelastung besteht, sollte dort eine niedrig fraktionierte Bestrahlung durchgeführt werden. In der Regel werden ca. 50–60 Gy in 25–30 Fraktionen über 5–6 Wochen gegeben.

Indikationen

■ Basaliome und Spinaliome

Basaliome und Spinaliome haben ein ähnliches biologisches Verhalten auf ionisierende Strahlen. Die Lokalrezidivrate ist beim Spinaliom höher, ebenso das Risiko für Lymphknoten- und Fernmetastasen. Für die meisten Läsionen bieten sowohl die chirurgische Exzision als auch die Ra-

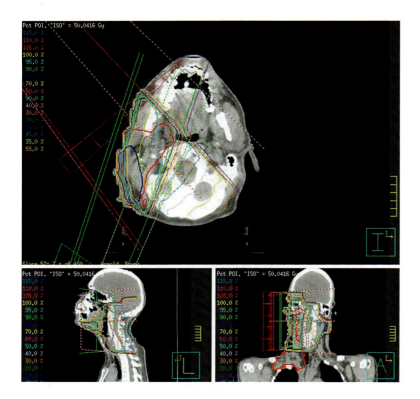

Abb. 44. Bestrahlungsplan mit hoch energetischen Photonen im Kopf-Hals-Bereich mit zwei Bestrahlungsfeldern. Adjuvante Therapie nach Melanomexzision mit Lymphknotenmetastasen. Der blaue Bereich bezeichnet eine Hochrisikoregion, wo die metachrone Lymphknotenmetastase mit Parotisinfiltration reseziert wurde.

Tabelle 56. Empfohlene Dosen für die Radiotherapie einiger Hauttumoren nach G. Miescher (nach Panizzon)

Diagnose	Feldgröße (cm)	Fraktionierung (Gy)	Gesamtdosis (Gy)	Zeitintervall (Tage)	Technik
■ Basaliom, Spinaliom	<2	5-mal 8 Gy	40	4–7	Oberflächentherapie
	2–5	10–12-mal 4	40–48	2–3	Orthovolt
	>5	26–30-mal 2	52–60	täglich (5-mal/Woche)	Hochvolttherapie Elektronen
■ Mycosis fungoides, kutane T-Zell-Lymphome		3–7-mal 2	6–14	1–3	alle (je nach Tiefe)
		4–10-mal 1	4–10	1–3	
■ Lentigo maligna		5-mal 8	40	4–7	alle (je nach Tiefe)
Melanome		8-mal 5	40	3–4	
Melanommetastasen		12-mal 4	48	2–3	
■ Kaposi-Sarkome	<2	3–5-mal 8	24–40	4–7	Oberflächentherapie
	>2	5–10-mal 4	20–40	2–3	Orthovolt Hochvolttherapie Elektronen

diotherapie ähnlich gute Heilungsraten. Die Wahl der Behandlung richtet sich nach den bestmöglichen onkologischen, kosmetischen und funktionalen Endergebnissen. Eine primäre Bestrahlung wird besonders im „Gesichtsdreieck" empfohlen, das von den äußeren Kanten der Orbitae bis zur Kinnspitze über die lateralen Lippenränder reicht. In diesem Gesichtsbereich wird häufig eine ausgedehnte chirurgische Re-

konstruktion notwendig, wenn tumorfreie Resektionsränder erreicht werden sollen. Die Operationstechnik nach Mohs ist die einzige Modalität, die eine höhere Heilungsrate als die Radiotherapie in diesem Bereich erzielen kann. Die Bestrahlung selbst ist onkologisch effizient mit guten kosmetischen Langzeitresultaten. Der Gebrauch von Elektronen ist im Gesicht trotz der günstigen Tiefendosischarakteristik oft nicht optimal, da es aufgrund der unebenen Hautverhältnisse zu Inhomogenitäten kommen kann. Eine sorgfältige Evaluation der Energien und Strahlenqualität ist wichtig.

Tabelle 57 zeigt die Ergebnisse einer der größten Behandlungsserien mit Bestrahlungen von Basaliomen und Spinaliomen [6]. Die Lokalkontrolle wird nach Tumorgröße und Bestrahlungsart getrennt dargestellt. Es zeigte sich, dass die Lokalkontrolle mit Elektronenbestrahlung von größeren Tumoren schlechter ist. Die Ursache hierfür liegt wahrscheinlich in der nicht standardisierten Bestrahlungstechnik. Neuere Arbeiten [5] zeigten im Vergleich von Elektronen und oberflächlichen Röntgenstrahlen gleiche Kontrollraten von ca. 98% für Tumoren <10 cm². Das kosmetische Ergebnis war in der Patientengruppe, die mit Elektronen behandelt wurde, besser. Spinaliome oder Basaliome, die in den Knochen oder Knorpel eingewachsen sind, werden mit Photonen bestrahlt. Die Bestrahlung allein zeigte lokale Kontrollraten von über 80% mit guten kosmetischen und funktionellen Ergebnissen.

Abbildung 44 zeigt die Behandlung eines Patienten mit einem ausgedehnten Pflasterzellkarzinom der linken Schläfe mit präauriculärer Lymphknotenmetastasierung. Nach mikroskopischer subtotaler Resektion erfolgte eine Radiotherapie mit Anpassung der Dosis entsprechend den Rezidivrisiken im Bereich des Primärtumors an der Schläfe (56 Gy), der Parotisregion (66 Gy) und den elektiven Lymphknoten zervikal (50 Gy). Der Patient ist 3 Jahre nach Abschluss der Behandlung beschwerdefrei.

Dieses Beispiel zeigt, dass die Radiotherapie von Lymphknoten, z.B. im Parotisbereich, ebenfalls eine klassische Indikation für die Hochvoltradiotherapie ist. Die Lymphabflusswege werden am besten kombiniert mit Operationen und postoperativen Bestrahlungen behandelt.

Moderne hoch konformale Therapiegeräte mit Photonen erlauben eine optimale Dosisplastizität. Ein Beispiel ist in Abb. 45 a–c dargestellt. Ein Patient mit ausgedehntem Basaliom der vorderen Schädelkalotte wurde mit helikaler Tomotherapie behandelt. Die Dosisverteilung erlaubt eine Behandlung vorwiegend der befallenen Region unter sehr guter Aussparung der Hirnstrukturen (Abb. 45 c).

Hochvolttherapie bei Hauttumoren und Lymphknotenmetastasen

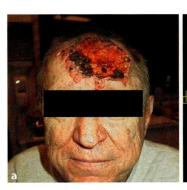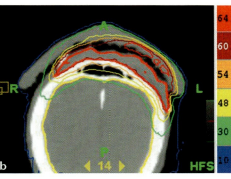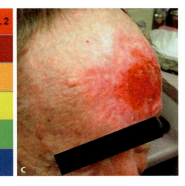

Abb. 45. a Patient mit ausgedehntem, die Schädelkalotte infiltrierendem Basaliom. **b** Bestrahlungsplan mit hoch energetischen Photonen, appliziert durch eine dynamische helikale Strahlengeometrie. Zu beachten ist der Aufbau auf der Haut, um eine bessere Dosishomogenität an der Hautoberfläche zu erzielen. Dosisskala in Gy. **c** Zustand nach Bestrahlung (Aufnahmen Dr. G. Olivera, Tomotherapy Inc., Madison, Wisconsin).

Tabelle 57. Lokalkontrolle nach Tumorgröße und Bestrahlungstechnik von Pflasterzellkarzinomen (nach Lovett et al.)

Tumorgröße <1 cm	Größe 1,1–5 cm	Größe >5 cm	Technik
69/71 (97%)	84/90 (93%)	4/4 (100%)	Oberflächentherapie
11/12 (92%)	16/22 (73%)	4/5 (73%)	Elektronen
5/5 (100%)	13/16 (81%)	5/6 (83%)	Kombination
1/1 (100%)	3/5 (60%)	0/0	Megavoltphotonen

■ Merkel-Zell-Karzinome

Das primäre neuroendokrine Karzinom der Haut stellt einen seltenen, aber aggressiven Tumor unter den malignen Hauttumoren dar. Er tritt am häufigsten im Kopf-Hals-Bereich auf. Obwohl Merkel-Zell-Karzinome strahlenempfindlich sind, haben sie eine hohe systemische Rezidivrate. Auch nach großzügiger lokaler Exzision ist die lokoregionäre Rezidivrate hoch (zwischen 25 und 90%). Aus diesem Grund wird nach einer chirurgischen Exzision eine postoperative Bestrahlung empfohlen [7]. Es werden Dosen von 50–56 Gy, mit Einzelfraktionen von 2 Gy empfohlen. Die Kombination von Operation und Bestrahlung zeigte hohe lokale Kontrollraten. Bei größeren Tumoren sollten auch die Lymphknotenstationen, insbesondere im Kopf-Hals-Bereich, mitbestrahlt werden, je nach Ausdehnung ipsilateral oder sogar bilateral. Bei subklinischem Tumorbefall scheint eine Dosis von 50 Gy ausreichend, eine Dosiserhöhung bis ca. 60 Gy ist bei Vorliegen von positiven Schnitträndern nach Operation oder makroskopischem Tumorrest zu empfehlen.

■ Kaposi-Sarkome

Endemisch und epidemisch (bei AIDS-Erkrankung) auftretende Kaposi-Sarkome sind Indikationen für eine perkutane Bestrahlung. Dabei ist aber zu vermerken, dass vor Einsatz einer Radiotherapie der Spontanverlauf unter antiretroviraler Therapie beobachtet werden kann, sofern die HAART neu begonnen wurde. Bei kontrollierter Virämie ist eine Progression des Kaposi-Sarkoms sehr selten geworden. Eine Radiotherapie ohne HAART ist in der Regel nicht gerechtfertigt. Bei kleineren epidemischen Läsionen ist das Ziel in der Regel ein kosmetisches, bei größeren Läsionen ist die Beseitigung des Schmerzes oder des Ödems das Behandlungsziel. Bei endemischen Kaposi-Sarkomen ist die Heilung das Ziel der Behandlung. Kaposi-Sarkome werden in der Regel mit Elektronen oder oberflächlicher Röntgenbestrahlung behandelt. Es gibt keine prospektive Studie in Bezug auf eine Dosis-Wirkungs-Kurve für Kaposi-Sarkome. Kleine Läsionen können mit wenigen, hohen Einzeldosen bestrahlt werden, z. B. 4-mal 5 Gy. Größere Läsionen und Läsionen, die im Schleimhautbereich auftreten, erfordern eine Fraktionierung von z. B. 20-mal 2 Gy. Die Strahlentoleranz ist bei HIV-positiven Patienten ge-

ringer. Im Gesicht und im Schleimhautbereich werden Elektronen oder oberflächliche Röntgenbestrahlungen bevorzugt. Im Bereich der Extremitäten oder im Gesicht mit ausgedehnter Schleimhautbeteiligung ist die Indikation zur Bestrahlung mit Hochvoltgeräten gegeben.

Die Gesamtdosis für endemische Kaposi-Sarkome ist generell höher (kurative Bestrahlungsindikation). Kleine Hautläsionen können in der Regel mit 1-mal 8 Gy mit Orthovolttechnik behandelt werden, größere Läsionen werden fraktioniert mit 3-mal 4 Gy bestrahlt. Kaposi-assoziierte Ödeme im Gesicht ohne Beteiligung der Mukosa können fraktioniert mit 3-mal 4 Gy behandelt werden. Bei nodalen Läsionen mit ödematöser Veränderung der Extremitäten oder bei Beteiligung der Mukosa wird vorzugsweise die Hochvolttherapie mit 10-mal 1,5 Gy eingesetzt.

■ Mycosis fungoides und Sézary-Syndrom

Die Mycosis fungoides ist ein ausgesprochen strahlenempfindlicher Tumor. Eine Gesamtdosis von 15–20 Gy (in Einzeldosen von 2–4 Gy) bewirkt eine gute Lokalkontrolle. Häufig verwendete Bestrahlungstechniken sind die Elektronenbestrahlung oder eine „mixed-beam"-Technik (gemischte Elektronen- und Photonenbestrahlung).

Bei Hepatosplenomegalie, Lymphadenopathie wie beim Sézary-Syndrom oder viszeralem Befall ist die Indikation zur Bestrahlung mit hoch energetischen Photonen gegeben, insbesondere beim Auftreten von großen symptomatischen Lymphknoten im Bereich der Axillae oder der Inguinae.

■ Malignes Melanom

Die operative Resektion mit einem ausreichenden Sicherheitsabstand ist die primäre Therapie der Wahl. Eine Ausnahme davon bilden das Lentigo-maligna-Melanom (LMM) und die Lentigo maligna (LM). Diese können mit alleiniger Strahlentherapie behandelt werden (in der Regel oberflächliche Röntgenbestrahlung).

Beim malignen Melanom gibt es eine Indikation der Hochvolttherapie für die adjuvante Strahlentherapie bei Patienten mit klinisch negativen Lymphknoten (anstelle der Lymphonodektomie) oder postoperativ bei Patienten mit positiven Lymphknoten (bei Tumorstadien mit erhöhtem Risiko für eine Metastasierung). Als Kriterien für eine postoperative adjuvante Radiotherapie der Lymphknotenstationen werden eine Tumordicke von >1,5 mm oder ein Clark-Level III angesehen. Balch et al. [1] haben den Lymphknotenabfluss mit 30 Gy in fünf Fraktionen (5-mal 6 Gy) bestrahlt. Die lokoregionäre Kontrolle war besser als nach alleiniger Operation [2] (Abb. 44).

In retrospektiven Studien wird von vielen Autoren bei der Behandlung von Rezidiven oder Metastasen des Melanoms die Anwendung von hohen Einzeldosen von mehr als 4 Gy empfohlen. Eine randomisierte Studie der RTOG [9] konnte jedoch keinen Vorteil von 4-mal 8 Gy im Vergleich zu 20-mal 2,5 Gy beweisen. Die Wahl der Fraktionierung richtet sich darum nach der Verträglichkeit des umgebenden gesunden Gewebes und dem Tumorvolumen.

Beim Vorliegen von Hirnmetastasen des malignen Melanoms ist die Indikation zur Bestrahlung gegeben. Die Technik richtet sich hier nach der Anzahl der Hirnmetastasen und dem Allgemeinzustand des Patienten. Solitäre Hirnmetastasen können exzidiert oder radiochirurgisch, d.h. mit einer hohen Einmaldosis stereotaktisch (mit dem Linearbeschleuniger oder dem Gammaknife) bestrahlt werden. Bei mehreren zerebralen Metastasen (in der Regel >2) ist die Ganzhirnbestrahlung indiziert.

Auch beim malignen Melanom kann bei großen symptomatischen Lymphknoten- oder Weichteilmetastasen die Indikation für eine palliative Bestrahlung mit hoch energetischen Photonen gegeben sein.

■ Hautmetastasen

Verschiedenste Tumoren können in die Haut metastasieren. Abhängig von der Infiltrationstiefe dieser Metastasen ist die Indikation für eine Bestrahlung mit Elektronen oder Photonen gegeben. Die Wahl der Fraktionierung und der Technik richtet sich nach der Tumorgröße, der Infiltrationstiefe und der Toleranz des Normalgewebes. Beispiele sind Metastasen des Mammakarzinoms oder des Bronchuskarzinoms. Angewendet werden Photonenfelder mit Bolus (künstlicher Aufbau; eine maximale Dosis in der Haut ist erwünscht), Elektronenstehfelder mit Moulagen.

Nebenwirkungen der Radiotherapie

In der Radiotherapie unterscheidet man zwischen akuten und chronischen Nebenwirkungen. Die Radiodermatitis gehört zu den akut auftretenden Nebenwirkungen und heilt wenige Wochen nach Abschluss der Radiotherapie ab. Nekrosen und ausgeprägte Fibrosierungen sollten mit den heute üblichen Bestrahlungstechniken nicht mehr vorkommen. Weniger dramatische, chronische Nebenwirkungen in der Haut sind Pigmentverschiebungen und Teleangiektasien, die jedoch mit den neuen Techniken weniger häufig sind. Karzinome, die durch ionisierende Strahlen verursacht werden, treten in Bereichen, die mit hohen Tumordosen bestrahlt worden sind, selten auf [4]. Die Latenzzeit beträgt mehr als 10 Jahre.

Zusammenfassung

Die Radiotherapie mit 100–300 kV Photonen ist eine kurative Option in der Behandlung von malignen Hauttumoren. Für die Elektronentherapie eignen sich oberflächliche Tumoren oder Tumoren in der Nähe kritischer Organe.

Eine Indikation für hoch energetische Photonen besteht bei lokoregionär metastasierenden Hauttumoren, bei denen der Lymphabfluss selektiv oder postoperativ bestrahlt wird (malignes Melanom, Merkel-Zell-Karzinom).

Die palliative Bestrahlung bei lokal fortgeschrittenen Tumoren, Lymphknotenmetastasen, Haut- oder anderen Viszeralmetastasen ist häufig und wird gezielt bei symptomatischen Krankheitsmanifestationen angewendet.

Literatur

1. Balch CM, Reintgen DS, Kirkwood JM et al (1997) Cutaneous melanoma. In: De Vita et al (eds) Cancer: Principles and Practice of Oncology, 5th ed. Lippincott, Philadelphia, pp 1947–1994
2. Bastiaannet E, Beukema JC, Hoekstra HJ (2005) Radiation therapy following lymph node dissection in melanoma patients: treatment, outcome and complications. Cancer Treat Rev 31:18–26

3. von Essen C (1980) Skin and lip. In: Fletcher GH (ed) Textbook of Radiotherapy, 3rd ed. Lea Febiger, Philadelphia, pp 271–285

4. Goldschmidt H, Panizzon R (1991) Modern Dermatologic Radiation Therapy. Springer, Berlin, pp 37–46, 65–81

5. Griep C, Davelaar J, Scholten A et al (1995) Electron beam therapy is not inferior to superficial x-ray therapy in the treatment of skin carcinoma. Int J Radiat Oncol Biol Phys 32:1347–1350

6. Lovett RD, Perez CA, Shapiro SJ, Garcia DM (1990) External irradiation of epithelial skin cancer. Int J Radiat Oncol Biol Phys 19:235–242

7. Medina-Franco H, Urist MM, Fiveash J, Heslin MJ, Bland KI, Beenken SW (2001) Multimodality treatment of Merkel cell carcinoma: case series and literature review of 1024 cases. Ann Surg Oncol 8:204–208

8. Miescher G (1934) Erfolge der Karzinombehandlung an der dermatologischen Klinik Zürich. Einzeitige Höchstdosis und fraktionierte Behandlung. Strahlentherapie 49:65–81

9. Sause WT, Cooper JS, Rush S et al (1991) Fraction size in external beam radiation therapy in the treatment of melanoma. Int J Radiat Oncol Biol Phys 20:429–432

10. Schmidt-Ullrich R, Johnson CH (1997) Skin carcinomas. Radiobiological principles, radiotherapeutic techniques and clinical management. Refresher Course, 39th Annual Meeting, American Society for Therapeutic Radiology and Oncology (ASTRO)

11. Strandquist M (1944) Acta Radiol (Ther) (Suppl) (Stockh) 55:1–10

■ Kryo- und Elektrochirurgie

KAPITEL 23

Kryochirurgie

S. A. BÜCHNER

Einleitung

In den letzten 15 Jahren sind auf dem Gebiet der Kryobiologie wesentliche Erkenntnisse erzielt worden, die zusammen mit den heute zur Verfügung stehenden hoch entwickelten Apparaturen eine moderne Kryochirurgie auch im Bereich der Dermatologie ermöglichen. Die Anwendung von Kälte setzt die Aneignung exakter Kenntnisse der klinischen Möglichkeiten und Grenzen sowie der biologischen, physikalischen und technischen Grundlagen des therapeutischen Einsatzes tiefer Temperaturen voraus. Die Kryochirurgie hat auch in der Dermatologie eine ständige Weiterentwicklung erfahren und hat heute dank ihrer Effizienz und praktikablen Technik einen festen Platz in der Therapie benigner und maligner Hautveränderungen.

Kryobiologische Grundlagen

Das Prinzip der Kryochirurgie besteht in Herbeiführung einer Kryonekrose des zu behandelnden Gewebes. Die Gewebezerstörung durch Kälte ist ein multifaktorielles Geschehen, das durch die Geschwindigkeit des Wärmeentzugs mit einem raschen Temperaturabfall im Gewebe, die erreichte Tiefsttemperatur und die Geschwindigkeit des Auftauens entscheidend beeinflusst wird. Das Ausmaß der Kryoläsion ist auch von der Wärmeleitfähigkeit, der Osmolalität und dem Vaskularisationsgrad des Gewebes abhängig. Als Gefriermittel wird heute weltweit flüssiger Stickstoff mit einem Siedepunkt bei $-195,8\,°C$ verwendet. Die Lager- und Transportfähigkeit des flüssigen Stickstoffs ist unproblematisch, der tiefe Siedepunkt garantiert eine hohe Gefrierkapazität. Der Wasserentzug durch Eiskristallbildung stellt eine wichtige Voraussetzung zur sicheren Zellzerstörung dar. Ein rasches Einfrieren des Gewebes mit einer Kühlgeschwindigkeit von $-100\,°C/min$ führt zu einer gleichzeitigen intra- und extrazellulären Eiskristallbildung, die eine irreversible Zellschädigung zur Folge hat. Im Temperaturbereich zwischen -20 und $-50\,°C$ führt die intrazelluläre Eiskristallisation zur Kryodestruktion durch eine mechanische Schädigung der Zellorganellen, ihrer membrangebundenen Enzymsysteme und Proteinstrukturen. Weiterhin kommt es durch die Bildung der Eiskristalle zu einer mechanischen Zerstörung der Zellmembranen. Ein langsamer Einfriervorgang führt zu einer extrazellulären Eisbildung mit entsprechender Wasserverarmung der Zellen, welche die Überlebenswahrscheinlichkeit der Tumorzellen steigen lässt. Bei einem langsamen Auftauvorgang kommt es zu Um- und Rekristallisationsphänomenen, die eine zusätzliche mechanische Schädigung der Zellmembran hervorrufen. Während des Gefriervorgangs können mit der Änderung des Aggregatzustands des Wassers toxische intra- und extrazelluläre Elektrolytkonzentrationen entstehen, die durch eine pH-Änderung und Denaturierung der Membranlipoproteine die Zellmembranen zusätzlich schädigen. In einer protrahierten Auftauphase sorgt die hohe intrazelluläre Elektrolytkonzentration für eine massive Wasseraufnahme mit konsekutiver Ruptur der Zellwände. Die Gewebezerstörung während des Gefrier- und Auftauvorgangs wird durch weitere lokale Gewebefaktoren beeinflusst. Im gefrorenen Gewebe kommt die Zirkulation zum Stillstand. Im Anschluss an den Auftauprozess tritt durch die Zerstörung der Endothelzellen eine zunehmende Permeabilität der Kapillaren ein, die eine ausgedehnte Thrombosierung im Mikrozirkulationssystem zur Folge hat. Mit der Ausbildung einer ischämischen Nekrose wird die Gewebezerstörung durch Kälte vollständig. Eine Wiederholung des Gefrier-Auftau-Prozesses verstärkt die Zellzerstörung und die Tiefenwirkung der Kälte. Bei malignen Tumoren

Tabelle 58. Empfindlichkeit gegen niedrige Temperaturen

Zellen/Gewebe	Letaleffekt
■ Melanozyten	−4 bis −7 °C
■ Talgdrüsen	> −20 °C
■ Haarfollikel	> −20 °C
■ Keratinozyten	−20 bis −30 °C
■ Fibroblasten	−30 bis −35 °C

wird eine hohe Gefriergeschwindigkeit vorausgesetzt, um die für die sichere Tumorzerstörung notwendigen Gewebetemperaturen von −50 °C zu erreichen [1, 2, 6]. Die Zellen sind unterschiedlich empfindlich gegenüber Kälte. Tabelle 58 stellt die unterschiedliche Kälteempfindlichkeit einiger Zellen gegenüber Kälte dar.

Kryochirurgische Behandlungstechnik

Grundsätzlich können zwei Verfahren der Kälteapplikation unterschieden werden. Beim offenen Sprayverfahren wird flüssiger Stickstoff direkt auf das zu behandelnde Gewebe aufgesprüht. Beim geschlossenen Kontaktverfahren wird der flüssige Stickstoff durch einen metallischen Sondenkopf geleitet, der dann mit der Tumoroberfläche in Kontakt gebracht wird. Bei der kryochirurgischen Behandlung maligner Tumoren wird das offene Sprayverfahren bevorzugt, da sich mit dieser Applikationsart im Vergleich zum Kontaktverfahren bei gleicher Gefrierzeit tiefere Nekrosezonen erreichen lassen [1, 2, 5]. Das Kontaktverfahren wird vorwiegend bei oberflächlichen Läsionen und bei ungünstiger Lokalisation, z. B. im Augenlidbereich, angewandt. Vor jedem kryochirurgischen Eingriff ist grundsätzlich die histologische Sicherung der Diagnose zu fordern. Die Kryochirurgie im Gesichtsbereich wird wegen der Schmerzhaftigkeit in der Regel in Lokalanästhesie durchgeführt. Die seitlichen Grenzen des Tumors werden unter Berücksichtigung einer der Dignität entsprechenden Sicherheitszone von 3–5 mm mit einem Dermatographen markiert. Dann wird die Tumoroberfläche bei schneller Gefriergeschwindigkeit so lange eingefroren, bis der Eisball den Tumor einschließlich der Sicherheitszone voll erfasst hat. Entscheidend für den Destruktionsprozess ist die schnelle Ausbreitung der Gefrierzone im Gewebe, insbesondere der −50 °C-Iso-

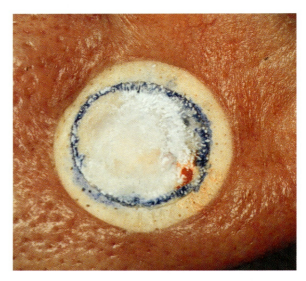

Abb. 46. Während der Vereisung breitet sich der Eiskegel in die Tiefe und horizontal aus. Bei malignen Tumoren sollte die seitliche, über den Neoprenkonus hinausgehende Ausdehnung der Vereisungsfläche zwischen 3 und 5 mm liegen.

thermen. Die Temperatur an der Tumorbasis muss gegen Ende der Vereisung −50 °C betragen [3].

Bei den meisten benignen Hautveränderungen ist eine tief reichende Vereisung nicht erforderlich. Bei Präkanzerosen wird sich das Ausmaß der Vereisung nach der Größe, der Dicke und dem Sitz der Veränderung richten. Mittels Einwirkung eines zentral auf die Tumoroberfläche gerichteten Sprays – beim geschlossenen Kontaktverfahren unter und um die aufgesetzte Sondenfläche – wird eine annähernd kalottenförmige Durchgefrierung des Gewebes erreicht. Bei malignen Hauttumoren bis zu einem Durchmesser von 10 mm wird eine Gefrierzeit von mindestens 30 s benötigt [3]. Während der Vereisung breitet sich der Eiskegel sowohl in die Tiefe als auch horizontal aus. Für praktische Belange ist wichtig zu wissen, dass bei Limitierung der Kälteapplikation auf die Tumoroberfläche durch die Verwendung eines Neoprenkonus die Tiefenausdehnung des Vereisungskegels in etwa der sichtbaren seitlichen Ausdehnung der Vereisungsfläche – über den Konusrand hinaus – entspricht (Abb. 46). Bei Basaliomen sollte eine laterale Ausdehnung der Vereisungsfläche von mindestens 3 mm gemessen werden [4, 5]. Mit Neoprenkonus oder Styroporschablonen zum Schutz des peritumoralen Gewebes wird eine tiefere Ausdehnung des Vereisungskegels erreicht. Bei malignen Hauttumoren sind zwei Gefrier-Auftau-Zyklen zur Erhöhung und vollständigen Absicherung der Destruktionswirkung notwendig. Es hat sich darüber hinaus bewährt, exophytische Tumoren vor dem kryochirurgischen Eingriff zu planieren. Der weniger erfahrene Kryotherapeut wird immer, der mit der Methode vertraute Therapeut vor allem bei Tumoren mit tiefer Ausdehnung und ungünstiger Lokalisation eine Kontrolle der Eisballausdehnung durch Temperaturmessung im Gewebe mittels Thermosonden durchführen [4]. Für die Kryochirurgie stehen heute technisch ausgereifte Kryogeräte (z. B. Cry-AC, Brymill Corporation zur Verfügung, die mit Thermoelementen zur Temperaturmessung im Gewebe ausgestattet sind. Das an der Spitze von Injektionskanülen eingebrachte Thermoelement wird unter Kontrolle des palpierenden Fingers an die Tumorbasis geschoben. Bei größeren Tumoren können mehrere Thermoelemente verwendet werden, wodurch eine bessere intraoperative Temperaturkontrolle gewährleistet ist. Mit der vor dem kryochirurgischen Eingriff histologisch ermittelten Infiltrationstiefe des Tumors lässt sich die Thermosonde exakter platzieren. Moderne Ultraschallgeräte gestatten heute eine genauere Bestimmung der präoperativen Tumorinvasionstiefe, sodass die Forderung nach einer besseren Kontrolle der kryochirurgischen Tumorbeseitigung erfüllt wird.

Klinisches Bild der Kryoläsion

Klinisch tritt unmittelbar nach dem Vereisungszyklus eine Rötung auf, die in der Regel scharf begrenzt ist. Je nach Gefrierdauer beginnt innerhalb von Minuten die Ausbildung eines mehr oder weniger ausgedehnten Ödems, dem nach 24 Stunden eine Blasenbildung folgt. Nach 72 Stunden ist die Kryoläsion massiv ödematös geschwollen und von einem hämorrhagischen Exsudat bedeckt. Nach Abschluss der oft heftigen Exsudation, die je nach Nekrosetiefe bis zu 3 Wochen anhalten kann, bildet sich eine trockene, von einer schwarzen, fest haftenden Kruste bedeckte Nekrose (Mumifikation). Es folgt die langsame Abstoßung der Nekrose mit Ausbildung einer vergleichsweise zarten und in der Regel depigmentierten Narbe [2, 5]. Besonders bei kryochirurgischen Eingriffen im Kopfbereich können manchmal ausstrahlende Schmerzen auftreten, die in der Regel nach wenigen Stunden spontan abklingen und nur in Ausnahmefällen den Einsatz von Analgetika notwendig machen.

Indikationen

■ Basalzellkarzinome

Basaliome stellen die Hauptindikation der Kryochirurgie dar. Die Kryochirurgie hat sich bewährt bei nodulären, noduloulzerativen und oberflächlichen Basaliomen (Abb. 47 a, b). Gerade im Bereich der Nase, der Ohrmuschel und des Augenlids liefert die Kryochirurgie überdurchschnittlich gute Resultate [1, 4, 5]. Besondere Berücksichtigung verdient die Kryochirurgie bei multiplen oberflächlichen Basaliomen, die in einer Sitzung ohne Lokalanästhesie behandelt werden können. Bei vorsichtiger Indikationsstellung kann die Kryochirurgie auch bei Rezidivbasaliomen nach Bestrahlung, Elektro-

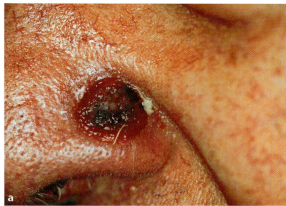
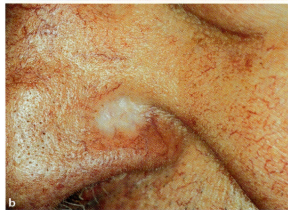

Abb. 47. Exulzeriertes Basaliom am Nasenflügel. **a** Vor, **b** Zustand 5 Jahre nach Kryochirurgie. Glatte hypopigmentierte Narbe.

Kryochirurgie

kaustik und Exzision mit Erfolg eingesetzt werden. Bezüglich der Rezidivquoten unterscheidet sich die Kryochirurgie nicht von den anderen Therapieverfahren. In der Literatur werden in Abhängigkeit von Basaliomtyp und Lokalisation in sehr großen Kollektiven Heilungsraten von 90–99% bei einer Beobachtungszeit von 5 Jahren angegeben. Nach kryochirurgischer Behandlung von Lidbasaliomen wurde in einem Nachbeobachtungszeitraum von 5 und mehr Jahren eine Heilungsrate von 97% gefunden. Die Angaben über die Heilungsraten von Rezidivbasaliomen schwanken zwischen 83 und 94%. Sklerodermiforme und infiltrativ wachsende Basaliome oder nur schwer abgrenzbare Tumoren sollen nicht kryochirurgisch behandelt werden. Die gleiche Einschränkung gilt für große Basaliome mit einem Durchmesser über 3 cm. Da die Rezidivbasaliome insgesamt tiefer infiltrieren als die Primärbasaliome, sollte die Gefrierzeit bei einer Tumorgröße bis 10 mm unter Einhaltung eines Sicherheitsabstands von 3 mm mindestens 30–45 s dauern. Basaliome in der Nasolabialfalte, am Nasenflügelrand und im retroaurikulären Sulkus gelten als relative Kontraindikationen, da diese Tumoren mit bekannt hoher Rezidivrate häufig ein ausgedehntes Tiefenwachstum aufweisen und nur erfahrenen Kryotherapeuten vorbehalten bleiben sollten. Bei größeren Basaliomen sollte die Kryochirurgie nicht die Therapie der ersten Wahl darstellen (Tabelle 59). Hingegen sind Basaliome im Ohr- und Nasenbereich gut für eine kryochirurgische Behandlung geeignet, da das Knorpelgewebe relativ kälteunempfindlich ist und Knorpelnekrosen nur sehr selten beobachtet werden [1, 3, 5, 6].

■ Plattenepithelkarzinom

Beim spinozellulären Karzinom ist die Kryochirurgie wegen der fehlenden histologischen Kontrolle nur bei kleineren, oberflächlichen Tumoren indiziert. Spinaliome, die größer als 2 cm im Durchmesser sind, kommen für eine kryochirurgische Behandlung nur in Ausnahmefällen in Frage (Tabelle 59). Von der kryochirurgischen Behandlung sollen auch Plattenepithelkarzinome ausgeschlossen werden, die bei der histologischen Untersuchung eine Invasionstiefe bis in das mittlere Korium aufweisen. Spinaliome sollten unter Berücksichtigung einer Sicherheitszone von 3–5 mm zweimal nacheinander vereist werden [1, 6].

Tabelle 59. Kontraindikationen der Kryochirurgie

Absolute Kontraindikationen
■ sklerodermiforme Basaliome
■ schlecht abgrenzbare Tumoren
■ Basaliome mit einem Durchmesser von über 3 cm
■ Spinaliome mit einem Durchmesser von über 2 cm
■ Tumoren bei immunsupprimierten Patienten
■ Tumoren bei Patienten mit Kryoglobulinämie, Morbus Raynaud und Kollagenosen

Relative Kontraindikationen
■ prä- und retroaurikulär
■ nasolabial
■ Nasenflügelrand
■ Gehörgang
■ Kapillitium (cave: irreversible Alopezie)
■ Unterschenkel, Finger (ausgenommen Präkanzerosen und benigne Läsionen)

■ Präkanzerosen

Für die Kryochirurgie der aktinischen Keratosen, Arsenkeratosen, Morbus Bowen und Leukoplakien kommen sowohl das offene Sprayverfahren als auch das geschlossene Kontaktverfahren in Betracht. Die einfach durchführbare, nur eine kurze Gefrierzeit erfordernde und daher relativ schmerzlose Behandlung zeichnet sich durch hohe Heilungsraten aus und liefert überdurchschnittlich gute kosmetische Resultate. Da zur Beseitigung der Läsionen nur Abhebung des pathologisch veränderten Epithels angestrebt wird, sind Gefrierzeiten von 10 s in der Regel ausreichend. Bei Präkanzerosen mit einer Induration an der Basis ist eine histologische Untersuchung zum Ausschluss invasiven Wachstums erforderlich. Der Morbus Bowen ist eine häufige Indikation für kryochirurgische Therapie. Auch größere Herde können nach einer Unterteilung in mehrere Felder problemlos behandelt werden. In den meisten Fällen ist ein einmaliger Behandlungszyklus erforderlich [2, 4]. Die Cheilitis abrasiva praecancerosa spricht sehr gut auf eine kryochirurgische Behandlung an. Bei infiltrierten Herden ist eine vorherige histologische Sicherung durch Probeexzision unerlässlich. Der Eingriff wird in Leitungsanästhesie durchgeführt. Da eine Markierung nicht möglich ist, müssen aufeinander folgende Felder sich etwas überschneiden. Es ist bei der Kälteapplikation darauf zu achten, dass die Vereisungszeit pro

Behandlungsfeld 10 s nicht übersteigt. Bei zu tiefen Vereisungen muss man mit Vernarbungen rechnen. Nach der Behandlung entstehen Blasen, später Krusten, die Beschwerden verursachen können. Eine völlige Abheilung erfolgt in der Regel innerhalb von 10 Tagen. Obwohl die Kryochirurgie zur Behandlung von Präkanzerosen im Vulvabereich problemlos eingesetzt werden kann, dürfen Läsionen an der Glans penis nur sehr vorsichtig behandelt werden. Hier besteht die Gefahr von Nekrosen oder nicht heilenden Ulzera [2, 6].

■ Seborrhoische Keratosen

Eine kryochirurgische Indikation bei den seborrhoischen Keratosen ist insbesondere dann gegeben, wenn mehrere Herde in einer Sitzung behandelt werden sollten. Obwohl der Großteil der seborrhoischen Keratosen mechanisch mit dem scharfen Löffel oder elektrochirurgisch mit sehr guten kosmetischen Resultaten behandelt werden kann, stellt die Kryochirurgie bei Sitz der Keratosen in anatomisch schwierigen Lokalisationen die Therapie der Wahl dar. Eine Gefrierzeit von 10 s ist ausreichend [2].

■ Hämangiome

Die Hämangiome sind meist schon bei der Geburt vorhanden oder treten in den ersten Lebenstagen auf. Initial sieht man einen Fleck, der eine rasche Proliferation zeigt und innerhalb von 3–6 Monaten eine beträchtliche Größe erreichen kann. Je nach Lokalisation lassen sich kutane, kutane/subkutane oder rein subkutane Hämangiome unterscheiden. Bei Säuglingshämangiomen in der Entstehungsphase ist eine frühzeitige Kryochirurgie Mittel der Wahl. Die Behandlung ist so früh wie möglich durchzuführen. Bewährt hat sich die Behandlung mit geschlossenen Metallkryosonden, die mit leichtem Druck auf die zu therapierende Stelle appliziert werden. Je nach der Größe des Hämangioms und dessen Lokalisation dauert die Vereisung 10–20 s. Eine Vorbehandlung mit einem Oberflächenanästhetikum (EMLA-Salbe) wird empfohlen. Bei Bedarf ist eine zweite Behandlung nach 4 Wochen angezeigt. In der Regel bilden sich die Hämangiome nach der Behandlung ohne Residuen vollständig zurück. Tief reichende kavernöse Hämangiome sind für die Kryochirurgie nicht geeignet.

■ Keloide

Keloide und hypertrophe Narben sprechen auf eine kryochirurgische Behandlung unterschiedlich gut an. Die Kryochirurgie sollte so früh wie möglich eingesetzt werde, da frische entzündliche Keloide in der Regel besser ansprechen. Das offene Sprayverfahren gilt als Methode der Wahl, obwohl mit geschlossenem Kontaktverfahren auch über gute Resultate berichtet wurde. Ein einmaliger Gefrierzyklus und eine Vereisungszeit von 20 s genügen im Allgemeinen als Initialbehandlung, um die Rückbildung des Keloids einzuleiten. Wiederholte Behandlungen in Abständen von 3–4 Wochen sind erforderlich, um ein optimales Ergebnis zu erzielen. In therapieresistenten Fällen kann eine Injektion von Corticoidkristallsuspension unmittelbar nach der Auftauphase die Keloidrückbildung beschleunigen. In der Literatur werden je nach Alter und Lokalisation der Keloide Erfolgsraten von 20–60% angegeben.

Komplikationen bei Kryochirurgie

Komplikationen nach kryochirurgischen Eingriffen sind selten. Die postoperativen Narben sind zart und zeigen keine oder nur eine geringe Schrumpfungstendenz. Als obligate Komplikation tritt im Narbenbereich eine Hypopigmentierung auf, die sich nach Jahren teilweise zurückbilden kann. Gelegentlich werden hypertrophe Narben beobachtet, die innerhalb von Wochen eine spontane Rückbildung zeigen. Keloide treten nach kryochirurgischen Eingriffen nicht auf. Eine seltene Komplikation ist eine Blutung durch Ruptur eines kältegeschädigten Blutgefäßes. Im Bereich oberflächlich verlaufender Nerven können nach Kryochirurgie Hypästhesien oder Parästhesien auftreten, die sich, in der Regel erst nach Monaten, spontan zurückbilden. Nach kryochirurgischen Eingriffen an den Extremitäten und im Stammbereich ist bei großen Nekrosetiefen mit erheblichen Heilungsstörungen zu rechnen [4].

Literatur

1. Colver GB, Dawber RPR (1989) Cryosurgery – the principles and simple practice. Clin Exper Dermatol 14:1–6
2. Dawber R, Colver G, Jackson A (1992) Cutaneous Cryosurgery. Principles and Clinical Practice. Dunitz, London
3. Graham GF, Detlefts RL, Garrett AB, Kuflik EG, Lubritz RR (1994) Guidelines of care for cryosurgery. J Am Acad Dermatol 31:648–653
4. Graham GF (2001) Cryosurgery in the management of cutaneous malignancies. Clin Dermatol 19:321–327
5. Kuflik EG (1994) Cryosurgery updated. J Am Acad Dermatol 31:925–944
6. Zouboulis CC (1999) Principles of cutaneous cryosurgery: an update. Dermatology 198:111–117

KAPITEL 24 Elektrochirurgie

A. EICHMANN

Einleitung

Folgende elektrochirurgische Methoden werden in der Dermatologie angewandt: Fulguration, Desikkation, Koagulation, Elektrotomie, Elektrokaustik und Elektrolyse. Die häufigsten Verfahren sind Elektrokoagulation und Elektrotomie. Die Koagulation erfolgt bipolar und mit gedämpften hochfrequenten Wechselströmen. Es resultieren starke Gewebezerstörung, gute Blutstillung, mäßige Schneidewirkung. Die Elektrotomie arbeitet bipolar und mit ungedämpften hochfrequenten Wechselströmen. Damit erreicht man einen ausgeprägten Schneideeffekt, geringe Blutstillung und mäßige Gewebezerstörung. Bei Elektrokoagulation und Elektrotomie ist die Aktivelektrode kleinflächig und die indifferente Elektrode großflächig. Die indifferente Elektrode soll möglichst nahe beim Operationsgebiet platziert werden. Für die Elektrokoagulation werden Kugel- und Nadelelektroden verschiedener Größe und Form eingesetzt. Bei der Elektrotomie benützt man lanzettförmige, nadelförmige und Schlingenelektroden. Eine Spezialform der Elektrokoagulation ist die intraoperative Hämostase durch bipolare Koagulation. Die Indikationen sind je nach den übrigen zugänglichen technischen Möglichkeiten einer Praxis (Laser, Kryochirurgie) sehr variabel. Günstige Indikationen sind oberflächliche, gutartige Hauttumoren und oberflächliche vaskuläre Veränderungen. Auch maligne Tumoren können, wenn die Histologie bekannt ist, elektrochirurgisch behandelt werden. Bei Frequenzen über 500 Hz wird eine gleichzeitige Reizung von Nerven und Muskeln vermieden. Die gängigen Geräte benützen Frequenzen zwischen 500 und 4000 kHz. Je höher die Frequenz, desto geringer der Gewebeschaden. Vorteile der Elektrochirurgie sind gute Hämostase, Zeitersparnis und leichte Handhabung. Nachteile sind längere Wundheilungszeit (2–8 Wochen), Beeinträchtigung der histologi-

schen Untersuchung. Gefahren der Elektrochirurgie sind (Tabelle 60):

- Brenn- und Explosionsgefahr im Zusammenhang mit Desinfektionsmitteln und Narkosegasen.
- Ungewollte Verbrennungen durch schlecht platzierte Elektroden.
- Elektrische Reizung und Fortleitung von Strömen entlang anatomischer Strukturen und Elektroschock.
- Bei Patienten mit R-blockierten Bedarfsschrittmachern ist in Herz- und Schrittmachernähe Vorsicht geboten.
- Unkorrekte Handhabung kann zu hässlichen Narben führen.
- Bei Abtragung von viralen Akanthomen sollten Schutzmasken getragen und der entstehende Rauch abgesaugt werden.
- Kontaktallergien durch acrylathaltige Neutralelektroden wurden beschrieben.

Tabelle 60. Gefahren der Elektrochirurgie

- Explosionsgefahr/Brandgefahr
- Verbrennungen, Elektroschocks
- Kardiale Probleme bei Herzschrittmacherpatienten
- Schlechte kosmetische Resultate
- Ungenügende Rauchabsaugung
- Kontaktallergien durch acrylathaltige Neutralelektroden

Allgemeine Grundlagen

Elektrochirurgie kann definiert werden als kontrollierte Anwendung von hochfrequenten Wechselströmen in lebendem Gewebe. Das Ziel ist die Gewebezerstörung oder Gewebeentfernung. Dabei wird elektrische Energie durch den Gewebewiderstand in Wärme umgewandelt. Die produzierte Wärme und damit der Gewebeschaden ist abhängig vom Ausmaß der anatomi-

schen Lokalisation der Läsion, von Gewebewiderstand, Elektrodenform, Stromstärke und
Stromqualität sowie der Dauer der Stromeinwir-
kung. Durch die Wahl von hochfrequenten
Wechselströmen (Frequenzen über 500 Hz) wird
eine gleichzeitige Reizung von Nerven und Muskeln vermieden.

Wählt man beide Elektroden großflächig, so
entsteht eine gleichmäßige Erwärmung der vom
Strom durchfluteten Körperteile. Bei kleiner
Elektrode erreicht der Strom hier eine Verdich-
tung, sodass es zu ausgeprägter Gewebeerhit-
zung an dieser Stelle kommt. Diese Elektrode
wird als Aktivelektrode bezeichnet, die großflächige als Neutralelektrode [6].

Indikationen

Das Ziel elektrochirurgischer Eingriffe ist Gewebezerstörung (Koagulation) oder Gewebedurch-
trennung (Elektrotomie). Die Indikationen in
der dermatologischen Praxis sind enger und
weiter, je nachdem ob andere Methoden wie
Laser und Kryochirurgie gleichzeitig zur Verfügung stehen. Eine wichtige Indikation ist
die intraoperative Blutstillung durch bipolare
Koagulation. Günstige Indikationen sind oberflächliche gutartige Tumoren und oberflächliche
vaskuläre Läsionen. Auch maligne Tumoren
können, wenn die Histologie bekannt ist, elektrochirurgisch behandelt werden.

Technik

Die im Folgenden beschriebenen elektrochirurgischen Methoden werden in der Dermatologie
eingesetzt. Zwei weitere, Fulguration und Elek-
trodesikkation, werden heute nur noch selten
angewandt. Beide Methoden arbeiten mit einer
Aktivelektrode, sind also monopolar.

Elektrokoagulation

Bei der Elektrokoagulation benützt man eine
kleinflächige, aktive Elektrode sowie eine großflächige indifferente Elektrode. Verwendet werden gedämpfte, hochfrequente Wechselströme.
Die Stromspannung ist niedrig, die Stromstärke

relativ hoch. Es resultiert eine starke Gewebezerstörung mit guter Blutstillung und nur mäßi-
ger Schneidewirkung. Die Bikoagulation ist eine
Sonderform der Elektrokoagulation. Hier ist
keine Neutralelektrode erforderlich. Dieses Prinzip kommt bei der Koagulationspinzette zum
Tragen. Die beiden Branchen der Pinzette sind
gegeneinander isoliert und das eingeklemmte
Gewebestück wirkt als Widerstand. Bei fließen-
dem Strom wird das gefasste Gewebestück koaguliert. Blutende Gefäße können auch mit einer
Klemme gefasst und durch Berührung mit der
Aktivelektrode koaguliert werden.

■ Elektrotomie

Auch hier werden eine kleinflächige aktive
Elektrode und eine großflächige indifferente
Elektrode verwendet. Es werden hochfrequente,
ungedämpfte Wechselströme eingesetzt. Man erzielt einen guten Schneideeffekt, aber nur geringe Blutstillung und Gewebezerstörung. Die
Elektrotomie wird auch als eigentliches elekt-
risches Messer bezeichnet und kommt vorwiegend zum Einsatz, wenn tumoröse Strukturen
entfernt werden müssen.

■ Elektrokaustik

Unter Elektrokaustik versteht man Gewebedestruktion mit elektrisch erhitzter Platinnadel.
Die Methode wird heute kaum mehr angewandt.

■ Elektrolyse

Bei der Elektrolyse werden Gleichströme verwendet. Deshalb gehört diese Methode streng
genommen nicht zur Elektrochirurgie. Haupt-
indikationsgebiet der Elektrolyse ist die Epilation. Diese Methode ist gewebeschonender als die
bipolare Epilation.

Praktische Gesichtspunkte

Die Neutralelektrode muss so nahe wie möglich
beim Operationsgebiet platziert werden. Sie
muss am Körper dicht aufliegen und gut fixiert
werden (Abb. 48). Bei der Koagulation benützt
man Nadelelektroden oder Kugelelektroden mit
verschiedenem Durchmesser. Für eine Koagulation von geringer Ausdehnung werden am besten feine Nadelelektroden eingesetzt. Die Aus-

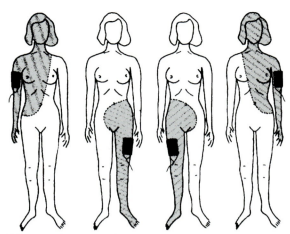

Abb. 48. Platzierung der Neutralelektrode. Die schraffierten Flächen umfassen das mögliche Operationsgebiet.

dehnung des Koagulationshofs lässt sich außer durch die Wahl von verschiedensten Elektroden auch durch die Dosierung des Stroms steuern. Verschmutzte Aktivelektroden bilden an der Oberfläche eine isolierte Kruste aus verbrannten Gewebe- und Blutresten. Der Koagulationseffekt wird dadurch geringer. Die Korrekturmaßnahme ist die Reinigung der Aktivelektrode. Bei Sickerblutungen kann zur Blutstillung eine Plattenelektrode verwendet werden (z. B. in der Tumorchirurgie).

Für die Elektrotomie werden Aktivelektroden mit relativ dünnem Querschnitt verwendet. Für glatte Schnitte ohne Verschorfung sind Nadel- oder Lanzettelektroden geeignet. Eine zügige Schnittführung verhindert eine zu starke Schnittflächenverschorfung. Zum Schneiden im Fettgewebe sind Lanzett- oder Messerelektroden geeignet. Wegen des erhöhten elektrischen Widerstands muss hier evtl. der Strom um einige Skalenteile höher dosiert werden.

Bei den heute erhältlichen Elektrochirurgiegeräten kann der Arzt wahlweise einen Schneide- oder Koagulationseffekt einstellen. Die meisten Geräte erlauben auch eine Kombination von Schneideeffekt mit mehr oder weniger Koagulation. Die gängigen Elektrochirurgiegeräte arbeiten mit Frequenzen zwischen 500 und 4000 Hz. Je höher die Frequenz, desto gewebeschonender ist der Eingriff. Geräte mit sehr hoher Frequenz (~ 4000 Hz) werden auch als „Radiochirurgie" angeboten. Sie erlauben ein besonders gewebeschonendes Arbeiten, schnellere Heilungszeit und ästhetisch befriedigende Narben [2].

Die wichtigsten Vorteile der elektrochirurgischen Techniken sind die Zeitersparnis und die problemlose Blutstillung in praktisch jeder Situation. Zudem lassen sich die Techniken leicht erlernen. Nachteile sind die relativ lange Heilungszeit elektrochirurgischer Wunden (2–8 Wochen) sowie die Beeinträchtigung der histologischen Beurteilung bei elektrochirurgisch entnommenen Biopsien.

Komplikationen und Gefahren

Trotz qualitativ hochwertiger Geräte mit weitgehenden Sicherheitsmaßnahmen können beim elektrochirurgischen Arbeiten Komplikationen auftreten [5].

Durch Funkenbildung an der Aktivelektrode können Explosionen von eventuell vorhandenen Gasen oder Flüssigkeiten ausgelöst werden. Zwischenfälle sind bekannt geworden mit Äther, Benzin (Entfettungsmittel), Alkohol, H_2O_2 und Methan. Bei proktologischen Eingriffen wurde über die Explosion von körpereigenem Methangas berichtet [1]. Diesen Gefahren wird begegnet, indem brennbare Narkosegase, Desinfektions- und Reinigungsmittel nicht im Operationsraum aufbewahrt werden [7].

Zu ungewollten Verbrennungen an der Körperoberfläche kann es durch schlecht sitzende Neutralelektroden sowie bei Isolationsfehlern an verwendeten Geräten kommen. Die Neutralelektrode muss möglichst nahe am Operationsfeld platziert sein. Sie muss der Haut dicht anliegen und ganzflächig aufgesetzt werden. Durch ein entsprechendes Platzieren der Neutralelektrode wählt man den Stromweg so kurz wie möglich sowie längs und diagonal durch den Körper. Besonders im Thoraxbereich muss ein quer verlaufender Stromweg vermieden werden (Abb. 48). Der Patient sollte nicht mit anderen Metallteilen vom Operationstisch in Berührung kommen. Ferner müssen Metallsonden und -klemmen während elektrochirurgischer Arbeiten vom Patienten entfernt werden. Auch sind feuchte Unterlagen und Tücher zu vermeiden.

Besondere Vorsichtsmaßnahmen sind bei Patienten mit Herzschrittmachern angezeigt. Gefährdet sind offenbar vor allem Patienten mit R-blockiertem Bedarfsschrittmacher, wo es durch elektrische Interaktionen zur Unterdrückung der Schrittmacherimpulsgabe und fol-

Elektrochirurgie

Tabelle 61. Vorsichtsmaßnahmen bei Schrittmacherpatienten (nach LeVasseur)

- ■ Vor und nach Eingriff kardiologisches Konsilium
- ■ Elektrokoagulation oder bipolare Methode bevorzugen
- ■ Neutralelektrode möglichst herzfern platzieren (Schrittmacher nicht im Stromfluss)
- ■ Intraoperative EKG-Überwachung
- ■ Korrekte Erdung aller Anschlüsse
- ■ Reanimationsutensilien in Bereitschaft
- ■ Kurze Stromstöße (maximal 5 s) verwenden

genden Rhythmusstörungen bis zur Asystolie kommen kann. Lang dauernde Stromstöße und die Platzierung der Neutralelektrode in der Nähe des Herzens oder des Schrittmachers können am ehesten derartige Interferenzen auslösen. Wichtig ist es ferner, mit möglichst kurz dauernden Stromstößen (maximal 5 s) zu arbeiten. Bevorzugt sollen bei Patienten mit Herzschrittmachern bipolare Instrumente eingesetzt werden, weil sie die Möglichkeiten von Interferenzen verringern. Es empfiehlt sich bei Schrittmacherpatienten die Vorsichtsmaßnahmen von LeVasseur zu beachten [4] (Tabelle 61).

Parkinson-Patienten werden neuerdings auch mit Elektroden zur Hirnstimulation behandelt. Bei ihnen gelten analoge Vorsichtsmaßnahmen wie bei Menschen mit Herzschrittmachern für den Einsatz von Elektrochirurgie [8].

Nach Anwendung von zu hohen Stromstärken und zu langen Stromstößen können hässliche, meist eingesunkene Narben entstehen. Auch unsaubere, relativ großflächige Aktivelektroden können die Ursache für Narben sein. Bevor man intraoperativ die Stromdosierung erhöht, sollten unbedingt die Sauberkeit der Aktivelektrode sowie der korrekte Sitz der Neutralelektrode und Kontakte und Steckerverbindungen überprüft werden.

Die modernen Elektrochirurgiegeräte sind heute mit weitgehenden Sicherheitsmaßnahmen ausgerüstet. Dennoch ist es unerlässlich, vor Inbetriebnahme dieser Geräte die Gebrauchsanweisung eingehend zu studieren. Hat man keinerlei Erfahrung mit elektrochirurgischen Methoden, ist es empfehlenswert, vor dem Arbeiten am Patienten einige Übungen an totem Material (Fleischstücke) durchzuführen.

In den letzten Jahren sind Kontaktallergien durch Acrylate an Neutralelektroden beschrieben worden. Die Sensibilisierung erfolgte durch acrylathaltige Adhäsivstoffe an den Neutralelektroden. Als auslösende Substanzen wurden 2-Hydroxyethylacrylat und 2-Hydroxymethylacrylat identifiziert. Besonders gefährdet sind Patienten mit bereits bekannter Acrylatsensibilisierung [3].

Literatur

1. Avgerious A, Kalantzis N, Rekouis G (1984) Bowel preparation and the risk of explosion during colonoscopic polypectomy. Gut 25:361–364
2. Bridenstine JB (1998) Use of ultra-high frequency electrosurgery (radiosurgery) for cosmetic surgical procedures. Dermatol Surg 24:397–400
3. Jagtman BA (1998) Contact dermatitis from acrylates in an electro-surgical earthing plate. Contact Dermat 38:280–281
4. LeVasseur JG et al (1998) Dermatologic electrosurgery in patients with implantable cardioverter-defibrillators and pacemakers. Dermatol Surg 24:233–240
5. Pollack SV (1991) Electrosurgery of the Skin. Churchill Livingstone, Edinburgh
6. Sebben JE (1989) Cutaneous Electrosurgery. Year Book Medical Publishers, Chicago
7. Sebben JE (1990) Fire hazards and electrosurgery. J Dermatol Surg Oncol 16:421–424
8. Weaver J et al (1999) Cutaneous electrosurgery in a patient with a deep brain stimulator. Dermatol Surg 25:415–417

Hautpflege und Lokalbehandlung

KAPITEL 25

Hautpflege und spezifische Lokaltherapie bei physikalischen Maßnahmen

M. BEYELER, R. DUMMER

Hautpflege bei Phototherapien

Die akuten Nebenwirkungen sind bei allen Modalitäten von Phototherapie (UVA, UVB, PUVA) ähnlich und umfassen Erythem, Pruritus und Verbrennungen im Fall von akzidentellen Überdosierungen, selten Exazerbation bakterieller oder viraler Infektionen (Herpes simplex).

Diskrete Erythembildung tritt ca. 4–6 Stunden nach UVB und ca. 24 Stunden nach PUVA auf, weist ein Maximum nach 24–36 Stunden (UVB) bzw. 48–96 Stunden (PUVA) auf und benötigt keine speziellen Therapiemaßnahmen. Schmerzhafte Erytheme und akzidentelle Verbrennungen können durch sorgfältige Dosissteigerung vermieden und mit nichtsteroidalen Antirheumatika (z. B. Brufen 2–3-mal 600 mg/Tag) systemisch behandelt werden.

Bis zu 25% aller Patienten leiden bei der UV-induzierten Exsikkose unter Pruritus, der von der UV-Dosis abhängig ist [13]. Er spricht gut auf rückfettende Maßnahmen mit z. B. harnstoffhaltigen Externa und Antihistaminika an. Für normale bis trockene Haut können auch Panthenol enthaltende Körperemulsionen (z. B. von Louis Widmer) empfohlen werden, für sehr trockene Haut eignet sich Remederm, das Panthenol und Carbamid enthält und somit die Barrierefunktion der Haut stärkt. Bezüglich Rückfettung der Haut sind die Patienten zu instruieren, diese Maßnahmen nicht vor der geplanten Phototherapie durchzuführen, da die rückfettenden Externa eine signifikante Interferenz mit der Transmission des UV-Lichts während der Lichttherapie aufweisen können [6].

Selten können unter PUVA-Therapie, speziell nach minimalen Traumata, kleine Vesikulä entstehen, die innerhalb von wenigen Tage spontan heilen. Hingegen stellt die seltene Entwicklung von schweren brennenden Schmerzen unter der Haut 4–8 Wochen nach Einleitung einer PUVA-Therapie eine gut bekannte Nebenwirkung dar.

Als Therapieoptionen bieten sich dann lokale Anästhetika (Capsaicin) oder Phenytoin.

Unter Phototherapie besteht eine erhöhte Inzidenz von Herpes-simplex-Infektionen. Präventiv kann konsequenter Sonnenschutz im betroffenen Areal (z. B. perioral) versucht werden.

Lokaltherapie nach Laserbehandlungen

■ Nichtablative Verfahren

Verschiedene gepulste bzw. gütegeschaltete Lasersysteme ermöglichen aufgrund ihrer Wellenlänge eine spezifische Destruktion definierter Zielstrukturen, der Chromophoren Hämoglobin, Melanin oder Farbstoffe von Tätowierungen. Entsprechend werden sie zur Behandlung von vaskulären Neu- bzw. Fehlbildungen, bei Pigmentläsionen einschließlich Hämosiderinablagerungen und Tätowierungen eingesetzt. Der gepulste Modus trägt zur Vermeidung thermischer Begleitschäden bei [12]. Die Güteschaltung ermöglicht es, ultrakurze Pulszeiten hoher Intensität im Nanosekundenbereich zu erreichen [7]. In der Regel sind mehrere Behandlungen im selben Areal nötig.

■ **Vorbehandlung.** UV-Karenz ist wichtig, da eine Hyperpigmentierung der Haut die Absorption der Energie in der Epidermis vermindert. Dazu eignen sich Produkte mit hohem Lichtschutzfaktor wie z. B. All Day 20+, Sun Block 25+, Anthélios XL 60+. Bei Kindern kann eine Vorbehandlung mit lokalem Anästhetikum (z. B. Emla-Crème) zur Linderung der Schmerzen sinnvoll sein. Dazu kann sich auch die Kühlung der Haut eignen, wobei dann vaskuläre Läsionen aufgrund der Vasokonstriktion schlechter sichtbar werden. Zu einer leichten Vasokonstriktion kommt es auch nach Vorbehandlung mit Emla-Crème (Tabelle 62).

■ **Komplikationen.** Unmittelbar posttherapeutisch können Schmerzen, Schwellung, Blasen, Erythem und Hämorrhagien auftreten, die 1–2 Tage andauern. In der Folge kommt es meist zur Krustenbildung, wobei zentral atrophe Narben entstehen können, insbesondere bei Manipulation der Krusten durch den Patienten. Relativ häufig findet sich eine in der Regel passagere Hypopigmentierung aufgrund der Wirkung auf das Melanin. Seltener kommt es zu Hyperpigmentierung, dies vor allem bei inkonsequentem Sonnenschutz nach der Behandlung. Bei Tätowierungen kann ein Farbumschlag eintreten, der einen Wechsel auf eine andere Wellenlänge erforderlich macht.

■ **Nachbehandlung.** Bis zur Abheilung der krustösen Veränderungen sollten Salben, welche die Wundheilung unterstützen, eingesetzt werden (z. B. Sulfadiazinsilber-haltige Salben). Der Patient sollte zur Verhinderung einer Narbenbildung jegliche Manipulation an den Krusten unterlassen. Nach Abfallen der letzten Kruste ist ein konsequenter Sonnenschutz täglich notwendig, damit keine postläsionäre Hyperpigmentation auftritt. Bei Patienten mit Neigung zu Keloiden kann nach Abheilung der nässenden Phase eine Behandlung mit Silikonpflaster (z. B. Mepiform) eingeleitet werden. Diese muss konsequent über Monate fortgesetzt werden. Kosmetika können ebenfalls nach Abfallen der letzten Kruste wieder aufgetragen werden. Diese Angaben beruhen jedoch lediglich auf unseren Erfahrungen, da prospektive randomisierte Studien hierzu fehlen. Die nächste Laserbehandlung sollte im gleichen Areal frühestens nach 2–3 Monaten erfolgen, um den Makrophagen zur Phagozytose der Pigmentpartikel genügend Zeit zu lassen.

■ **Ablative Verfahren.** Gewebeablation kann mittels CO_2-Laser oder Erbium-Yttrium-Aluminium-Granat (Er-YAG)-Laser erreicht werden, wobei der erstgenannte häufiger verwendet wird.

Der CO_2-Laser weist eine Wellenlänge von 10600 nm auf, die im Gewebewasser weitgehend absorbiert wird. Mit einer Impulsdauer von weniger als 1 Millisekunde dringt der Laser nur 20 μm in das Gewebe ein [26].

Der Er-YAG-Laser hat eine Wellenlänge von 2940 nm, was in etwa dem Absorptionsmaximum von Wasser entspricht. Er dringt weniger weit in die Haut als der CO_2-Laser und eignet sich daher besonders für sehr oberflächliche Läsionen.

■ **Vorbehandlung.** Je nach Größe des zu behandelnden Areals empfehlen gewisse Autoren, bei allen Patienten – unabhängig davon, ob sie in der Anamnese eine Herpesinfektion aufweisen – eine prophylaktische orale virostatische Behandlung [21]. Die Medikamenteneinnahme sollte 1 Tag vor der Laserbehandlung beginnen und postoperativ 10 Tage bzw. bis zur vollständigen Reepithelialisierung fortgeführt werden [24]. Die Prophylaxe kann mit Acyclovir 400 mg 3-mal täglich, Valacyclovir 500 mg 2-mal täglich oder Famcyclovir 250 mg täglich erfolgen [27] (Tabelle 62).

Früher wurden Retinoide bei Dermabrasio empfohlen, da sie eventuell die Reepithelialisierung beschleunigen können [9, 17]. Retinoide führen zu einer Vermehrung der Mucopolysaccharide, des Kollagens [8] und der Fibronektinsynthese (wichtig für die epidermale Migration und Bildung eines Granulationsgewebes) und stimulieren die Fibroblasten [11]. In einer Untersuchung von Orringer konnten die vorher postulierten positiven Effekte einer Vorbehandlung mit topischen Retinoiden jedoch nicht bestätigt werden, sodass diese heute nicht mehr durchgeführt wird [20]. Der prophylaktische Antibiotikaeinsatz wird kontrovers diskutiert, fördert jedoch sicherlich die Entwicklung resistenter Stämme. Topische Antibiotika sollten aufgrund der möglichen Entwicklung einer Kontaktallergie zugunsten von desinfizierenden Substanzen wie z. B. Triclosan vermieden werden. Bei ausgedehntem Skin Resurfacing kann mit einem Breitspektrumantibiotikum am Tag der Operation begonnen werden; es sollte bis zur Reepithelialisierung fortgeführt werden [2].

■ **Komplikationen.** Die Komplikationen hängen wesentlich von der Größe des behandelten Areals ab. Es können sofortige Nebenwirkungen (Schmerzen, Nässen, Ödem, Schorf, Hautrötung, Juckreiz und Spannungsgefühl), infektiöse (bakteriell, viral, Candida), ekzematöse (irritative/allergische Dermatitis), follikuläre (Akne, Milien, periorale Dermatitis) Komplikationen sowie Pigmentveränderungen (Hyper-, Hypopigmentierung) und Narbenbildung (Atrophie, Hypertrophie, Keloide) unterschieden werden.

■ **Nachbehandlung.** Die Nachbehandlung hat das Ziel, eine komplikationslose und schnelle Heilung zu unterstützen. Prinzipiell kann die lokale Nachbehandlung in offene (trockene), semiokklusive (luftdurchlässig, halten einen Teil des

Tabelle 62. Übersicht zu Vor- und Nachbehandlung bei ablativen und nichtablativen Laserverfahren

	Nichtablative Verfahren	Ablative Verfahren
■ **Vorbehandlung**	– UV-Karenz – evtl. Emla-Creme (Kinder): 60–90 min Einwirkungszeit	– evtl. Herpesprophylaxe (Acyclovir 400 mg 3-mal/Tag, Valacyclovir 500 mg 2-mal/Tag, Famcyclovir 250 mg 1-mal/Tag) Dauer: 1 Tag prä- bis 10 Tage postoperativ – evtl. Breitspektrumantibiotikum (Cephalosporin oder Erythromycin) Dauer: 1 Tag präoperativ bis Reepithelialisierung
■ **Unmittelbare Nachbehandlung**	– 1% Sulfadiazinsilber (Flammazine) oder – 1% Sulfadiazinsilber + 0,2% Na-Hyaluronat (Ialugen Plus) Dauer: 10–14 Tage (bis Krusten abgeheilt)	– offen: 1% Sulfadiazinsilber + 0,2% Na-Hyaluronat (Ialugen Plus), kalte feuchte Kompressen Dauer: bis Reepithelialisierung – semiokklusiv: Polyurethanschicht (Flexan oder Laser Site), Silikonfilm mit Nylonnetz (Biobrane), Tegaderm Dauer: 7–10 Tage – okklusiv: Silikon mit Polytetrafluorethylennetz (Silon-TSR) für 5 Tage, Hydrokolloid (Duoderm), Alginat (Kaltostat) für 6–10 Tage
■ **Längerfristige Nachbehandlung**	– Sonnenschutz (All Day 20+, Sun Block 25+, Anthélios XL 60+)	– Sonnenschutz (All Day 20+, Sun Block 25+, Anthélios XL 60+) – lokale Steroide bei nach 6 Wochen persistierendem Erythem (1% Hydrocortisoncreme) – bleichende Creme bei Hyperpigmentierung (2% Hydroquinon, evtl. + 1% Hydrocortison)

Exsudats zurück) und okklusive (halten das ganze Exsudat zurück) Verfahren eingeteilt werden. In einer feuchten Umgebung läuft die Wundheilung schneller ab, jedoch schaffen okklusive Verfahren eine feuchte Wundumgebung mit wenig Sauerstoff, die das Wachstum von Bakterien fördern könnte.

Am Universitätsspital Zürich, wo die Hauptindikationen für den CO_2-Laser Syringome, Xanthelasmen, Fibrome, Verrucae vulgares und Condylomata acuminata sind – also eher kleinflächige Veränderungen – wird die offene Nachbehandlung mit desinfizierenden Cremes (z. B. Ialugen) bevorzugt. Bei diesen kleinen Behandlungsarealen wird auch auf eine Herpesprophylaxe verzichtet.

Die Regeneration der Epidermis nach Resurfacing erfolgt zum grössten Teil aus den Follikeln und von den Wundrändern [4].

Offene Nachbehandlung. Der postoperative Verlauf ist während der ersten 1–3 Tage durch Anschwellen, Nässen und Abschilfern von thermisch denaturiertem Kollagen gekennzeichnet. Den Patienten wird empfohlen, in der ersten Woche regelmäßig kalte Kompressen auf die behandelten Bereiche aufzulegen, um das seröse Exsudat und nekrotisches Gewebe zu entfernen.

Eine kontinuierliche feuchte Wundheilung erreicht man mit 0,25%iger Essigsäure, normaler Kochsalzlösung oder kalten Frischwasserumschlägen mit anschließendem Auftragen von Vaseline oder die Wundheilung fördernden Salben [24]. Sowohl feuchte Behandlung wie die Salbenbehandlung dürfen nicht zu intensiv betrieben werden, da sie zu akneartigen Veränderungen, Milien und irritativer Dermatitis führen können. Nach Reepithelialisierung ist ein Sonnenschutz konsequent anzuwenden, der auch UVA abblockt.

Semiokklusive Nachbehandlung. Diese Produkte stellen eine Barriere gegenüber Bakterien dar, erlauben aber das Ableiten einer überschießenden Exsudation. Weinstein beobachtete eine Reepithelialisierung innerhalb von 7–10 Tagen mit minimalen postoperativen Schmerzen. Hingegen ist diese Nachbehandlung aufwendiger als die offene Nachbehandlung [27]. In Genf wurden Patienten mit Briobrane, einem Präparat aus einem Silikonfilm mit einem Nylonnetz, behandelt. Nach 6 Tagen wurde der Verband entfernt und die Nachbehandlung mit einer die Wundheilung fördernden Salbe fortgesetzt. Es wurde eine optimale Wundheilung mit minimalen Nebenwirkungen erreicht [14].

Okklusive Nachbehandlung. Diese Methode hält das ganze Exsudat zurück, und Temperatur und pH werden konstant gehalten. Viele Präparate sind auf dem Markt erhältlich. Suarez untersuchte ein Präparat aus Silikon mit einem Polytetrafluorethylennetz (Silon-TSR). Der Verband wurde nach 5 Tagen entfernt und die Wunden mit Feuchtigkeitscremes weiterbehandelt. Die Nebenwirkungen waren ebenfalls minimal, und die Epithelialisierung erfolgte in 5–7 Tagen [25]. Liu benutzte Kaltostat (Alginat), Duoderm (Hydrocolloid) und Telfa und erzielte gute Resultate, wobei die Fasern von Kaltostat z.T. schwer zu entfernen waren [15]. Es existiert eine große Auswahl an okklusiven Präparaten. Insgesamt scheint die okklusive Methode zu einer rascheren Reepithelialisierung mit weniger Nebenwirkungen wie Schmerzen zu führen [3]. Eine Schwierigkeit der okklusiven Nachbehandlung besteht jedoch darin, den Verband am Behandlungsort zu halten. Ruiz-Esparza wendete eine Kombination eines offenen und okklusiven Verfahrens an. Zuerst wurde eine Heilsalbe auf die Wunde appliziert, anschließend folgte ein Verband mit N-Terface, bestehend aus Polyethylen und Gazen. Nach 2 Tagen wurde der Verband entfernt und die Behandlung mit kühler Niveacreme fortgesetzt. Eine komplette Heilung erfolgte innerhalb von 7 Tagen, das Erythem verschwand innerhalb 2 Wochen, Schmerzen waren minimal [22].

Laut Collawn kann die Wundheilung bereits intraoperativ deutlich beeinflusst werden. Gewöhnlich werden die Krusten zwischen zwei Durchgängen entfernt. In einer Studie entfernte dieser Autor Krusten mit Kochsalzlösung auf der einen Gesichtshälfte, während er sie auf der anderen Seite beließ. Die Nachbehandlung erfolgte dann in je zwei Arealen auf beiden Seiten okklusiv und offen. Histologisch zeigte sich, dass die Reepithelialisierung am schnellsten in den nicht debridierten, okklusiv behandelten Arealen eintrat, gefolgt von den nicht debridierten, offen behandelten Arealen. Das postoperative Erythem fiel minimal aus. Collawn postulierte, dass bei Verzicht auf Débridement Reste der Epidermis und der Basalmembran im Wundgebiet verbleiben, von denen dann eine raschere Epithelialisierung erfolgen kann [5].

Auf lokale Antibiotika wird zunehmend verzichtet, da sie die frisch behandelte, empfindli-che Haut reizen können und so die Wundheilung beeinträchtigen [16].

Topisches Vitamin A und E wirken antioxidativ und könnten die postoperative Entzündungsreaktion limitieren. Hingegen ist die Datenlage noch ungenügend [10, 18, 23]. Dasselbe gilt für topisches Vitamin C, das in der Kollagenbildung eine wichtige Funktion einnimmt [1].

Umstritten ist auch der systemische Einsatz von Antibiotika (s.o.) und Steroiden. Gewisse Autoren verschreiben routinemäßig Steroide für die ersten 3 Tage, um das postoperative Ödem zu reduzieren. Lokale Steroide können bei nach 6 Wochen persistierendem Erythem kurzzeitig eingesetzt werden (z.B. 1%ige Hydrocortisoncreme) [27].

Hyperpigmentierung tritt häufiger bei dunklerem Hauttyp (Typ 4–6) auf. Das Risiko kann durch Sonnenschutz (inkl. UVA) reduziert werden z.B. mit All Day 20+, Sun Block 25+ oder Anthélios XL 60+. Bei Patienten mit bekannter Neigung zu postläsionärer Hyperpigmentierung kann nach 10–14 Tagen (nach vollständiger Reepithelialisierung) eine Behandlung mit bleichenden Cremes begonnen werden (z.B. 2%iges Hydroquinon, evtl. kombiniert mit 1%igem Hydrocortison).

■ Schlussfolgerung

Es steht eine breite Palette von Produkten zur Nachbehandlung nach Lasertherapien zur Verfügung, wobei jedes Verfahren Vor- (z.B. beschleunigte Wundheilung) und Nachteile (z.B. aufwendiger Verband) aufweist. Jeder Operateur bevorzugt entsprechend seinen Erfahrungen ein anderes Verfahren. Prinzipiell gleicht die Nachbehandlung nach Laser derjenigen von Verbrennungen, wo die Behandlungsmethoden einer steten Entwicklung unterworfen sind. Die Nachbehandlung soll die Wundheilung fördern, Infektionen verhüten und Symptome wie Schmerz oder Erythem lindern. Ziel aller Methoden ist, die Inzidenz von Komplikationen auf einem Minimum zu halten, dies insbesondere, da es sich häufig um kosmetische Indikationen handelt. Bei kleinen Behandlungsarealen genügt eine einfache Salbenbehandlung, während bei großen Eingriffen verschiedene offene, semiokklusive oder okklusive Produkte zur Verfügung stehen.

Nachbehandlung bei ionisierenden Strahlen

Im Rahmen einer oberflächlichen Strahlentherapie kommt es nach ca. 3–4 Sitzungen zuerst zu einem Erythem im behandelten Areal, das sich unter Fortsetzung der Therapie zu einer stark entzündeten, exsudativen und z.T. auch leicht blutenden Läsion entwickeln kann. Dabei ist die Stärke der Reaktion dosisabhängig. Die Abheilung erfolgt nach Therapieende innerhalb von 2–4 Wochen.

Um ein gutes kosmetisches Resultat zu erzielen, muss eine gute Infektionsprophylaxe erfolgen. Diese kann mit externen lokalen Desinfizienzien durchgeführt werden. Am Universitätsspital Zürich kommt dabei hauptsächlich Triclosan-Softcreme 1% zum Einsatz. Es eignen sich jedoch auch Sulfadiazinsilber-haltige Salben.

Nach Abheilung muss im behandelten Areal ein konsequenter Lichtschutz durchgeführt werden, da durch die Bestrahlung die Melanozyten zugrunde gehen, was sich auch in einer scharf begrenzten Hypopigmentation des Strahlenfeldes äußert.

Akute Dermatitis tritt auch im Rahmen von Bestrahlungen bei internen Tumoren wie Mamma-, Prostata- und gastrointestinalen Karzinomen auf. Im betroffenen Areal muss eine gute Rückfettung mit Mandelölsalben oder harnstoffhaltigen Externa erfolgen. Zusätzlich konnte Miko Enomoto einen hautprotektiven Effekt einer Behandlung mit RayGel (reduziertes Glutathion und Anthocyanin) während der Strahlentherapie nachweisen [19].

Hautpflege nach Kryotherapie und Elektrochirurgie

Unmittelbar nach der Vereisungstherapie tritt eine Rötung auf, der je nach Gefrierdauer nach ca. 24 Stunden ein Ödem mit Blasenbildung folgt. Es kann zu einer hämorrhagischen Verkrustung kommen, die sich nach ca. 3–4 Tagen ablöst. Bei stärkerer Vereisung entsteht eine Nekrose, welche durch die Wundheilung langsam abgestoßen und durch eine depigmentierte Narbe ersetzt wird. Bei der Elektrochirurgie entwickelt sich bereits intraoperativ eine hämorrhagisch verkrustete Läsion. Wie bei der Therapie mit ionisierender Strahlung führt eine gute

Infektionsprophylaxe zu einem komplikationslosen Abheilen. Die Prophylaxe kann mit den erwähnten Triclosan- oder Sulfadiazinsilber-haltigen Produkten erfolgen. Nach Abheilung des behandelten Areals ist dieses ebenfalls vor UV-Exposition zu schützen, da durch die Kryotherapie vor allem die Melanozyten passagere oder meist permanente Schäden erleiden können.

Literatur

1. Alster TS, West TB (1998) Effect of topical vitamin C on postoperative carbon dioxide laser resurfacing erythema. Dermatol Surg 24:331–334
2. Batra RS (2004) Ablative laser resurfacing – postoperative care. Skin Ther Lett 9:6–9
3. Collawn SS (2000) Occlusion following laser resurfacing promotes reepithelialization and wound healing. Plast Reconstr Surg 105:2180–2189
4. Collawn SS (2001) Re-epithelialization of the skin following CO_2 laser resurfacing. J Cosmet Laser Ther 3:123–127
5. Collawn SS et al (2003) Nondebridement of laser char after two carbon dioxide laser passes results in faster reepithelialization. Plast Reconstr Surg 111:1742–1750
6. Gabard B et al (1996) Emollients and photo(chemo)therapy: a call for caution. Dermatology 192: 242–245
7. Graudenz K, Raulin C (2003) [From Einstein's Quantum Theory to modern laser therapy. The history of lasers in dermatology and aesthetic medicine. Hautarzt 54:575–582
8. Griffiths CE et al (1993) Restoration of collagen formation in photodamaged human skin by tretinoin (retinoic acid). N Engl J Med 329:530–535
9. Hung VC et al (1989) Topical tretinoin and epithelial wound healing. Arch Dermatol 125:65–69
10. Jenkins M et al (1986) Failure of topical steroids and vitamin E to reduce postoperative scar formation following reconstructive surgery. J Burn Care Rehabil 7:309–312
11. Jetten AM (1980) Retinoids specifically enhance the number of epidermal growth factor receptors. Nature 284:626–629
12. Kimmig W (2003) [Laser surgery in dermatology. Risks and chances]. Hautarzt 54:583–593
13. Laube S, George SA (2001) Adverse effects with PUVA and UVB phototherapy. J Dermatolog Treat 12:101–105
14. Levy PM, Salomon D (1998) Use of Biobrane after laser resurfacing. Dermatol Surg 24:729–734
15. Liu HT (2000) Wound care following CO_2 laser resurfacing using Kaltostat, Duoderm, and Telfa for dressings. Dermatol Surg 26:341–344
16. Lowe NJ et al (1995) Laser skin resurfacing. Pre- and posttreatment guidelines. Dermatol Surg 21:1017–1019

17. Mandy SH (1986) Tretinoin in the preoperative and postoperative management of dermabrasion. J Am Acad Dermatol 15:878–879, 888–889

18. Martin A (1996) The use of antioxidants in healing. Dermatol Surg 22:156–160

19. Miko Enomoto T et al (2005) Combination glutathione and anthocyanins as an alternative for skin care during external-beam radiation. Am J Surg 189:627–631

20. Orringer JS et al (2004) Tretinoin treatment before carbon-dioxide laser resurfacing: a clinical and biochemical analysis. J Am Acad Dermatol 51:940–946

21. Perkins SW, Sklarew EC (1996) Prevention of facial herpetic infections after chemical peel and dermabrasion: new treatment strategies in the prophylaxis of patients undergoing procedures of the perioral area. Plast Reconstr Surg 98:427–435

22. Ruiz-Esparza J et al (1998) Wound care after laser skin resurfacing. A combination of open and closed methods using a new polyethylene mask. Dermatol Surg 24:79–81

23. Simon GA et al (1994) Wound healing after laser injury to skin – the effect of occlusion and vitamin E. J Pharm Sci 83:1101–1106

24. Stratigos AJ et al. (2003) [Lasers and aesthetic dermatology]. Hautarzt 54:603–613

25. Suarez M, Fulton JE Jr (1998) A novel occlusive dressing for skin resurfacing. Dermatol Surg 24:567–570

26. Walsh JT Jr et al (1988) Pulsed CO_2 laser tissue ablation: effect of tissue type and pulse duration on thermal damage. Lasers Surg Med 8:108–118

27. Weinstein C et al (1998) Postoperative care following carbon dioxide laser resurfacing. Avoiding pitfalls. Dermatol Surg 24:51–56

Sachverzeichnis

Druck- und Bindearbeiten: Stürtz GmbH, Würzburg